THE END OF TRAUMA

How the New Science of Resilience Is Changing
How We Think About PTSD

George A. Bonanno

トラウマとレジリエンス

「乗り越えた人たち」は何をしたのか

コロンビア大学臨床心理学教授
ジョージ・A・ボナーノ

高橋由紀子 訳

白揚社

目次

パートV　リピート・アフター・ミー

本書をラファエルとアンジーに捧げる

著者注

本書は、トラウマになりかねない激烈な体験を乗り越えた勇敢な人々から、直接に聞いた話を収録している。ジェッド・マクギフィンとマレン・ウェストファル以外の方たちについては、匿名性を保つために姓名と本人に関する詳細を変更してある。

編集部注

本書には、暴行被害、交通事故、落馬事故、9・11アメリカ同時多発テロの描写が含まれます。フラッシュバックなどの心配がある方はご注意ください。

プロローグ　自分はなぜ大丈夫なのだろう？

ジェッドと最初に会ったのは、私が教授をしているコロンビア大学ティーチャーズ・カレッジの、臨床心理学博士課程の面接の時だった。その日面接に来た多くの候補者と同様、ジェッドもきちんとした服装でオフィスに入ってきた。しかし私には、彼が歩いて入ってきたという事実が驚きだった。彼が悲惨な交通事故に遭って、もう少しで命を落とすところだったと知っていたからだ。再び歩けるようになるかもわからないと聞いていた。

ジェッドはその日、事故のことはあまり語らなかった。それより他に話すことがたくさんあったからだ。起きたことの全貌を知ることができたのは、それからかなり経ってからだった。

ジェッドは五年前まで、ニューヨークでミュージシャンとして身を立てようとしていたが、それは容易なことではなかった。「食べるために仕方なくウェイターをやっているミュージシャンでした」と彼は言った。彼はニューヨークの一流レストラン、グリニッジ・ヴィレッジの「バッボ・リストランテ」で働いていたが、生き方を変えたいと考えていた。恋人のメーガンと暮らし始めたからである。彼女は看護師の勉強をしていた。ジェッドは以前から興味のあった心理学を学ぶことを考え始めた。

都心から少し離れた場所にあるシティ・カレッジでいくつかクラスを取ったところ、非常に面白く、次学期には本格的に勉強を始めるつもりだった。

一二月二一日の夜、店での長いシフトが終わった時も、彼は将来に思いを巡らせていた。店を閉めた時、時刻はすでに午前一時三〇分だった。ソムリエが家族へのクリスマスプレゼントにワインを持って帰っていいよと言ったので、彼はそれを取りに地下室に行った。いいワインを四本見つけてバックパックにしまい、出口に向かった。

その夜は非常に寒かった。ジェッドはフードを目深にかぶり、西八丁目の交差点に立って信号が変わるのを待っていた。「歩行」を示す信号の白い光が凍った舗道の上に揺らめいたのを見て、彼は横断歩道に踏み出した。突然、ごみ収集車が猛スピードで角を曲がって突っ込んできた。あっと思う間もなく彼ははじき倒された。

「すべて、ありありと覚えています」と彼は言った。「フロントバンパーに叩きつけられ、前輪に巻き込まれてトラックの下に引きずり込まれたんです。左に寄って倒れたんで、左脚が外に出ていて前輪に轢《ひ》かれました」

トラックの前輪はジェッドの脚を踏み砕いた。それから一秒か二秒の間があって、次に二重車軸の後輪が彼に襲いかかった。

「二五トンのトラックが……僕を轢いていったんです」

バックパックに入っていた四本のワインが壊れなかったのが不思議だった。ジェッドの左脚と腰の一部は完全に潰れ、辺りは血と骨の海となった。想像を絶するむごい事故だった。彼は狂ったように悲鳴を上げ続けた。

最初に現場に到着したのは、消防署から駆けつけた緊急対応チームだった。非常に素早い対応で、事故の五分後には到着していた。

副隊長のエイドリアン・ウォルシュは、ジェッドを見つけるとその手を取った。

ジェッドは、自分がどれほど危険な状況にあるかをよくわかっていた。

「生きるか死ぬかの瀬戸際だとわかっていました。なぜか意識を失わなかったんです。ただ悲鳴を上げていました。長いこと悲鳴を上げ続けたことを覚えています」

それから、聖ヴィンセント病院に彼を連れていくはずの救急車が遅れていると知らされる。病院はわずか六ブロック先なのだが、渋滞に阻まれているというのだ。待つ時間は耐えがたいものだった。

「次第に恐怖がつのってきました。消防隊が到着して一帯を封鎖しました。自分を轢いたゴミ収集トラックが停まっていたのもよくと覚えています。倒れていた所から、道路を封鎖する様子が見えました。いまもまざまざと思い出すことができます」

救急車が到着するまで、できることは何もなかった。いったい救急車はどこにいるんだろう。

「そこら中で人が叫んでいました。ウォルシュ副隊長の叫び声も聞こえます。彼女は何とかして僕を早く病院に連れていこうとしていたんです。みんな焦っていました。彼女が消防車を指さして『なんでこれに乗せて聖ヴィンセントに連れていけないの！』と消防隊員に怒鳴るのが聞こえました」

一分、二分と時間が経過するにつれ、ジェッドはさらに危険な状態になっていった。大量の血液がすでに失われていた。ウォルシュはのちに、あの忌まわしい夜に彼にとって何らかの幸運があったとすれば、凍りついた舗装道路の上に横たわっていたことだったと言った。低温が失血を遅らせたのだという。それにしてもジェッドの出血は大量だった。救急医療隊員は、通常の輸血量の五倍近い五〇単位もの輸血をしなければならなかった。

救急車が到着するまでの耐えがたい二五分間が、ジェッドには気の遠くなるような長い時間だった。だが耐える以外、彼にはどうするすべもなかった。

「道に横たわったまま、一種の瞑想状態というか、ゾーンに入ったというか、ただ呼吸を感じていたのか……何をしていたのかよくわかりません。ショック状態でした。周囲には怒声が飛び交っていました。『バスを急がせろ！』と叫ぶ声。バスというのは彼らの言葉で救急車のことです。ウォルシュ副隊長は優しい女性で、僕の手を握って落ち着かせようとしました。僕はトランス状態でいるだけで精一杯でした」

ようやく救急車が到着した。ジェッドは一瞬ホッとしたのもつかの間、恐ろしいことに気づいた。「この身体を動かされるんだと思ったんです。自分では動けないから、他の人たちがこの耐えがたい苦痛を生じている身体を動かすわけです。彼らは僕を引きずって持ち上げ始めました」

ジェッドはこの間もずっと意識があった。「でも意識が混濁《こんだく》するほどの苦痛でした。目の前が真っ白になって。おそらく病院に着くまでかなり大声でわめいていたと思います。それからすべてが薄れ始めました。痛みのために気を失ったようです」

救急車はあっという間に聖ヴィンセント病院に到着した。猛スピードで彼を運んだのである。ジェッドは痛み止めをくれと叫んでいたが、苦痛を和らげるものは何も与えられなかった。それより病院に着く方が早かった。

「救命救急士が『少し待って。病院に着いたら痛み止めを打つから』と言ったのを覚えています」

病院に着くと、医者たちがジェッドを囲んで質問を始めた。詳細な情報が欲しかったのだ。ジェッドの答えははっきりしていた。「痛み止めをくれ。そしたら答える」

それから、ジェッドの意識は遠のいたり戻ったりした。しかし一つの記憶だけははっきりしている。恋人のメーガンの顔を見たことだ。彼女はブルックリンのアパートでジェッドの事故の知らせを受け、すぐに病院に駆けつけたのである。

「メーガンがいて心配そうにしていたのを覚えています。辛い記憶です。彼女は取り乱して泣いていました。僕は無力感を覚えました。大丈夫だと言って彼女を安心させたかった。手術室に運ばれる時には、自分は大丈夫という自信があったのを覚えています。僕は彼女に『向こう側でまた会おうな』と言って手術室に入りました」

その夜ジェッドが覚えていたことは、そこまでである。

手術台の上でもジェッドの出血は止まらず、整形外科医たちは、彼の潰れた脚をどうしたら残せるかを慌ただしく話し合っていた。そこに血管外科長が到着し、整形外科医たちをどかしてジェッドを見た。後で聞いた話では、血管外科医は「相談ばかりしてたら、この男は助からない。まず出血を止める方法を見つけなくては」と言って、整形外科医たちを手術室から追い出したそうだ。

ジェッドは生死の境にあった。容体を安定させるのにどれくらい時間がかかるかも、脚を残せるかどうかもわからなかった。医者たちがメーガンと彼の家族に容体の重篤さを説明し、助からない可能性もあると警告したことを、もちろんジェッドは知らなかった。

外傷センターでの最初の夜、ジェッドは何時間も手術室にいた。医療チームは彼の命を救おうと懸命だった。身体の各部分がどれほどの損傷を受けたかが明らかになるにつれ、複数の手術が必要になることがわかり、それらを最も安全に行うには、彼を治療のための人工的な昏睡状態にする必要があると医者たちは決断した。そして事故から三日後、ジェッドの左脚を救えないことがはっきりした。左脚のすべてと股関節が切除された。さらにまだいくつかの手術が予定されており、ジェッドはもうしばらく昏睡状態でいなければならなかった。

人工的にもたらされる昏睡というのは、事故などで起きる昏睡状態、たとえば頭部の外傷によって脳が腫れた時や、脳への酸素供給が断たれた時などに起こる昏睡状態と似ているようで違う。人工的昏睡は、あまり多くない量のバルビツール酸系の催眠剤、たいていはペントバルビタールとかプロポフォールを使うことによって、意図的に導入される。これらの薬は脳内の代謝を抑え、患者を一時的に、麻酔下に近い深い無意識の状態にする。

この人工的な昏睡の間、脳の活動は減少するが、認知プロセスはある程度働く。患者はしばしば昏睡中に、狂気じみた夢を鮮明に見る。これらの夢は、昏睡中に周辺で生じた音とか、医療行為や介護のために触られたり動かされたりした時の感覚と関係している場合もある。

ジェッドは夢の中で味わった落下する感覚がいまだに消えないという。肉体から遊離していて重さがない。だがどこまでも落ちていく。あまり気分のいい感覚ではない。

「オープンカーみたいに上が開いた飛行機のようなものに乗ってて、人間の身体を持っていない。そして落ちていく。流れ落ちる滝に沿ってまっすぐに。すごい速さで左右に揺れながら落ちる。飛んでいるんじゃなくて落ちる。制御がまったく利かない。あいまいな記憶の中ではっきりしているのは、フリーフォールの感じです。果てのないフリーフォール。恐ろしい感覚です」

「どのくらいそれが続いたのかわかりません。ただひたすらどこまでも落ちていく。ずいぶん長い間だったようです」

「それから……ヒュウッと音を立てて……着地したんです」

「かなりの衝撃だったけど何かが壊れるほどじゃなかった。『あ、自分の身体に戻った。もう落ちてない。身体が戻った』という感じでした。やっと終わった。僕はあの……何といいましたっけ……そうそう『リンボ』だ。天国と地獄の中間地点。そこまで行ってから戻ってきたんです」

「それから、奇妙な話ですが、以前にネイティブ・アメリカンの儀式小屋みたいな所で会ったことのある呪医の声が聞こえました。『お前には呪いがかかっていた』とか『家族に呪いがかかっていた』とか言うんです。それから『これで貸し借りなしだ。この後はよくなる』って」

ジェッドは笑いながら「サイコ的な変な夢ですよね」と言った。さらにまた別の夢では、有名な料理人のマリオ・バターリが、ジョー・バスティアニッチとともに、彼を尋ねてきたという。二人はバッボ・リストランテの共同経営者で、ジェッドは二人とも知っている。彼らは実際に、昏睡状態のジェッドを見舞いに来ていた。母親が、「お二人が見舞いに来てくれたよ」と言ったのをはっきり聞いたか、あるいは聞いた記憶があるのだろう。だがバルビツールの影響下にあったジェッドの脳は、二人に会ったのは消毒薬の匂いのする病室ではなく、「どこか南部のヴァージニア州辺りの、春の緑の野原」だったと感じていた。マリオとジョーの訪問時に耳にした会話はまったく覚えていない。ただ彼らがいたことと、その時の穏やかな感じだけを感じ取っていた。

この「牧歌的な場所」というテーマは、彼の昏睡時の夢によく現れた。

「快適な長期ケア病棟で回復期を過ごしていた間に、こんな夢の中の現実が作られたんだと思います。そこにはあずま屋となだらかな丘があって、陽光に満ち、温かく快適です」

そのあずま屋は、彼が生まれ育った小さな町にあったあずま屋を思い出させた。別のいくつかの夢にも、このあずま屋は出てきた。また彼は、メーガンと結婚した夢を何度も見た。これら結婚の夢は、時に非常に奇妙なものだった。

「最初の夢は、ものすごく変でした。姉のボーイフレンド――いまは義兄ですけど――がネットで、韓国のアンダーグラウンドの何かを検索している。メーガンのためにヴィンテージ物のドレス、ビートルズが活躍した一九六〇年代のドレスみたいなのを探してるんです。それから僕たちは車に乗り、丸い形の山をうねうね登って、頂上の丸天井のあずま屋に着きました。乗っていた車は赤いコンバーチブルのスポーツカー。メーガンは嬉しそうでした。何もかも六〇年代初めのヴィンテージ結婚式なんです」

「結婚式の詳しい場面は出てきませんでした。でも僕たちは結婚式をやり直さなければいけなかった。メーガンの父親が、何かに不満で、最初からやり直すはめになったんです。そんなわけで僕たちは、二回結婚しました」

入院中の彼の夢はたいていい奇妙なもので、なかにはいくつか非常に不快なものがあった。それらの多くは偏執的《パラノイド》で、何かの過ちに対する罰のような要素を含んでいた。彼はこれらを「歪められた夢」と呼んだ。

「潜水艦の中に二週間閉じ込められたこともあります。僕はコックで、ずっと料理をさせられていました。何かの過ちに対する罰、何か無作法をしたための罰のようでした」

また別の夢では、看護師か付添人に体毛を剃られていた。これは実際の手術の準備の一環で、おそらく現実の記憶が残存したのだろう。だが夢の中のジェッドは、その様子を離れた所から眺めていた。体毛を剃られる自分がいて、しかもそれが非常に痛い。看護師がわざと自分に罰を与えていると感じていた。

「まったく奇妙でした。自分が悪い子みたいにひどい目に遭わされる内容なんです。彼らが何を言ったか覚えてませんが、明らかに怒っていて僕を罰していました」

なかでも恐ろしかったのは、農場にいる夢だったという。「回復期を過ごす気持ちのいい場所ではありません。『肥満農場』と呼んだ方がいいような、ともかくひどい所でした。この施設もまた南部のどこかだと思います。患者たちはみなベッドから溢れそうに……恐ろしく太っています。まるで人間フォアグラを作る恐ろしい農場みたいで、でも病院なんです。患者たちは点滴で栄養を与えられる。僕もベッドで点滴につながれていて、やはりものすごく太ってる。ベッドから溢れそうでした。飼育されてたんです」

＊

こういう悪夢の心象にどんなメカニズムが働いているのかについては、驚くほど何もわかっていない。また人工的昏睡時に、こういうことがどれくらい頻繁に起きるのかもほとんど解明されていない。だが人工的昏睡状態にあった患者の多くが、奇妙な幻覚を伴う夢を見たことを報告している。(1)

そういう夢は、不気味で恐ろしいものだったと訴える人が多い。暗く邪悪な「存在」に取り囲まれ、「さまざまな場所」に連れていかれ、「恐ろしい出来事」を経験するという。人工的な昏睡状態によって悪夢はさらに不快なものになる。なぜなら夢に終わりがないからだ。このような昏睡状態は非常に長く続くことがある。通常の夜の眠りの中で見る夢と違って、昏睡中の夢は、睡眠と覚醒のサイクルで途切れることがない。延々と続くことがある。以前に一人の患者が、「目覚めることのできない持続する悪夢」と表現したことがある。また「永遠に続くように思える悪夢……恐ろしいことが次から次へと途切れなく続く」と言った人もいる。

夢がいつまでも続くために、「信じがたいほどまざまざと詳細に」感じられ、ハイパーリアリティのようになる。人工的昏睡を経験した人の多くが、昏睡から覚めた後に、夢で起きたことが現実ではなかったとわかるまでに数日を要したという。さらに困るのは、意識が戻った後も、昏睡時の夢が消失しないことだ。トラウマ的記憶に近いものが残っていつまでも付きまとう。

以前に診たある患者は、「昏睡中に見た悪夢がいまもまだ続いていて、まるで現実のように思えるんです」と話していた。

患者によっては、負傷そのものより、昏睡中の悪夢の記憶の方がさらに辛かったようだ。「身体の回復よりも、悪夢からの回復の方が困難でした」「怪我が治るよりも、昏睡状態の中で見た夢から立ち直る方が、はるかに長い時間がかかりました」などと彼らは語った。

こういう回想的記憶をどう解釈すべきなのか、これまで誰も体系的に研究した人がいないので、はっきりしたことはわからない。最もひどい反応を経験した患者たちだけが、その経験を語っているとも考えられる。実際に、すべての昏睡経験者が悪夢を報告しているわけではない。昏睡中の夢を何も覚えていないと答えた人たちもいる。

しかしながら、近年のある調査によると、集中治療室（ＩＣＵ）で治療を受けた患者たちが、これと非常に似通った経験を報告している。ＩＣＵの患者は、幻覚を経験することがめずらしくない。一つには向精神薬の影響が考えられる。「ＩＣＵサイコシス（精神病）」という言葉さえあるほどだ。[2]その調査では、面談した患者の八八パーセントが、ＩＣＵにいた間に幻覚や悪夢の侵入記憶（突然襲ってくる不快な記憶）を経験したと回答した。看護師によってゾンビにされたとか、銃撃を受けて血が飛び散ったとか、鳥たちが互いを笑い合っていたなどというものもあった。また彼らは、退院後も数か月にわたって、それらのイメージが意識の中に侵入し続けたと語った。

＊

こういう事実は、ジェッドのその後に暗い影を落とした。彼は想像を絶する悲惨な事故を経験したばかりではない。事故の一部始終――車輪が脚を踏み潰したこと、自らの悲鳴、溢れ出る血、凍てつく舗装道路、切り裂かれるような痛み、メーガンの頬を伝う涙――のすべてを覚えている。それらすべての記憶に加え、不気味に「歪められた」昏睡夢の消えることのない記憶をこの先も抱えていかねばならない。またそれに加え、いずれ昏睡状態から目覚めた時には、左脚が腰の一部を含めてすべてなくなっているという現実を知ることになる。

ジェッドの家族は非常に心配していた。六週間の長きにわたり昏睡状態に置かれていた間、彼の身体は切り取られたり、配置を変えたり、つなぎ合わされたりした。さまざまな手術が、計二〇回にも及んだ。脚の切断に加え、気管切開、結腸の経路変更手術も行われた。意識が戻った時、何が起こるのだろう。何を覚えているだろう。脚を失ったことにどう反応するだろう。家族はどう説明すればいいのだろう。これほど悲惨な出来事によるトラウマに、彼はどう対処するだろう。

だが誰もが驚いたことに、昏睡から覚めた時、彼はすでに脚がないことを知っていた。どうやって知ったのかわからないと自分でも言っていたが、なぜか知っていた。昏睡状態でも、医療チームが周りで話していることが聞こえていたのかもしれない。あるいは医療行為を感じ取ったり理解したりしたのかもしれない。また単に、自分の脚が受けたダメージがあまりに大きいことを理解していたのかもしれない。

「脚はメチャメチャだと感じていました」とジェットは当時を振り返って言った。「道に倒れていた時、脚が見えてたんです。命すら危ないと思った。だからある程度知ってました。脚はもうないだろうと思いながら目を覚ましたので、驚きませんでした」

人工的昏睡からの覚醒プロセスは、ゆっくりと数日かけて行われる。そうすることで、意識が現実の場所と時間に戻ってきて、脳も身体のコントロールを取り戻すことができる。また、見慣れぬ場所で突然目を覚ますことのショックを軽減できる。ジェッドも、昏睡から覚めながら、周囲を「切れ切れに」認識していったと言った。「『あ、僕はＩＣＵにいるんだ！』とか、そういう感じじゃなかったですね。じりじり少しずつ理解していった感じです。脚のことは知っていました。でも自分の身体を見下ろした時、腹の一部に穴が開いていて、身体中にたくさんチューブが入っていて、どこも傷だらけだと思った覚えがあります」

その後は、付随して起こるいろいろな状況が彼を悩ませた。「目が覚めて、ものが言えないことに気づきました。そばにいた人が、『呼吸器にチューブが入っているので、抜くまでは話せないですよ』と教えてくれました」

話ができるようになったのは、目が覚めて五日後だった。それまでは身振り手振りか、短いメモで意思を伝えるしかなかった。気道に挿入されたチューブのせいで喉が激しく渇いた。

「意識が戻って一番苦しかったのは、喉が干上がっていたことでした。喉がカラカラなのに何も飲ませてくれない。まずちゃんと呑み込めるかを確認しなければというんです。呑み込み支援のスタッフが次々に来ました」

意識が戻った後には、元気づけられることもいろいろもあった。彼はともかくメーガンに会いたくて仕方なかった。彼女の存在がどれほど心を慰めてくれたかを、彼はいまも覚えている。

しかしそのあと、記憶は次第に辛いものになっていく。ジェッドは自分がどのように脚を失ったのかに向き合い始めた。二、三日もすると、頭は事故の記憶でいっぱいになっていた。

「その時はまだ、口がきけない状態でした。そして記憶が一気に襲いかかってきたんです。頭の中で事故を繰り返し再現していました。記憶には強い誘発性がありました。トラウマ的な誘発性です。

『これに対処しなくてはならないのか！』と僕は思いました」

昏睡時の夢の記憶もまた、彼を悩ませ始めた。これは事故の記憶と同じか、あるいはそれ以上に苦痛だった。

「夢の内容を考えまいとする時間の方が多くなりました。実にまざまざと蘇ってくるんです。夢のテーマは主に、妄想症、暴行、罰、環境への不信などで、どれも強烈なものでした」

ところが数日経つと、自分でも意外だったが、それがぱったりと止んだ。

意識に侵入してきていたイメージは、薄らいできたと思うと、すっと消えてしまった。その後も事故の詳細は思い出せるし、悪夢の内容もありありと思い出せるが、これらの記憶は意識に侵入してこなくなった。フラッシュバックが起きなくなり、恐ろしいイメージに付きまとわれることもなくなった。思い出そうとすれば記憶を呼び起こせるが、考えたくないと思えば考えないでいられた。

「最初の二日くらいは、本当に記憶の洪水の中で溺れているみたいでした。しかしその後、記憶が後退していきました。すごく速やかでした。あれほどはっきりしていた記憶が薄らいだことも、昏睡から覚めた時のような強い反応を起こさなくなったのも、なんとも変な感じでした」

ジェッドにとって、この変化は非常に大きな意味を持っていた。

「僕には理解に苦しむことがありました。なんで自分の精神がもっとひどい状態になっていないのかということです。それが何より不思議でした。悲惨な目に遭った人がみんなPTSDになるなら、なぜ自分は平気なのか。それが疑問でした。なんで僕は大丈夫なのかって」

＊

なぜジェッドは大丈夫だったのか。

これほどの過酷な経験をした人間が、どうして平気でいられるのか。

この疑問は重大ではあるが、答えが得られない問いであるように思われる。

だが実は、答えはある。もちろん、この苦難が彼の精神に傷を残さなかった理由を、絶対的な確信をもって知り得るとは思えない。彼がこれほど長い間昏睡状態にあったことで、その経験の少なくとも一部は謎で覆われている。しかしそれ以外の部分に関しては、ジェッドに限らず、多くの人の悲惨な体験について以下のように説明することができる。

それは、トラウマをどのように捉えるかというところから始まる。従来の考え方からすれば、ジェッドは精神的に完全に打ちのめされたはずである。一見速やかな回復と見えたものは幻想にすぎず、心の奥底に潜む重篤な心理的外傷を一時的に否認しているにすぎないということになる。こういう考え方は、ここ半世紀のほとんどの期間、我々のトラウマ理解を支配してきたもので、嘆かわしいほど不十分だ。

最近まで、トラウマについて我々が知っていたことのほとんどは、心的外傷後ストレス傷害（PTSD）など最も重篤な症状の研究から得た知識だった。もちろん、重篤なトラウマを理解するためにあらゆる努力をしなければならないのは当然だ。ただ問題は、その目的ばかりに集中して、激しい反応を示さない人たちのケースを見落としてしまうことにある。その結果、重い症状が出るケースについてはたくさんの知見が得られるが、問題のないケースについてはろくに学ばないということが起きる。そして残念なことに、ものごとは常に悪い方に向かうとか、トラウマになるようなストレスを受けると、必ず長びくトラウマやＰＴＳＤが生じるなどということを、人々は次第に信じるようになっていった。

　こういう考え方は「本質主義」と呼ばれる。トラウマを引き起こす出来事はいわば「自然種」で、目に見えない不変の「本質」を持っており、人々に特定の感情や行動を起こさせるという信念に根差した考え方だ。[3] ＰＴＳＤはこのように考えられる傾向がある。ＰＴＳＤの本質を捉えようとした時、私たちは、それは人が発明したり創出したりしたものではなく、もともと存在するもので、人は単に発見したにすぎないと考えてしまった。本質主義者たちの考え方が必ずしも間違っているわけではない。犬は猫とは違うし、石は水とまったく異なる。しかし、本質主義的な考え方は時に的を外すことがある。特に精神状態に関してはそうだ。そして、この後見ていくように、従来のトラウマに関する考え方はひどく的外れだった。トラウマもＰＴＳＤも、静的で不変のカテゴリーではない。あいまいな境界を持つ動的な状態で、しかも時とともに展開し変化するものだ。

　もちろんＰＴＳＤや、少なくともそれに近い症状が生じることはある。そして残念ながら、そういう場合には、心身の健康が著しく損なわれることが多い。しかしＰＴＳＤのような激しい反応は、トラウマ的出来事に遭遇すれば必ず即座に発症するようなものではない。暴力的ないし命に関わるような出来事が非常に大きな衝撃を与えるのは当然だ。そしてほとんどの人が少なくとも何らかのトラウマ的ストレス反応を経験する。放心状態になることもあれば、不安に取りつかれることもある。忌まわしい思考、イメージ、記憶に苦しめられることもある。これらの反応は人によっても、出来事によっても異なるが、たいていは一時的なもので、二、三時間あるいは二、三日で消えることもあれば、二、三週間続くこともある。このように一過性である限り、トラウマ的ストレスは完全に自然な反応である。PTSDではない。

PTSDというのは、トラウマ的ストレス反応が消失せず、悪化して増大し、最終的に持続的な苦悩として定着してしまうものだ。だがこのような結果になるケースは、一般に考えられているよりはるかに少ない。これまで数十年間にわたる調査の結果、暴力事件あるいは命に関わる出来事に遭遇した人の大半は、PTSDを発症していないことが明らかになった。つまり、出来事そのものが「本質的にトラウマを引き起こす」ものではないということだ。どんな出来事でも、暴力事件や命に関わる出来事でさえも、「本質的にトラウマを引き起こす」ものはない。そういう出来事は単に、「トラウマを引き起こす潜在的可能性がある」にすぎない。それ以外の大部分は、それぞれの当事者にかかっている。

その「それ以外の部分」は、トラウマについて一般的に考えられているよりも、はるかに多様性がある。ほとんどの人々はPTSDを発症しないが、その中には別のさまざまな形で苦労する人たちもいる。二、三か月ないしそれ以上トラウマ的ストレスで苦しめられ、その後徐々に回復に向かう人もいれば、当初ストレス反応はそれほどひどくないが、時間とともに少しずつ悪化していく人もいる。だが、そのように多様なパターンがあるにしても、圧倒的多数の人々が、トラウマ的ストレスに何とかうまく対処できる。トラウマを引き起こしかねないような出来事に遭遇した人々も、そのほとんどは、比較的速やかに普段の生活に戻ることができ、長期にわたる苦悩を覚えることがない。大多数の人は、立ち直る力を有している。つまり「レジリエント」なのだ。私自身も何度も調査を行ったが、繰り返しこの結果が現れた。他の研究者たちの研究の結果も同様である。これまでに行われたあらゆる種類の研究――非常におぞましい出来事やトラウマを引き起こす可能性のある出来事に関する研究――を調べてみても、最も一般的な結果は、人々が示すレジリエンスであった。

だが、「人間は非常にレジリエントだ」ということが研究の結果明らかになったとしても、まだ大きな疑問が残る。恐ろしい出来事が起きた時、人はなぜこれほどうまく対処できるのだろうか。どうして恐ろしい記憶を振り払って生活を続けていけるのだろうか。どうやって、それほどレジリエントになれるのだろうか。

皮肉なことに、これが従来のトラウマ理論の欠陥が最も際立つ箇所である。もしPTSDが単にトラウマ的出来事のせいで起きるというならば、同じ本質主義的な論理に従えば、ほとんどの人がトラウマに対してレジリエントであるのは、単に彼らがレジリエントだからということになる。つまり従来の見方に立てば、レジリエントな人々には彼らを損傷から守る何かが本質的に備わっていると考えざるを得ない。

みなさんが目にするレジリエンスに関する記述のほとんどが、この固定した本質主義的考え方にはまり込んでしまっている。レジリエントであるためには正しい資質――つまり非常にレジリエントな人々が持つ五つないし七つの特質――を備えている必要があるというのだ。このリストに挙げられている特質を備えていればレジリエントで、備えていなければレジリエントではないという。こういう単純明快さは、非常に人を惹きつける。またこういう特質を獲得する努力をすれば、レジリエントになれるという期待を抱かせる。

しかしよく見ればこの論理には欠陥がある。リストに載っている特質の数が問題だというのではない。私自身の研究でも、レジリエンスに関係する特質をたくさん特定することができたし、今後さらに見つかることは間違いない。したがって数は問題ではない。問題は、このようなフリーサイズの服みたいな特質リストに頼っていては、目的を達成できないということだ。私はこれを「レジリエンスのパラドクス」と呼ぶ。レジリエンスの統計的相関関係を見つけることはできる。つまりいわゆるレジリエントな人々がどういう特質を持っているかということだ。しかし逆に、何か悪いことが起きた時に、その相関関係を基に誰がレジリエントで誰がそうでないかを実際に予測することは難しい。

その理由は、レジリエンスもトラウマと同様に動く的だからだ。トラウマになりかねないような出来事によって引き起こされたストレスは、時間とともに展開していく。何とか制御しようと努力する間にも、動いたり形を変えたりする。トラウマ的出来事は生活自体に影響を与えることも多く、そのためしばしば新たなストレスや問題を生み出す。たとえば身体的損傷が残っていることもあれば、一時的に仕事や住居を失うこともある。こういったショックに適応するには時間がかかる。いくつかの持って生まれた性格によって対応できるものではない。

実際に、多くの研究が示しているのは、何か一つの特質、あるいはいくつかの特質だけでは必ずしも効果がないということだ。後ほど説明するが、どんな特質にも行動にも、プラス面とマイナス面の両方がある。簡単に言えば、ある状況におけるある時点で功を奏したものが、別の状況や別の時点ではうまく働かず、かえって害をもたらすことがある。明らかによいように見える特質や行動、たとえば感情を表出することや、他者に助けを求めることでさえ、いつ何時でも有効とは限らない。場合によっては、一般的に問題が多いと考えられている特質や行動、たとえば感情を抑圧することなどが、まさにその人が必要としている行動だったりする。これはまさに、人は苦悩と闘いながら、その時その時で一番良い解決法を考え、さらに微調整を繰り返していかなければならないということを示している。言い換えれば「フレキシブル」でなければならないのである。

こういうと単純なことのように聞こえるが、この「フレキシビリティ」には重大な意味がある。人が逆境に適応する過程でこれは重要な役割を果たすので、私はこの点を説明するのに多くのページを割くつもりだ。まず、フレキシビリティというのは、受け身のプロセスではない。トラウマになりかねない出来事は、辛く不快なものであるから、普通は何をおいてもそれを思考の外に追い出したいと思う。だがその出来事に適応するためには、自分がどんなことを、どういう理由で経験しているのかについて、自ら進んで体系的に考えなければならない。それを効果的に行うには、モチベーションと熱意が必要だ。私が「**フレキシビリティ・マインドセット**」と呼ぶ気持ちの持ちようが重要になる。

このマインドセット、つまり信念を持つことができると、試練に向き合うための基本の行動に移行できる。そして私が「**フレキシビリティ・シークエンス**」と呼ぶ一連のステップを始めることができる。このステップを辿っていくと、自分に何が起きたのか、それに対して何をしたらいいのかを理解できるようになる。また調整のための大事なステップもあり、ここでは選んだ戦略がうまく行っているか、別の戦略に変更すべきかを判断する。この一連のステップを辿ることにより、手持ちのツール、つまり自分が使える特質や行動やリソースをフレキシブルに活用して、効果的に状況に適応しながら前進できる。ここでぜひ指摘しておきたいのは、これらが決して特別な能力ではないということだ。単にあまり意識されないヒトの心の特徴だというだけで、育成も改善もできる。

この考え方について公の場で講演を行うと、「トラウマに関する従来の理論がそれほど間違っていたなんて到底信じられない」と言う人が必ずいる。みなさんもまた、そう思っているかもしれない。それも無理はない。いま述べてきたような考え方の多くは、みなさんがこれまで教えられてきたことと相反するからだ。そしてもちろん、従来の理論にはまったく根拠がないと言えば、それも間違いになる。これまでの考え方、特にPTSDの概念は、トラウマを理解する長い道のりにおいて、なくてはならない重要な段階だった。しかし我々はいま、はるかな道のりをここまで進んできた。そしてこの後すぐに述べるように、その間に発見された洞察やエビデンスは、疑いの余地を残すことなく、従来の考え方がもはや生き残れないことを示している。

この後の各章で、より筋の通った新しい枠組みを示していこうと思う。レジリエンスやPTSDなど、トラウマによって生じるさまざまな結果を説明できるだけでなく、これらの異なる結果がどのように展開していくかも説明できる枠組みである。新しい考え方を導いた疑問や考えを深く探求し、それを支えた研究のいくつかを詳しく見ていこうと思う。ここで紹介したジェッドには、今後もいくつかの場面で登場してもらって、その様子をチェックするつもりだ。また他にも、重大な苦難に遭遇した人たちのさまざまなストーリーを紹介する。だがその前に、まずそもそもの始まりからスタートしなければならない。人間が最初にトラウマを理解しようとした時点に、戻ることにしよう。

パート

三分の二

第1章　PTSDの発明

ニューヨーク市にあるアメリカ自然史博物館の「人類の起源ホール」には、一度見たら忘れられないジオラマが展示されている。非常に大きなもので、もし中に入ることが許されるとしたら、人が立って歩き回れるほどの広さである。そして実にリアリティがある。

照明はわざと薄暗くしてあるので、目が慣れるのに少し時間がかかる。最初に気がつくのは、ケース内の影のうちの少なくとも一つ、ガラス近くに見える生き物が、人間のような風貌をしていることだろう。小柄で、人間の太古の祖先のようだ。彼は身に何もまとわず、地面にしゃがんでいる。

ジオラマが展示しているのは、更新世、つまり一〇〇万年前あるいはもっと以前の、一シーンである。そしてこの人影は「ホモ・エレクトス」だ。小川に身をかがめ、両手で水をすくって飲もうとしている。体毛に覆われた裸の身体はリラックスしているようだ。小川は丘のふもとにあり、いま日は暮れようとしている。流れの水はさぞおいしいに違いない。

目がさらに暗さに慣れてくると、他にも何か見えてくる。動物らしきものがいるようだ。群れをなしたハイエナである。ハイエナは感覚を集中させ、耳をピンと立てて、我らが祖先の背後に迫りつつある。そのうちの一頭に目を凝らしてみると、そいつが攻撃の姿勢を取っていることがわかる。恐ろしい姿だ。また別のハイエナの影も目に入ってくる。こちらはさらに近くにいる。身をかがめて鼻を突きだし、耳を後ろに寝かせて、いまにも飛びかかろうとしている。前史時代のハイエナはいまより体が大きく、恐ろしい肉食動物である。我らの祖先は、いまから起きようとしている事態に、まったく気がついていないようだ。武器らしきものも見当たらない。すっかり油断している。このジオラマを見る人は、彼がこのあと、ほぼ確実にむごたらしい最期を遂げるのだと悟ってぞっとする。

だがもし、彼がどうにかしてこの襲撃を生き延びたとしたらどうだろう。彼は恐怖のフラッシュバックに苦しめられただろうか。突進してくる猛獣の恐ろしい姿、牙がきしむ音、唸り声、取っ組み合い、必死の逃亡、流れる血、耐えがたい痛み。彼はその後、絶え間ない恐怖の記憶に呪われ続けただろうか。意識に侵入する記憶と悪夢に苦しんだだろうか。

我々がその答えを知ることはないだろう。更新世に関するもので手に入るのは、骨の化石とその他の考古学的な手がかりだけであり、それらをつなぎ合わせても、過去の暮らしの一側面をうかがい知ることしかできない。書かれた文字は存在しないし、人が作ったものも残っていない。当時の人々がどんなことを考え経験したのかについて何の記録もない。

人類が自分たちの経験を小さな像の形で表したり、洞窟内の壁に描いたりするようになったのは、それからずっと後の、いまから四万年前頃からだ。その頃の太古の芸術に描かれた対象で最も一般的なのは、動物、狩りの集団、そして武器である。これらが彼らの最大の関心事だったことが明らかだ。人間は非力な生き物であり、暮らしには危険が満ちていた。だがこの時代はまた、形勢が逆転し始めた時期でもあった。人間は自分たちを守るすべを身につけ始め、生存のバランスが変わりつつあった。かつての餌食が今度は捕食者となりつつあった。

さて、この時代には心理的トラウマが存在したのだろうか。狩りも武器も、そこには危険が存在することを示している。それだけは明らかだ。しかしトラウマが存在するとしても、それを洞窟の壁画にどうやって描けるだろう。武器や狩りや攻撃を描くことはできても、トラウマは心理的な反応なので、言葉でなければ容易には伝えられない。したがって人類は、そういうことができるようになるまで、さらに長い旅を続けなければならなかった。実際のところ、人類が文字を開発し始めたのは、わずか五〇〇〇年前のことにすぎない。そこまで来てようやく、長引く心理的トラウマのような症状について表現できるようになったと思われる。五〇〇〇年前にはまだ無理でも、それから間もなくのことではなかっただろうか。

しかし五〇〇〇年ほど前までさかのぼって書き遺された文章を調べてみると、実に驚くべきことがわかる。「心理的トラウマ」という概念は、きわめて近代的な考え方らしいということだ。

トラウマ以前の時代

文字によって記録された最も古い文献のなかで、心理的トラウマに関する記述が見出せそうなものの一つが、トロイア戦争を描いたホメロスの叙事詩『イーリアス』だろう。この詩は長年にわたる口承を経てでき上がっていったもののようだ[1]。最終的に、おそらく紀元前一〇〇〇年頃に、初めて文字によって書き記されたらしい。物語の多くは神話的だ。だがストーリーそのものは、何世紀も前に古代ミケーネの人々とヒッタイトの人々の間に実際に起こった、一般に「トロイア戦争」と呼ばれる戦争の詳細に基づいている。『イーリアス』はある意味、描写に手加減をしない。戦闘シーンは生々しく詳細だ。戦士たちは傷つき、手足をもがれ、命を落とす。語りの中にも恐怖、苦悩、不安、勇気などの描写が溢れている。敵も味方も計り知れない損失を被る。苦悩の涙を流し、嘆き、唸る。そして、双方の兵士は互いにすぐ近くにいるにもかかわらず、苦悶を隠そうとしない。

精神科医のジョナサン・シェイは、それらの記述が、現代のベトナム戦争の兵士たちから聞いた「有害な戦争体験」の話ときわめて似通っていることを発見した。[2] しかし、戦争終結後にギリシャ人やトロイ人が感じたかもしれない心理的トラウマについては、ホメロスは何も語っていないとシェイは言う。[3] 悲嘆についての記述はある。死んだ戦友に対する兵士たちの痛切な悲しみ、戦地から戻らなかった友人や家族に対する悲痛な思いなどは数多く描かれている。しかし戦争が終わった後の、悪夢やフラッシュバックなどのトラウマ反応に関しては、まったく書かれていない。

歴史上には他にも、いまの我々なら迷わずに「トラウマ的」と呼ぶような悲惨な出来事を記した文献が数多く存在する。しかしそれらのほとんどが、「トラウマ」とか「トラウマ的」という言葉を使っていない。またいまの人々がＰＴＳＤに結びつけて考えるような症状についても、書かれていない。危険な恐ろしい出来事が、その後も継続する心理的症状を引き起こすという考え方は、比較的最近まで、歴史の記録の中のどこにも、まったく現れていないのである。

ただ、ごくわずかの歴史的記述が、持続する心理的トラウマにいくらか似た状況があったことを示唆している。最も有名で、おそらく最も古い記載は、一六世紀後半に書かれたシェークスピアの『ヘンリー四世』の中の一シーンだろう。短い一文の中に、王妃であるパーシー夫人が、戦争の記憶がもたらす悪夢や強迫的執着によって夫の精神状態が荒廃していくのを心配しているという記述がある。ただ、こういった状態が真の意味でのPTSDであるかどうかははっきり言えない。この短い文の他には、パーシー夫人も王自身もそのことに触れていないからだ。

もう少しはっきりした記述が見られるのは、一人称で書かれたもので、一七世紀の英国貴族サミュエル・ピープスの日記である。ピープスは知識人で、チャールズ二世の腹心の友であり、アイザック・ニュートンの友人でもあった。彼の人生は注目に値するもので、膨大な数の蔵書を有し、多くの仕事を成し遂げた。しかし彼が今日まで有名なのは、主にその日記による。ピープスは多事多難の一〇年間、自らの思索、行動、友人や宮廷を観察した記録、その日の出来事などを日記に律儀に書きとめ、それを注意深く安全な場所にしまっておいた。

他の文献がトラウマに関して何も語らなかった時代に、ピープスの日記にそういうことが書かれていたのはおそらく偶然ではない。彼は日記を世間に公表するために書いていたのではないからだろう。古風な英文で書かれていて、時に速記符号も使っている。そしてわかっている限り、この日記は、彼の存命中には世の中に出なかった。彼の死後、膨大な蔵書がケンブリッジ大学に寄贈された時、その中に混じっていたのである。日記はそこで一世紀以上も放置され、最終的に発見されて解読されて出版に至るまで、誰にも顧みられなかった。

ピープスの日記の中で非常に重要な部分の一つが、一六六六年にロンドンを襲った大火災に関する記述だ。彼はその夜、どこか遠くで火事が起きたらしい気配に目を覚ました。だが、それほど重大なものではないだろうと思って、そのままベッドに戻った。ところが翌朝、炎は一晩中荒れ狂って何百軒もの家々を焼き尽くしたことを知って愕然とする。彼はまずロンドン塔に上って街を眺め、次に船で川から被害の状態を調査した。火はその時点でも、まだ収まる気配を見せていなかったため、彼は急いで宮殿に駆けつけ、自分の見知った情報を伝えた。

ピープスはこの非常事態の期間を、一七世紀の貴族にできる程度に、慎ましく我慢して暮らした。非常に辛い時期だった。睡眠も十分にとれず、食事もできない時があった。家財、大量の貴重な書籍、大事な黄金を、安全な場所に移す膨大な作業に追われていたのである。他にも商売上の仕事や宮廷の任務など、やるべきことは多かったのだが、彼は今回の大火のすさまじい広がりについて調べ続けた。船が使える時は船で回ったが、ほとんどは歩いて調査した。「熱い燃えさしの上を町中歩き回ったので、足が火傷になりかかっている」と、彼は日記の中でこぼしている。

ピープスは、日記を書く人の抑制した態度を維持しながらも、惨事に直面した苦悩を書き記すことをためらわなかった。涙することもしばしばあり、恐怖に怯える時もあった。ある箇所で彼はこう書いている。「空が何と恐ろしく見えることか。夜の空が一面の炎だ。人を心底震え上がらせる光景だ。本当に、本当に恐ろしい。炎に包まれた天空全体が、こちらに向かってくるように見える」

長かった五日間が過ぎるとようやく、多くの場所で炎は勢いを失っていった。しかしピープスの心にはこの経験の記憶が尾を引いた。火がやっと消えた日、彼はこう書いた。「やっとよく寝られた。

しかし心には火事の恐怖が残っている」数か月後にもまだ、「ほとんど一晩中、火事の恐怖に苦しめられる。いまもそれが頭から離れない[4]」と書いている。半年後にも、まだ夜になると火事の記憶に悩まされるという驚きを書き記している。

「この時期になってもまだ、火事の恐怖を感じずに眠ることができないというのは、理解に苦しむことだ。今夜もまた、火事のことを考えて、深夜二時近くまで眠れないでいる[5]」

「トラウマ」の発見

ピープスは「トラウマ」という言葉を一度も使わなかった。『オックスフォード英語辞典』によれば、この言葉は一七世紀にはすでに使われていたが、医学の分野において、激しい身体的損傷に関して述べる時に限定して用いられていたようだ。身体的外傷に関しても、一九世紀半ばまではそれほど頻繁には現れない。その頃は産業革命が全盛となった時代で、それに伴って重大な負傷を伴う労働災害が急増したのである。事故の生存者たちを治療した一九世紀の医者たちは、患者が時に非常に奇妙な行動や不可思議な症状を示すことに気がついた。だがそれは、身体の中に外から見えない隠れた原因があるのだろうと考えられていた。

一九世紀におけるトラウマの捉え方として最も有名なのは、おそらく「鉄道脊椎症」だろう。これはデンマーク人の医師ジョン・エリック・エリクセンが名づけた症状だ[6]。当時、欧米諸国では鉄道が次々と建設されていた。だが初期の鉄道の旅は、はっきり言ってひどいものだった。車内は不潔で、騒音は激しく、それに何よりも危険だった。想像を絶するような悲惨な事故が起こることも珍しくなく、ひとたび起これば、乗客を負傷から守るものはほとんどなかった。木枠でできた車両はきわめて脆弱であり、ろくな安全装置もない。事故の結果はたいてい惨憺《さんたん》たるものだった。

事故に遭った乗客たちの中に、たとえそれほど重大な事故でなくとも、奇妙な心理的症状を訴える者が現れ始めた。たとえば、記憶障害、食欲不振、悪夢、知覚の混乱、不安、原因不明の疲労感、苛立ちなどである。実に奇妙なのは、多くの場合それらの患者たちに、明らかな身体的な損傷が見つからないことだった。この問題に対するエリクセンの解釈は、いまでは不名誉な誤りとなってしまったが、患者たちが脊髄にかすかな損傷を負ったというものだった。脊髄にまず特定不能な微細な擦過《さっか》傷《しょう》があり、それが脳へ送られる信号を乱して、心理面での問題を引き起こしているというのである。

エリクセンのこの考え方は、活発な議論を呼んだ。しかし懐疑的な医学界を納得させようとする彼の試みは、そううまくいかなかった。患者のなかに、鉄道会社からの補償金を得ようとして仮病を使っている者もいることを彼が認めたので、なおさらだった。この同じ時期に賠償責任保険というものが創出されたことも、単なる偶然ではない[(7)]。

患者らの訴えが信じられるものかどうかは別として、労働災害の犠牲者たちが、医師のもとを訪れて奇妙な症状を訴えるケースは後を絶たなかった。ベルリンの著名な神経科医ヘルマン・オッペンハイムの診療所にも、そういう患者たちがやってきた。オッペンハイムは次第に、これらの奇妙な症状は身体的外傷よりむしろ、隠れた心理的な問題の表れなのではないかと考えるようになった。一八八九年、彼は『外傷性神経症（*Die Traumatischen Neurosen*）』と題する本の中で、従来の理論に異を唱える考え方を発表した。(8) だが、この本の反響はそれほど長く続かなかった。この概念の歴史的変遷に特に興味がある人以外、彼の名前を記憶に留める人もあまりいない。だが彼の業績は特筆すべきものだ。この一八八九年の著書は、「トラウマ」という言葉が、純粋な心理的反応を言い表す医学用語として最初に用いられた文献として、いまもその名を留めている。

砲弾《シェル》ショック

心理的トラウマという考え方が次第に浸透してきた頃、世界は二〇世紀を迎えていた。この頃からきな臭さが増し、やがてヨーロッパは、のちに第一次世界大戦と呼ばれる大規模な戦争に巻き込まれていった。これはあらゆる意味で実に悲惨な戦争だった。大量の死者を出し、しかも結局のところまったく役に立たなかった塹壕《ざんごう》戦が、広範囲にわたって行われた。死者の多さは想像を絶するほどだ。辛くも生き延びた兵士たちはやがて故郷へ戻ったが、多くの場合、人が変わったようになっていた。悲惨な体験から立ち直ることができず、その苦悩の元が何なのかを言葉で表現することもできなかった。

第一次世界大戦をきっかけに、こういう状況を説明するための言葉が日常語に追加された。それが「shell shock（砲弾ショック）」である。これは、この症状が単なる身体的損傷ではなく、心理面の問題であることを明確に表している。しかし、この言葉の本来の意味からも、「トラウマ」という概念につきまとうあいまいさが明らかだ。そもそも「ショック」という言葉は、衝撃を意味すると同時に、一過性つまり比較的短時間で自然に消えていく状態を示唆する。苦悩を抱えた兵士たちは、やがてショックを「乗り越える」はずだと考えられていたのである。この言葉には、兵士たちを貶《おとし》めるつもりはなくとも、明らかに懐疑的な含みがある。こんな障害の裏には隠れた本当の原因があるのではないか？　単に弱虫なのでは？　あるいは「卑怯者」だとか「仮病」ではないかというさらにひどい憶測すらあった。

このような疑念は、トラウマに苦しむ兵士たちをいっそう傷つけた。やがて戦争が長引いて泥沼化し、過酷な冬がやってくると、「砲弾ショック」の症例が何千件も報告されるようになった。しかし、塹壕戦の厳しい現実の中で、それらは多くの場合黙殺された。兵士たちが心理的症状を訴えても、無視されたり、信じてもらえなかったりする。悪くするとひどく罰せられたりもした。何百人もの兵士たちが、臆病者だという理由で処刑された。いわゆる「夜明けの処刑」である。なかには脱走した兵士もいれば、命令に従うことを拒絶した者もいるが、命令に従うだけの気力がなかっただけの者もいる。その多くが、戦闘によって生じたトラウマに本当に苦しんでいたことは疑う余地がない。

英国軍の二五歳の兵卒、ヘンリー・ファーもその一人だった。二年にわたる塹壕での戦いに疲れ切った彼は、休む間も与えられぬまま、ソンムの戦いの前線に行くよう命じられた。これは、第一次大戦の中で最も大規模で血なまぐさい戦いで、ほぼ五か月間に及び、その間におびただしい数の死者を出していた。一〇〇万人を超える兵士がここで死傷したのである。ファーの心身はすでに限界だった。疲れ切った彼は、前線に赴《おもむ》くことを拒否した。だが上官はまったく聞く耳を持たなかった。ファーは「敵前において臆病さを示す違反行為があった」として軍法会議にかけられた。彼は無謀にも弁護士を立てずに法廷に臨み、裁判は二〇分で終了した。そして彼は翌日処刑された[9]。

それから一〇〇年、心理的トラウマに関する理解が進んできた現在から見れば、この時代のやり方は野蛮としか思えない。処刑された兵士たちの家族に対しても同様である。それら兵士の友人や家族たちは、何十年にもわたって、歴史的記録を修正させるべく努力を続けてきた。そして第一次大戦終結から九〇年も経った二〇〇六年になってようやく、これら多くの兵士たちは無罪となった。

ヘンリー・ファーの娘、ガートルードは、自分が生きている間に何とか父親の名誉回復を見届けられたと言った。

「ずっと主張してきたんです。父が前線に戻るのを拒んだのは……実際には砲弾ショックのせいだったのだと。父だけでなく、他の大勢の兵士もそういう状態だったのだと思います[10]」

恐怖は人を変える

一九一八年、第一次世界大戦がついに終結すると、ヨーロッパ中が安堵のため息に包まれた。この大戦は、歴史上最も死者の多い血なまぐさい戦争の一つだ。人々は「砲弾ショック」のことなど、もう忘れてしまいたかっただろう。ただ困ったことに、それはそう簡単に消え去らなかった。

その理由の一つが、意外なことに「詩」だった。英国の知識階級の若者たちの多くが戦争に駆り出されたので、なかには新世代の詩人たちもいた。その時代までは、戦争の詩というものはすべて愛国的な内容で、戦友との絆を美化したり、祖国のために命を捧げることをこの上ない名誉として称えたりするものだった。

第一次大戦の初めの頃は、新世代の詩人の一人、ウィルフレッド・オーウェンも、まだそういう感傷的な詩を作っていられた。

人々と平和に暮らすことは、
好ましいつかの間の喜びだ。
しかし同胞のために戦争で死ぬことは、
それにもまして好ましく素晴らしい。(11)

だが、オーウェン自身も彼の詩も、やがて劇的な変貌を遂げることになる。オーウェンは英国軍の将校訓練課程に入った。ここで七か月の訓練を経たのち、外国に送られることになっていた。当初、彼が家に宛てた手紙は楽しそうだった。だが現実の厳しさがたちまち姿を現す。オーウェンはソンムの前線に送られ、血みどろの戦闘の真っただ中にいきなり放り込まれたのである。彼は母親に宛てた手紙でその恐怖を告白している。「この四日間について、到底嘘は書けません。僕はこれ以上ない地獄を味わいました」

至る所に死と破壊があった。だが何より耐えがたかったのは、「醜悪なものが充満していたこと」だったとオーウェンは書いている。

「恐ろしい光景、耐えがたい騒音、汚い言葉、自身の口からも出てくる(悪魔が乗り移ったような)

忌まわしい言葉。何もかもが異様に、破壊されたり、吹き飛ばされたりしている。ねじ曲がった死体、葬ることもできない死体が四六時中塹壕の外に放置されている。これほど呪わしい光景が地上にあるだろうか」と彼は書いている。「詩の中で、僕たちはこれを最高の栄誉と呼んでいた。だけど現実は、こういう死体と来る日も来る日も一緒に過ごす……一週間後に戻ってきても、そいつらはまだ同じ所にいる。何人ずつかの動かない塊になって。『軍人精神』を吸い取るのはこれなんだ！」

それからオーウェンは前哨基地に送られる。「前線じゃない。前線のさらにその前だ」と彼は書いている。送られたのは「ノーマンズランド」、つまり鉄条網と塹壕の間の無人地帯、死の荒野である。「ドイツ軍は」と彼は母親に宛てた手紙に書いた。「僕たちがそこに隠れていることを知って排除することに決めた」

砲撃が繰り返し浴びせられた。オーウェンと二五人の兵士たちは、身を隠すために、塹壕、と言うより地面に掘ったただの大穴に、すし詰めの状態で潜り込んでいた。そのうち、一発の砲弾が穴のすぐそばで炸裂し、出口をふさいでしまった。別の出口から逃れることは不可能で、穴の中で待つより他になすすべがなかった。その間に地下水がじわじわと穴の中に浸み出してきて、一メートル以上の深さになった。

「この五〇時間は、僕の幸せな人生の中で最も苦しかった時間だ。僕はもう心が折れてしまって、膝の高さを超えて上がってきていた水の中で、自ら溺れて死のうとした」とオーウェンはのちに書いている。

「顔を洗うことも、ブーツを脱ぐことも、深く眠ることもできなかった。いつ何時砲弾が落ちて吹き飛ばされるかわからない状況で、結局一二日間を穴の中で過ごした」

それから、穴のごく近くに爆弾が落ちた。眠っていたオーウェンの頭から、わずか二、三メートルの所だ。彼は塹壕の外へ吹き飛ばされた。だが「かろうじて身を横たえられるくらいの大きさ」の別の穴を見つけ、何とかそこに潜り込むことができた。そして落ちていたブリキ板をかぶって身を隠した。だが、彼と一緒に吹き飛ばされた仲間の将校、ヒューバート・ゴークロガー少尉は、オーウェンほど幸運ではなかった。彼のずたずたになった死体は、オーウェンの潜り込んだ穴のすぐ近くに、半分土砂に埋まって横たわっていた。

オーウェンは、そこに数日間、ゴークロガーの遺体とともに取り残された。ようやく仲間が発見してくれて救い出された時、彼は「精神が混濁していて、震えが止まらず、奇妙なふるまいをしていた[12]」という。

彼の精神はここに至って、ついに限界を超えたのだった。

「僕を最終的に追い詰めたのはドイツ軍でもなく、爆撃でもなかった」と彼は書いている。「かつてゴークロガー少尉と呼ばれていたかわいそうな仲間の遺体と長い間一緒にいたことだ。彼の遺体の一部がすぐそばだけでなく、そこら中に横たわっていた。母さんにわかるだろうか。いやこんなことは、わからない方がいい」

オーウェンが戦争に加わっていたのはわずか四か月だった。彼は「砲弾ショック」と診断され、静養のためにスコットランドの病院に送られた。

いまではすっかり有名になった彼の戦争の詩は、このスコットランドの病院にいた時に書かれた。

この頃の詩には、戦争に行く前に描いていたような兵士間の友情などは影をひそめ、もっとずっと暗い戦争の地獄絵が描写されている。悪夢や、手を伸ばして彼を道連れにしようとしながら死んだ兵士や、死に行く者の非情な顔など、脳裏から離れないことがらを描いた[13]。

オーウェンは、戦争終結まで英国に留まることもできたのだが、しばらく静養した後に、前線に戻ることを買って出た。彼には使命感があった。再び詩が書けるようになった彼は、兵士たちの経験を書き記すことが自らに課せられた道徳的義務だと感じていたのである。

残念なことに、この戦線復帰は悲劇に終わった。戦争終結まであと数日という時に、オーウェンは銃撃戦の中で命を落とした。母親が電報で悲報を受け取ったのは、第一次世界大戦の休戦協定が結ばれた日だった。

彼の遺した詩の出版を後押ししたのは、もう一人の偉大な戦争詩人シーグフリード・サスーンだった。オーウェンの詩は、当時の人々に大きな影響を与えただけでなく、今日までその名を遺している。叙情的でしかも気骨あるリアリズムと、兵士たちの苦悩に対するこれまでに類を見ない共感と哀れみが、人々の心を摑んだのである[14]。

オーウェンの詩は非常に感動的であるが、安易に読める小説とは違う。詩は、当時もいまも洗練された文学形態であり、味わうにはある程度の習熟を要する。そして、そういう場合の常として、戦争がもたらす精神的苦痛をよりわかりやすく伝える文学がやがて現れてくる。一九二八年には、エーリヒ・マリア・レマルクが、いまでは非常に有名になった『西部戦線異状なし』という題名の小説を発表した。これは、塹壕戦が人の精神に負わせる傷や、兵士たちが帰国して元の生活に戻る際の困難を描いた、人の心を捉えるフィクションである。この小説は瞬く間にベストセラーとなり、飛ぶように売れた。

そしてPTSDが生まれた

第一次世界大戦はヨーロッパ全土を荒廃させた。だが戦後いったん決着した領土問題はたちまちほころびを見せ、新たな政治的緊張に発展した。そしてわずか二〇年後に、世界は再び戦争に突入することになる。今回は以前にもまして悲惨だった。テクノロジーも戦略も進化したため、人々が被る苦難もまた新たな様相を呈したからだ。そして今度も、心理的外傷がやっかいだが避けられない問題として浮上した。

第二次世界大戦が始まる頃には、トラウマという概念も、わずかながら進展を見せていた。良い面があったとすれば、兵士たちが見せるトラウマ的な行動が、臆病者として処罰の対象になるようなことがなくなったことだ。しかしこれが心理的な問題であるとなると、今度は戦争によるトラウマが、当人の本質的な精神の弱さの表れと見なされるようになってしまった。それを表すのに「ノイローゼ」という言葉が頻繁に使われ始めた。さらにやっかいだったのは、トラウマというのは一過性の症状で、少し休めば治ると思われていたことだ。

第二次世界大戦がもたらしたこういう状況は、アメリカ合衆国において『精神疾患の診断・統計マニュアル（*Diagnostic and Statistical Manual of Mental Disorders*）』の創刊につながった。精神疾患診断のバイブルとして、いまでは「DSM」という呼び名で一般に知られている書籍の初版である。この『DSM－1』には、「全ストレス反応」というほぼトラウマに近いあいまいな診断が含まれている。『DSM－1』に記載された多くの障害と同様、これに関する正式な基準も症状のリストもない。全ストレス反応が他の精神疾患と区別される唯一の点は、それが短期間で回復可能と思われていたことである。『DSM－1』は、もし全ストレス反応が続くようならば、その診断は破棄して、別のもっと根の深い問題を抱えたよりはっきりとした病気を疑うべきだというアドバイスまでしている。

第二次世界大戦は六年の長きにわたり、再び広範な地域に大きな破壊をもたらした。米国も、戦争の後半には重要な役割を担い、さらに一九五〇年の朝鮮戦争をはじめとする他の戦争に巻き込まれていった。心的外傷を負う人々も継続的に生じていた。『DSM』の第二版、『DSM－II』は一九六八年に出版された。「全ストレス反応」という診断名はやがて、同じくらいあいまいな「成人時の適応反応」に代わったが、内容に大きな変化はなかった。新しい診断にも、トラウマ反応の正式な基準は示されず、一過性の障害にすぎないというこれまでの思い込みを踏襲していた。

一九六〇年代と七〇年代は、政治的・文化的な変化が世の中を一変させた時期だ。トラウマに対する見方に影響を与えた最大の要因はおそらく二つあり、一つはベトナム戦争で、もう一つは急激に発展を遂げたテレビである。泥沼化したベトナム戦争に対し、人々はきわめて批判的だった。そしてそれが長引くにつれ、国内には反戦の機運と政治的緊張が高まっていった。そういった背景があるところに、戦争の死傷者数が、国中で話題に上るようになった。テレビの普及により、死傷者の状況や戦争の恐ろしさが、夜のニュースを通して一般アメリカ家庭に直接届けられたからである。毎晩目に入るそれらの映像は、やがて次々に帰国してくる兵士たちの、正常な機能を失い社会復帰もままならない姿によって肉づけされた。治療にあたった医者たちは途方に暮れていた。特に重症の患者たちのために、治療法ないし、少なくともきちんとした診断方法が必要だと、彼らは強く訴えた。

そしてついに一九八〇年、ベトナム戦争終結から数年を経て、『DSM－Ⅲ』が刊行された。これによって初めて、持続する心理的トラウマ反応の正式な診断基準が示されたのである。その新しい診断名が「心的外傷後ストレス障害（PTSD）」である。これはそれまでの診断とはまったく異なるもので、障害が一過性で回復可能であると考えていない。また、当人の臆病さや精神的弱さに起因するとも考えていない。PTSDは、誰もが苦痛を感じるような恐ろしい出来事によって生じる病気であると説明されている。

その症状は、いくつかの下位分類に整理されている。なかでも非常に特徴的な症状は、「侵入記憶」にまつわるものである。これは、意図と関わりなく突然襲ってくるきわめて不快な記憶で、繰り返し意識の中に侵入し、トラウマ的出来事の苦痛に満ちた詳細を思い出させる。ロンドン大火の際にピープスを悩ませた恐ろしい記憶のように、この侵入記憶は鮮明な悪夢として現れることも多い。しかし目が覚めている時に襲われる場合が最も困難だ。その記憶があまりに突然に強烈に出現するので、一時的にではあっても、それがいままた現実に起きているかのように感じられるからだ。こういう経験は一般に「フラッシュバック」と呼ばれ、あまりにリアルなために、現実と同じ不快さを味わされることになる。

侵入記憶は、通常ならば無害な、だがトラウマ的出来事を思い出させるような何かの言葉、音、映像などに遭遇した時に、それらが引き金になって突然発生する。ひとたびそれが起きると、制御することはきわめて難しい。神経科学の言葉で言えば、この症状は「文脈的情報を用いて恐怖表出を調整する能力が全般的に減退している状況[15]」と説明できる。もう少しわかりやすい言葉で言うと、自分がいまいる環境がトラウマが生じた状況とかけ離れた安全なものであることが明らかな時、たとえば自宅でくつろいでいる時、レストランにいる時、静かな道を散歩しているような時でも、侵入記憶は突然、ありありと、まるで現実のように意識に入ってくる。いまの状況の「文脈的情報」を無視して、過去が現在になってしまう。ＰＴＳＤの患者たちは、こういう記憶を何とか抑えようと、出来事を思い出させる可能性のある人や場所を避けようとする。だがそれはうまくいかないことが多い。

記憶の侵入が予測不能であるため、患者は神経が張り詰め、いまにもそれが起こるのではないかと常に緊張と警戒を強いられる。記憶の侵入を避けたい気持ちが強まるにつれ、フラッシュバックと回避行動が繰り返され、症状は下降スパイラルに陥ってどんどん悪化していく。

これによって患者は疲れ切ってしまう。ＰＴＳＤをもつ人たちがしばしば苛立っているのは無理もないことだ。集中力も次第になくなっていく。睡眠は、心身の疲れを回復させるという機能をとうに失っている。心身の休まる時がなく、ただ常に悪い予感と恐怖の感覚だけが続いていて、時には、罪の意識、怒り、孤独感、疎外感、虚しさなども感じる。

どんどん拡大する診断基準

ＰＴＳＤの診断基準が示されたことにより、堰《せき》を切ったようにさまざまな動きが起こった。最前線で働く精神科の医者たちは、もう何年も前からトラウマ（心的外傷）という症状が現実に存在すると主張してきたのだが、いまようやくそれを公式に口に出して言えるようになった。彼らの行動は素早かった。瞬く間に新しい治療プログラムがいくつも生み出された。研究者たちもまた活発に動き出し、症状をより正確に特定し、病状の経過や変遷を調べることのできる評価方法が編み出された。

だが、最初からいくつかの大きな問題があった。そもそもＰＴＳＤの診断は、医学的疾患をモデルとしている。身体的な病気は生物学的な問題から発生するもので、多くは感染を引き起こす病原体、あるいは遺伝子の異常などから起こる。そしてそれは脳のスキャンや血液の分析など、物理的検査によって確定できる。したがって症状から病気が推測できる。だが精神的な問題は、こういう疾患モデルにうまく当てはまらない。ＰＴＳＤを含めほとんどの精神疾患には、それを生じさせる明らかな病原体や生物学的原因が見当たらない。また病気を特定できるような物理的検査もない。重症のトラウマの原因はむしろ外界にある。つまりトラウマを引き起こすような恐ろしい出来事を体験したことによる心理的反応である。もしかしたら、ＰＴＳＤになりやすい身体的脆弱さというものはあるかもしれないが、この障害がなぜどのように生じるのかを説明できる明らかな物理的原因は見当たらない⑯。

ＰＴＳＤの疾患モデルには、人はその疾患を持って**い**る**か**い**な**い**か**のどちらかだという厳格な本質主義的前提がある。その中間という状態がない。ここで問題なのは、精神的な疾患は、トラウマ的出来事に対する反応を含め、いくつかのカテゴリーにきれいに収まるものではないということだ。カテゴリーを作ること自体は可能だし簡単だ。しかし何らかのカテゴリーを作り出したからと言って、それが実際にこの世に存在するとは限らない。たとえば、我々は人々を、若者、中年、老人などと分けて捉える。だが実際には、年齢に固有の区分があるわけではない。年齢はただの持続的に増える数である。PTSDの症状にも同じことが言える。潜在的にトラウマになりうるような出来事を経験した人々は、非常に幅広い症状を見せる。いくつか数少ない症状を示す人もいれば、多くの症状あるいはほぼすべての症状を示す人もいる。また、何の症状も現れない人もいる。症状というのは、「連続したつながり」と考えるのが最も理にかなう。統計的な分析を見れば、すべての症状に一貫した点はなく、潜在性あるいは顕在性という分類もなく、PTSDがあるかないかを明確に示す兆候もないことがわかる。これもまた、ほとんどの精神疾患と同様である。[17]

精神疾患は実験的に作り出せるものでないことも、こういう難しさが生じる一因である。特定の病気を作り出すのは基本的に「委員会」だ。専門家が集まり、時に何か月も何年も議論や話し合いを重ね、最終的に「この疾患はこのような特徴を備える」という同意に至る。このプロセスは非常に複雑で難しく、同意というよりむしろ、対立する派閥間の妥協の産物となりかねず、寄せ集めのような込み入った診断となることがある。なかでもPTSDは、さまざまな下位分類を持つ、非常に複雑で混成的な診断基準になった。数年前、私の同僚であるアイザック・ガラツァー＝レヴィと、リチャード・ブライアントは、一人の患者が示しうるあらゆる症状の組み合わせのうち、PTSDと診断される要件を満たすものを調べ上げた。DSMの初期の版の診断基準では、八万近い組み合わせが見つかった。しかし現在使われている最新版の基準に照らすと、可能な症状の組み合わせの数は、なんと六三万六一二〇通りに膨れ上がっていた。これはつまり、それぞれ異なる症状を持つ六三万六一二〇人全員が、同じＰＴＳＤと診断されるということだ。[18]

この頭の痛い概念的な問題はさておくとしても、ＰＴＳＤにはまだ、独自の難しい問題がある。診断範囲が拡大するにつれ、患者がこの疾患を持っているのかどうか、あるいは今後発症しそうかどうかを判断することがきわめて難しくなってきた。これは、ＰＴＳＤの診断には、過去にトラウマ的出来事を経験していることが必須だということと関係がある。一九八〇年当初の診断基準は、トラウマの定義を意図的に狭くしていて、「人が通常経験する範囲を超えた出来事で、ほとんどの人にとってきわめて辛い体験」だけが含まれていた。しかし、時とともに診断の範囲が広がって一般的になってくると、精神科の専門家たちは病気を見落としているのではないかと感じ始めた。彼らは、診断の基準が狭すぎると言い、定義が捉えている以上に多くの人たちがＰＴＳＤを経験していると主張した。トラウマ反応は、人によってさまざまだ。ある人にとっては単なる苦労や不快感でしかない体験が、別の人にはトラウマになることもある。そういう人たちも診断されて、治療を受ける選択肢が与えられるべきだというのである。

最終的に彼らの主張が通った。ＤＳＭのその後の版では、トラウマ的出来事の定義が広げられ、心に傷を負わせる可能性のあるさまざまな経験が含まれるようになった。新しく広げられた定義の効果は顕著で、より多くの人々がＰＴＳＤと診断されるようになった。しかし残念なことに、その改定された定義の文言が、きわめて苛立たしい問題につながることになり、それは今日に至るまで解決されていない。定義の中に主観性を導入したために、基準がひどくあいまいになり、その経験から非常に不快な思いをしたのであれば、何でもトラウマと呼ぶようになってしまったのである。[19]

PTSDの蔓延

ＰＴＳＤの定義が拡大されたことを、喜ばない人たちもいた。ハーバード大学の心理学者リチャード・マクナリーは、定評ある学会誌『アニュアル・レビュー・オブ・サイコロジー』に掲載されたトラウマに関する論文の中で、この定義の拡大を「概念の区切りがずるずる広がっていく」と批判している。[20] トラウマの専門家ジェラルド・ローゼンも、こんなに基準が広がっては、この先トラウマを発症するおそれが見込まれるだけでＰＴＳＤと診断される可能性もあり、「概念的に同価の『心的外傷前』ストレス障害」を生み出し、ＰＴＳＤの診断がさらに意味のないものになりかねないと不満を述べている。[21]

次第に拡大する診断は、学者たちや医療現場に混乱を引き起こしただけでなく、人々の日常生活にまで影響が及んだ。世界は有史以降初めて、ＰＴＳＤについてオープンに語り始めたのである。戦争の記憶を振り払えないでいる兵士たちの生々しいストーリー、襲撃事件の被害者が、加害者の記憶が蘇るたびに凍りついてしまうという話、ハリケーンの被災者たちが、すさまじい嵐に襲われた恐ろしい瞬間を繰り返し思い出すという話、自動車事故の生存者がいまも、タイヤがきしむ音やサイレンの音を聞くと意識がそこに釘づけになるという話などを、メディアやニュースが頻繁に取り上げた。

これらのストーリーに、人は関心を奪われずにはいられない。人間の脳は脅威を見出して対処するように作られており、それは人間の生物学的本能である。したがってこういうストーリーが語られると、どうしても耳を傾けてしまう。我々はもう、自然史博物館に展示された太古の祖先たちのように裸で走り回ってはいないが、水を飲もうとしている時に、背後に獰猛《どうもう》な肉食獣の群れが忍び寄っていることに気づかない祖先たちと、多くの点でそんなに大差はない。もちろん現代の暮らしは、その当時に比べればずっと安全だ。それでも人間がか弱い生き物であることは間違いないし、我々もそれを自覚している。恐ろしい出来事は、いまでも起こる。ひどい怪我をすることもあるし、犯罪者に襲われることも、災害に遭う可能性もある。控えめに見積もっても、ほとんどの人が、人生のうちに最低一度くらいはそういう出来事に遭う。[22] PTSDのストーリーが、そのことを我々に思い出させる。身の回りには危険があり、油断するとどんな結果になるかを警告してくれるのである。

ただPTSDに注目するあまり、我々はその診断に過度の修正を加えてきたように思える。サミュエル・ピープスの時代には、トラウマは秘められた病だった。恥ずべき混乱した状態であり、自分だけにわかる暗号を使って日記にそっと書き記さなければならないようなものだった。それが二一世紀になると、人を誘うセイレーンの歌になった。トラウマはもはや憚《はばか》られるような言葉ではない。テレビ番組の中でもオンラインゲームの中でも、大っぴらに語られる。[23] ウェブページでもブログ上でも、その話題が取り上げられる。[24] 専門家の組織の名前にも学術誌の題名にも現れる。「トラウマ」という言葉は日常生活の中に織り込まれ、その存在は大きくなっていくばかりに思える。ジャーナリストのデイヴィッド・モリスはトラウマについて、「まるでウイルスか病原体のように、世の中にコピーを繰り返して広がっていて、そのうちどこを見てもトラウマだらけになってしまう」[25]と言った。少々挑発的な言い方かもしれないが、では真実はどこにあるのだろう。こんなにPTSDがはびこる中で、「レジリエンス」とはどんなもので、どこに見出せるのだろう。

第2章 レジリエンスの発見

「レジリエンス」は、恐ろしい自動車事故や、襲撃事件や、戦争による死傷など、トラウマを引き起こす可能性がある出来事に関して生じた概念ではない。そもそも人間に関する概念ですらなかった。もともとは樹木に関する概念だった。

一九七〇年代初め、環境生態学者クロフォード・スタンレー・(バズ)・ホリングが、「レジリエンス」という言葉を使い始めた。森林その他の生態系の、絶えず生存を脅かす事態に出合いながら長期にわたって生き抜く能力を表現するのに使ったのである(1)。ホリングは、森林のようなレジリエントなシステムは、火災や昆虫の大発生など、不規則に突然襲ってくる災難に遭うことが多いと主張した。こういう不規則に起きる出来事が、森林の大きさや健康状態に影響を与えるのだという。森林は不安定なようでいて、実はその不安定さこそが、システムを生き延びさせる要因の一つである。たとえば火災は森に大きなダメージを与える。森の密度が減り、広がりも減少する。だが長い目で見ると、火災は森に多くの利点をもたらすのである。火は地面を覆う藪《やぶ》を焼き払ってくれる。すると若木に日差しと雨が届くようになり、新しい世代が増える。それはまた、動物や有益な昆虫に食物を提供してそれらを増やす。また、火災は灰によって土に栄養を与え、古い木や弱った木を取り除いて病気の原因や有害な昆虫を駆除する。樹木によっては、生殖サイクルの一部を森林火災に依存するように進化してきたものもある。

ホリングが森林のレジリエンスについて書き記すようになってまもなく、レジリエンスという考え方は、子どもの発育に関する文献の中にも見られるようになった。[2] 恵まれない環境の子どもたちの問題を考える理論家や研究者たちは、そういう子どもたちの中で、さまざまな試練を乗り越え、最終的に通常の健全な人生を送れるようになる者の割合が驚くほど高いということに気づき始めた。

人間のレジリエンス研究は当初、貧困、慢性的な虐待、極貧など、主に長期的に発達を阻害するような問題に注目して行われていた。[3] こういう問題を研究するためには長期にわたって人々を観察する必要がある。たとえば経済的リソースの欠乏は、不利な状況の悪循環となることが多い。[4] 貧困と栄養不良は、学校からの早期のドロップアウトや問題行動につながり、それによって仕事を得る機会が制限され、さらに貧困が続くというサイクルに陥る。また、不適切な養育や虐待を受けた子どもは、世の中に対する見方が荒《すさ》み、自尊心も人に対する信頼も育たない。それは引きこもり、孤立、暴力行為、無謀な行動につながり、成人後にも他者から被害を受けたり、自らを傷つけたりすることが多い。[5]

だが、このように悪くなるばかりに見える状況にあっても、子どもたちは驚くほどレジリエントであることを、研究者たちは発見した。恵まれない境遇にありながら着実に正常な発達を遂げる子どもたちが、非常に多いのだ。彼らは大人になっても、健全な人間関係を持つことができ、仕事もきちんとこなし、その他のさまざまな領域で普通の社会生活を送っている。[6]

これは驚くべき発見で、メディアも当然それに注目した。「不屈の子どもたち」「無敵の子どもたち」、あるいは珍種ででもあるかのような「スーパーキッズ」などという見出しで、特集記事が書かれた。[7] だが、不利な境遇を生き延びてきた子どもたちには称賛される資格があるとはいえ、これらの言葉は非常に誤解を生みやすい。こういう子どもたちは、決して不屈でも無敵でもない。ましてスーパーキッズなどではない。そして、これらの言葉が暗に示すような珍しい存在でもない。

この分野の草分け的研究者であるアン・マステンの次の言葉が、その点を最もよく表している。「逆境を乗り越えた子どもたちに関する研究から得られた、最も驚くべき結果は……状況の普通さだった[8]」。子どもたちが困難に適応していく様子の普通さを言い表すのに、彼女はとても詩的な表現を用いて「Ordinary Magic（普通の魔法）」という言葉を生み出した。[9] もちろん、慢性的に悲惨な状況にある子どもたち全員が、それほどうまくやれるわけではない。しかしマステンら研究者たちが実証したのは、従来考えられていたよりはるかに多くの子どもたちが、そういう境遇でも成功できるということだった。

苦しむのが普通？

逆境に置かれた子どもたちを対象にした研究の結果、人間の精神には過酷な環境に打ち勝つ力があるという有力な証拠が示された。だが、普通の日常を舞台にして起こる、より強烈な出来事、つまり単発のトラウマになりかねない出来事の場合はどうだろう。子どもたちが慢性的な悪条件の中でも元気で育つという証拠は大量にあるのに、なぜかトラウマ的な出来事を経験した後のレジリエンスには、あまり関心が払われない。人間開発の専門家を含め多くの人が、命に関わるような悲惨な出来事は、まったく別のカテゴリーだと考えている。「著しい脅威あるいは災害の直接の余波」に直面した時、「高い心理的健全さや機能を保つことは誰にもできない」と専門家たちは結論づけた。「トラウマ的出来事」とは本来、「完全に打ちのめされることが予測されるもの」なのだという。[10]

こういう思い込みは、そこに疑念を差しはさむ余地を残さなかった。激しい精神的外傷を受けた場合は、ひどく苦しむのが当然で、その後徐々に回復していければ何よりだということになる。大きな喪失感を味わった後に次第に健全な適応が起こるのと同じだという。[11] 実際に一九八〇年代や一九九〇年代の専門家たちは、トラウマになりかねない出来事を経験した後に考えられる最良のケースを語る時に、「回復の過程としてのレジリエンス」という言葉をよく使ったものだ。この言葉はいまでも時々使われている。[12]

ほとんどの人が信じているように、強烈なトラウマ的出来事に遭遇すれば、激しい苦悩に見舞われることが避けがたいというのであれば、そういう経験をした人たちに関してわざわざレジリエンスを探そうと思わないだろう。こうした事象の研究者たちは対象が子どもであれ大人であれ、多くの場合それを探そうとはしなかった。彼らの関心は多くの場合、長期的ダメージに限定されていた。トラウマになりうる出来事の後でレジリエンスを示す人がいるという証拠が出てこなかったのは、ひとえにそのためだろう。そういう証拠はむしろ、悲嘆や喪失に関する研究の中から出てきた。実を言えば、悲嘆と喪失に関する私自身の研究の中で見出されたのである。

悲嘆のパターン

一九九〇年代初め、私はサンフランシスコのカリフォルニア大学で、博士研究員として喪失の悲しみを研究し始めた。悲嘆に関するその当時主流だった考え方は、トラウマに関する主流の考え方と非常に似たところがあった。何もかもが、そして誰も彼もが、精神病理学に注目していた。トラウマの専門家がPTSDの発症を当然と考えていたように、喪失の研究者もまたこぞって、愛する人を失えば長期にわたり苦悩と悲嘆が続くのが当然だと信じていた。そしてトラウマの研究者たちと同様、喪失の専門家たちも、死別を経験した後は、激しい苦悩を味わいながらゆっくりと回復するというのが、唯一最善の道と考えていた。

私は喪失の悲しみに関してはまだ研究を始めたばかりだった。前著『リジリエンス』に書いたように、どうしてそういう研究をするようになったかは話せば長い[13]。ただ私は、ある強い疑念を持っていたのである。こんな悲観的なシナリオが真実であっていいのだろうかと思っていた。愛する人を失うというのは間違いなく辛いことだ。喪失を経験した人が長い間打ちひしがれてしまうことがあるというのももっともだ。しかしほぼすべての人が、愛する人の死によって壊滅的な打撃を受けると考えるのは理にかなわない。もしそうなら人類はどうやってここまで生き延びてこられたのだろう。

さらに理解に苦しんだのは、当時、喪失に対する反応を幅広く調べた確かな研究がほとんどなかったことだ。その頃の研究はほぼすべてが、「何年にもわたって喪失感に苦しんでいる人々」を対象にしたものだった。長期にわたる悲嘆反応だけに限定して注目しているために、より早く適応した人たちを含め、他の多くの人たちが悲嘆をどう受け止めたかについては何もわからない。人々が喪失感にどのようにうまく対処したのかがわからなければ、どこからが尋常でない苦悩かをどうして判断できるだろう。

喪失の悲しみについての研究を始めたばかりだった私は、まだ若く名も知られておらず、その意見などは大した影響力もなかった。しかし他のもっと名の知られた心理学者のなかにも、同様の懸念を表し始めた人たちが何人かいた[14]。

私はいまこそ、それらの疑問を世に問う時だと思った。同僚たちと行った最初の研究は、完成までに数年を要した。そして結果は、従来の喪失に対する考え方と、まったく相反するものだった。喪失を味わった人たちを調査した結果、ほとんどの人がレジリエントだということがすぐに明らかになった。なかには、強い悲嘆と抑うつ状態が、数年間にわたって絶え間なく続くという長期的症状に悩まされた人たちもいた。また予想した通り、さまざまな回復パターンを経てゆっくりと立ち直った人たちもいた。だが驚くほど大きな割合の人たちが、最初の数か月でさえも、激しい悲嘆も抑うつもほとんど示さなかった。そして追跡調査期間中ずっと、その健全な状態が続いた。

これは、発達心理学者たちが述べていたような「回復の過程としてのレジリエンス」のパターンではない。まさしく「レジリエンス」そのものである。もちろん、喪失を経験した人たちにはみな、苦悩も悲しみもあっただろうし、苦労もあったと思う。大事な人を失えば辛いのは当然だ。しかし調査の中で出会ったレジリエントな人たちは、喪失を経験した後もその辛さを何とかしのいで、比較的早期から日常生活のさまざまな課題に対応できたようだ。それは彼らとの面談を行った際に、生理学的反応、顔の表情、感情的反応を抑制する様子などによっても、確かめられた。

悲嘆に対するレジリエンスというのは新しい考え方であったので、絶対に間違ってはならないと我々は思っていた。そこで、悲嘆を専門とするセラピストに依頼し、彼らのオフィスで調査の参加者のうちの何人かを我々の調査とは別に、ふだん彼らが新患を診断するのと同じやり方で評価してもらうなどの方法を取った。それらの専門家たちにはこちらのデータを見せず、我々の発見についても知らせなかったが、彼らの評価も我々の結論と同様で、レジリエンスの明らかな証拠となった[15]。

当初、喪失の専門家の多くは懐疑的で、同僚の何人かも、我々の発見は単なる偶然にすぎないのではと言った。しかし私は、異なるアプローチを交えながら研究を継続した。どの調査においても、「症状の慢性化」「緩やかな回復」「レジリエンス」という三つのパターンは常に現れ、次第に明確になっていった[16]。

やがて私は、ニューヨーク市コロンビア大学ティーチャーズ・カレッジの教授職を得てそちらに移った。喪失の悲しみに関する研究はまだ続けていたが、長い間関心があったトラウマ反応を研究したいという意欲もまた湧いてきた。私は以前、博士課程実習の一環で、PTSDに苦しむ帰還兵たちに関わる一年間の臨床研修に参加したことがある。私はこの実習に参加するうちに、一部の帰還兵たちが、PTSDと診断されたにもかかわらず、実際にはそういう症状を示していないことに気づいた。この時にはそれがどういうことなのかよくわからなかった。研修を始めたばかりだったし、私はただそのことを胸の中にしまい込んで、先に進んだのである。しかしそれから一〇年後、ニューヨークに移ってから、当時の新鮮な目で観察したことを思い出すようになった。私はすでに、喪失を経験した人々の中に数多くのレジリエンスが見出せることを記録として残していた。自然災害や暴力的な襲撃など、より明らかにトラウマを生じさせる状況について調べたら、そこにも喪失と同様のレジリエンスのパターンが見出せるのではないだろうかと思った。私には強い予感があった。

だがどこから手をつければいいのだろう。私はさまざまな潜在的トラウマに関する論文をいくつか発表していたが、それは他の研究者たちとの共同研究だった。自分自身のデータが必要だ。しかしそのデータをどこで見つければいいか。トラウマの症例をどこで見出せばいいだろう。それを考えるうちに、トラウマの方が私のところにやってきた。

世界が崩壊する日

九月一一日の同時多発テロの衝撃は世界中を駆け巡った。誰もが最悪の事態を予測した。攻撃規模の巨大さに加え、メディアを覆いつくした劇的な映像とストーリーが、これまで類を見ないレベルのPTSDが生じるだろうという予測につながった。ニューヨーク市衛生局長は、市民に「精神衛生上の危機」が迫っている、と考えた。「危機ホットライン」は、PTSDの「大洪水」が避けがたいと判断して準備を始めた。市当局は国中のトラウマの専門家に相談し、「大量のボランティアセラピストを訓練する準備を始めた」。市には事前の準備がまったくなかったわけではない。ニューヨークタイムズ紙によれば「ニューヨーク市は、国内のどの地域と比べても、一平方マイル当たりの心理療法士や精神医療施設の数が多い。また国際的に有名なトラウマの専門家たちが、市内の大学で教えている。市当局は、一九九三年の世界貿易センタービル爆破事件と、トランス・ワールド航空八〇〇便墜落事故から教訓を学んでいたので、この未曾有の混乱に際しても、速やかに行動し臨機応変に考えることができた」。それでも当局は、「地域全体に及ぶトラウマ」をどうケアするのか、「確実に生じると予想される大量のニーズ」にどう対処すべきかわからなかったという[17]。

人気雑誌『サイエンティフィック・アメリカン』は、同時多発テロ直後に刊行された号の中で、国内全域、とりわけニューヨーク市の直接の被害を受けた地域において、不安による精神障害が増えるだろうと予測した[18]。多数の市民が悲惨なトラウマを体験したことにより、膨大な数のPTSD高リスク群が生み出されるだろうと推測している。実際、「攻撃が精神面に及ぼした影響」は強大で、「それまで自分でストレスに対処できていた人たちも専門家の助力を求めるだろうと、当局の職員たちも予想した[19]」。FEMA（アメリカ合衆国連邦緊急事態管理庁）もまた、同様に考えたに違いない。テロ攻撃後、FEMAはニューヨーク市に対する精神衛生のための補助金を、数億ドルというこれまでにない規模に増額し、誰もが無料でカウンセリングが受けられるようにした。

PTSDの長期化がこれほど強く予測された理由の一つは、攻撃がきわめて残忍な意図的暴力だったからだ。あるトラウマの専門家はこう言った。「もしも飛行機がニューヨーク近郊で濃い霧に包まれて航路を外れ、偶発的に高層ビルに衝突したというのであれば、それも悲惨な事故には変わりないが、誰かあるいは何らかのグループが、ビル内の人たちを皆殺しにする目的で突っ込んだというよりは、衝撃が少なかっただろう[20]」。直接被害に遭った人々は、時間が経つにつれ、自分がかろうじて生き延びたこの恐ろしい惨劇が、実は事故ではなかったのだという驚くべき事実に向き合うことになる。

それは意図的で信じがたいほど無慈悲なテロ行為だった。この冷酷な事実を前に、PTSDを発症せずにいられる人がいると想像するのは難しい。

だがテロ攻撃にさらされた全員が、果たしてPTSD発症を運命づけられていただろうか。発症は不可避だっただろうか。当時の精神医療に携わる人たちにとって、答えは圧倒的に「イエス」だった。比較的慎重な医者たちでさえ、被害に遭った人々がPTSDを発症する可能性はきわめて高いと考えていた。

「PTSD患者はどこだ!?」

事件直後に行われた調査の結果は、それらの不吉な予想を裏書きするものだった。「RANDサーベイ・リサーチ・グループ」は攻撃のわずか三日後に、全国規模で、代表標本によるアンケート調査を開始した[21]。その結果は、新聞の見出しで大きく報じられた。それによると、回答者の半数近くにあたる四四パーセントが、激しいストレス症状が一つ以上あると回答したという。ニューヨーク市の一六〇キロ圏内に住む人たちに限ると割合はさらに高く、六一パーセントに達していた。RANDは、調査方法の厳格さに定評があり、当初の結果についてもあまり大げさに扱わないように適切な注意を払っていた。たとえば、ほとんどのトラウマ調査は有病率のみを調べ、症状がいくつあるかは調べていないと注釈を加えている。症状数の比較データなしには、激しいストレス症状が一つ以上あるということが実際に何を意味しているのかを知ることは難しいということになる。しかしながら、報告書の最後に「今回のテロ攻撃による心理的影響は、短期間で消失することは考えにくい」と結論づけるだけの十分な確信は持っていたようだ。

それから間もなく、RANDの発見を裏づけるような他のデータも現れ始めた。最も慎重に行われた研究の一つが、サンドロ・ガレアをはじめとするニューヨーク医学アカデミーの研究者たちによるものだ。彼らはニューヨーク市に焦点を絞り、マンハッタンの住民を対象に、テロ攻撃後五週間から八週間の間に調査を行った。ニューヨーク市は、人種的にも文化的にもきわめて多様であるため、特に慎重に代表標本を抽出して調査した。最初の結果はRANDによる調査と同様だった。マンハッタン住民の半分以上の約五八パーセントが、PTSD症状を一つ以上示していた[22]。

PTSD症状をいくつか示している人が多いとしても、実際のPTSD（心的外傷後ストレス障害）の発症数はどうなのだろう。それはまた微妙に違う話だ。PTSDの基準を満たしていた割合はそれよりずっと少なく、マンハッタン住民のおよそ七・五パーセントにすぎなかった。世界貿易センタービルのあった場所に近いキャナル・ストリートの南側に住む人たちに限れば、PTSDを発症した人の割合はそれよりは高く、二〇パーセントである。また飛行機が世界貿易センタービルに突っ込んだ時にビル内にいたなど、テロ攻撃の被害を直接受けた人たちの場合はさらに高くなり、三〇パーセントに近い[23]。

これらは重要な数字である。九月一一日からわずか一か月少しで、直接被害を受けた人のほぼ三人に一人が、すでにPTSDと診断されるほどの症状を示していたというのである。これは不吉な予測を裏づけるもののようにも思えた。

だがこれら早い時期のＰＴＳＤの数は、同時にその逆の事実をも示していた。生存者の大半がＰＴＳＤを発症していないという事実だ。アメリカ史上最悪の破壊的テロ攻撃を直接経験した人たちの多くが、ＰＴＳＤを発症していなかった。ただその時はまだ事件から日が浅かったため、多くの人は患者数がこのあと継続的に増加すると考えていた。

それから、驚いたことにその割合は急激に下がってきた。ガレアのチームがテロ攻撃から六か月後に再び調査したところ、マンハッタン住民のＰＴＳＤ有病率は、当初の七・五パーセントから一パーセント以下にまで減っていた。[24] 直接被害を受けた当事者たちのＰＴＳＤの割合はいまだ高かったが、それもまた下降していた。この変化はきわめて明白だったため、ガレアたちは「ニューヨークの一般市民が示していたＰＴＳＤと見られる症状は、ほとんどが速やかに解消している」と結論づけた。[25]

継続的なトラウマを示す実例が驚くほど少なかったという現実は、テロ攻撃後に危機カウンセリングを利用した人の数――正確に言えば、利用しなかった人の数にも表れていた。ＦＥＭＡがニューヨーク市に提供した、無料の危機カウンセリングのための数百万ドルは、どうやら見当違いの支出だったようだ。はっきり言えば、そういうものを必要とした人はほとんどいなかった。テロ攻撃直後でさえ、精神科の緊急外来やクリニックに派遣されたボランティアたちには、何もすることがなかった。人々がそういうサービスを使わなかったからである。[26]

最初の頃、それは人々が体面を気にしているからだと思われた。カウンセリングを受けるのは自分の弱さを見せることになると思って来ないのだろうというのだ。あるいは自分自身のトラウマに向き合うのが怖いのか、または単にこういうサービスがあることを知らないのかもしれないなどと考えられた。地下鉄車内や建物の壁に、無料カウンセリングの広告を貼り出して、関心がある人はぜひ来るようにと呼びかけた。それでも人々はやってこない。善意からとはいえ少々苛立ちを覚えたボランティアカウンセラーたちは、自ら患者を探し始めた。被害のあった企業などに勧誘電話をかけることもあった。また消防署に押しかけたり、バリケードを越えて爆心地に入り込んで、レスキュー隊にカウンセリングを受けないかと尋ねたりもした。このような一方的な押しつけは、特に混乱の激しい人には有効かもしれないが、無理に治療を受けさせることはしばしば逆効果だ。最終的に、こういうやり方は効果よりもむしろ害をもたらす(27)。

こういう実態をどう考えればいいだろう。被災直後に「PTSD症状が一つ以上ある人」があれほど多かったのはなぜだろうか。この当初の単純なデータとそれが引き起こした騒ぎを見ると、我々がどれほど簡単に、真の心理的レジリエンスがもつ可能性を見落としてしまうかがわかる。「PTSD症状」という言葉は不安をあおる。しかし実際には、この言葉には実質的あるいは科学的な意味はない。「PTSD症状がある」と言っても、症状がたった一つの場合、少しだけある場合、たくさんある場合とがある。またその症状も、ごく日常的な不調にすぎない場合もある。

たとえば、皮膚に少々湿疹《しっしん》が出た場合を考えてみよう。確かに不快だし、より深刻な病気の兆候の可能性もある。その中には毒素性ショック症候群、ロッキー山紅斑熱《さんこうはんねつ》、がんなど、命に関わる病気もある(28)。だからある程度は注意する必要があるだろう。だが同時に忘れてならないのは、湿疹というのはきわめて一般的な症状で、たいていは一過性で、ただの軽いかぶれやアレルギー反応にすぎないということだ。湿疹だけで他の症状がなければ、ほとんど良性である。発熱、痛み、腫れ、吐き気、頭痛、下痢、嘔吐など、他の重い症状とともに現れた時にだけ、警戒する必要がある。

これと同じことが精神症状にも言える。RANDの調査は、多くの人々が大きなストレスによる症状を一つ以上示していたと報告した。研究者たちは、五つの症状についてその有無を尋ね、この結論を導いていた。「イライラする」「集中できない」「寝つきが悪い／すぐ目が覚めてしまう」「テロ攻撃を思い出させるものに出合うと神経がたかぶる」「テロ攻撃の際の記憶や悪夢に悩まされる」の五つである。これらのうち、九月一一日のテロ攻撃に直接関わる質問は、「思い出すと不安になる」というのと、「テロ攻撃の記憶や悪夢に悩まされる」の二つしかない。事件の直後に多くの人がこういう反応を示すのは、当然予測できることだ。テロが起きたのは火曜日で、RANDの調査はそのわずか三日後の金曜日から始まっている。その頃は、誰の頭もテロ攻撃のことでいっぱいだったはずだ。新聞もテレビもインターネットもその話題一色だった。調査が始まった金曜日は事件後最初の週末で、当時の大統領ジョージ・W・ブッシュがこの日を「国民追悼の日」に指定した。こういう状況を考慮すれば――あるいはこういう状況にもかかわらずと言った方がいいかもしれないが、どれほど多くの人々が、攻撃の記憶や悪夢に悩まされていなかったかというデータの方がより興味深いくらいだ。

RAND調査の、それ以外の三つの質問、イライラ、集中力の低下、不眠についてはどうだろう。これらは確かに、PTSDの診断リストに入っている。だがより重要なのは、三つともごく一般的な症状でもあるということだ。RANDの調査チームは、結果を意味あるものにするために必要な、「症状数に関する比較可能なデータ」がほとんどなかったことを認めている。その当時はまさしくその通りだった。データが利用可能な調査のほとんどは、診断がなされているかどうかを調べたもので、

PTSDと診断されていない人々に関する症状数のデータはなかった。その二年後、我々の研究チームは、RANDの調査で使われたのと同じ症状についてのデータを集める必要があると判断した。そうすれば、これらの症状が実際にどれほど一般的なのかわかるからだ。その結果わかったのは、9・11直後の各調査で、多くの人が少なくとも何らかのPTSDの症状を呈していると結論づけた際に取り上げていた症例のほとんどは、実際には通常の日常生活で見られる精神的状況と変わらないものだった。

たとえば我々の調査の一つでは、最近どんなトラウマ的出来事も経験していない人たちを対象に、PTSDの各症状について尋ねた。PTSDの診断基準を満たす人がほとんどいなかったのは当然だ。PTSDと診断される人の割合は、トラウマ体験のない人たちの全国調査の結果と同程度で、非常に低かった。[29] しかし、それぞれの症状がどのくらい生じるかを調べたところ、違う側面が見えてきた。回答者の約四〇パーセントが、PTSD症状リストの少なくとも一つを経験したことがあると答えた。言い換えれば、最近トラウマを経験したことがなく、PTSDがほぼなくても、一般の人々の四〇パーセントは、PTSD症状に含まれるイライラ、集中力低下、不眠などを感じていると答えるだろうということだ。それらの症状があるからといって、この人たちがPTSDだとはならない。PTSD症状のいくつかは、それが単独で起きる場合には、日常の一般的なトラブルに対する反応にすぎないのである。

レジリエンスの盲点

二〇〇二年九月一一日、同時多発テロから丸一年経ったその日、アメリカ心理学会は「我々は9・11から何を学んだか。心理学者たちが教訓を共有し、ここからどこを目指すべきかを語る」と題した短い報告書を公開した。報告書に寄稿した心理学者たちのなかには、トラウマの初期の兆候と捉えたものが誤りだったこと、予測が誤っていたこと、誰もが予想したトラウマの蔓延《まんえん》が起きなかったことなどを認めたがらない人たちもいた。彼らはこの不名誉な話題をわざと避け、代わりに、9・11のテロ攻撃が示した新しい形のトラウマの可能性や、将来我々を脅かしかねない新たな不安の種などを強調した。だがそのなかで、非常に痛切な反省を最も正直に表明したのが、パトリシア・リーシックだった。彼女は著名なトラウマ研究者で、ミズーリ大学のトラウマ・リカバリー・センターのセンター長である。彼女はずばりとこう書いている。「テロ攻撃が国民の精神衛生に与えた影響に関する予測は間違っていた」「そこからどんな教訓を得たかといえば、激しい感情と精神病理学的症状は別物だということだ[30]」

リーシックのこの言葉の重要性は、どんなに強調しても言い足りないほどだ。9・11の事件から得られた最大の教訓を的確に指摘している。悲惨なあるいは命に関わる状況に遭遇した人の多くは、何らかの症状を短期間経験する。二、三日から二、三週間にわたる気持ちの落ち込み、不眠や悪夢、記憶がよみがえった際の恐怖などである。これらは、まったく自然な反応だ。人に備わっているストレス反応が、状況に適応するために働いていることを示すものである。こういう短期間のトラウマ的ストレスは、ＰＴＳＤではない。たとえそれが二、三週間続いたとしても、やはりＰＴＳＤではない。そのトラウマ的ストレス反応がどうしても消失しない時にのみ、ＰＴＳＤの領域に入ったと考えることができる[31]。

初期の一過性のストレス反応に我々は混乱させられる。そして人間に備わっているレジリエンスの能力のことを忘れてしまうようだ。私はこの過ちを「レジリエンスの盲点」と呼ぶ。人の視覚システムにある「盲点」に似ているからである。我々は誰でも盲点を持っている。ただそれに気づかないだけだ。目が見ているものの像は、眼球背面の網膜上に層状に存在する何百万という光受容体によって作られる。この光受容体は別の介在ニューロンにつながっていて、最終的に一緒になって視神経を形成し、網膜を通り抜けて脳に達し視覚を生み出す。網膜上の視神経が通る場所には光受容体がないため、左右の眼にはどうしても一か所ずつ盲点ができてしまう。自分でその盲点を見るには、片眼を閉じてある動作をしない限りほぼ不可能である。それでもなかなか難しい。脳がそこにあるはずの情報を補ってしまうので、視野は途切れのないものとなるからだ。

「レジリエンスの盲点」も、喩《たと》えるならばそれに似ている。トラウマになりかねないような出来事が起きれば、人はほぼ必ず動揺する。恐怖や無力感を覚え、直感が捉える危険に認識は釘づけになる。その結果、脅威だけしか見えなくなり、何も起きないという可能性は目に入らない。レジリエンスは完全に盲点に入ってしまう。

「レジリエンスの盲点」は、精神衛生の専門家たちの言葉によって強められることが多い。それも驚くにはあたらないだろう。精神衛生に関する専門分野は、第二次世界大戦以降、着実に発展してきた。

かつては、心理学、精神医学、ソーシャルワークなどは、少々変わった職業分野と考えられていた。だがいまは非常に一般的な、尊敬される分野の一つである。学校、職場、大学、政府機関などあらゆる所に、心理学の専門家が常駐している。近代社会がもたらす際限のない試練に対処するのに、人々は次第にこういった専門家に頼るようになってきた。心理学の専門家たちは、人々に学ぶことや、より生産的になるための手助けをしてくれる。また、食習慣、薬の使用、睡眠、人間関係など、さまざまなことについてアドバイスを与え、さらにはテクノロジーに注意すべきだとか、どうすれば幸せになれるか、どうしたら幸せを逃すかなど、あらゆることを教えてくれるのである。

PTSDという考え方が急激に広まったために、トラウマを専門とする心理学者たちは、とりわけ重要な権威を与えられるようになった。しかしトラウマになりかねない出来事に対する反応に関しては、我々の理解も認識もまだ初歩の限定的な段階だ。したがって、そのような出来事が起きると、トラウマの専門家の意見を仰ぐことになる。他に頼るべきものがないので、専門家が「トラウマは至る所に生じる」と言えばそれを信じてしまう。[32] 専門家が、トラウマは「個人の暮らしにも、世界中どこにもあまねく存在する」と言い「トラウマから逃れられる人はいない」と言えば、それも信じてしまう。[33] 専門家が「トラウマの偏在性」について記し、トラウマは「人間という存在から切り離せないもの」であり、「さまざまな形を取って現れ、誰にも避けられない」などと説明すれば、それも信じてしまう。[34] そして、9・11のような衝撃的な出来事が起きた後、専門家たちに我々の精神衛生は危機に瀕していると言われれば、それもまた信じるほかない。

問題は、そのような恐ろしい予想をなぜ人々が簡単に受け入れてしまうのかということではない。

トラウマについてもＰＴＳＤについてもいまだ限られた理解しかない状況で、そもそもなぜ、こういう予言が確信をもって語られるのか、ということだ。

＊

ジェニファー・ダイクマン（私が知っている実在のセラピストたちを合成した架空の人物。本人とクリニックが識別できるような情報を伏せるため主な詳細は変えてある）は、中西部大都市近郊の、ある精神科クリニックで働いている。このクリニックは多彩な活動をしている。個人やグループを対象にした心理療法を行うだけでなく、近隣に住むセラピストのための研修イベントやワークショップなども定期的に行っている。

ダイクマン先生はこのクリニックの創設メンバーの一人で、心理的トラウマの専門家だ。セラピストとして二〇年以上の経験があり、このクリニックを始めてからも一三年になる。彼女の典型的な一日は、個人の患者を四人まで診察し、グループセラピーに一つ二つ参加し、何かの組織のミーティングに出席し、自分が監督している若手セラピストたちの個別指導を行うといった具合だ。非常に忙しいスケジュールだが、彼女はこの仕事を愛している。飽きることも疲れることもないという。

多くの同僚たちと同様、彼女もまた専門分野で後れを取らないよう努力していた。専門誌を読み、学会に出席する。だが最近、新しい研究にだんだん興味を覚えなくなっていた。専門家の会合は、新たなアイデアを学ぶ場というより、他の研究者とのネットワーク作りのためのものになっているように思えた。目にする研究論文もさほど重要とは思えず、日々患者と接する自分の仕事にとって、実際の役に立たないような気がしていた。だが彼女は特に気にかけなかった。自分の能力に自信があったし、クリニック内で、リーダー格として広く認められていたからである。トラウマについても熟知しており、トラウマを抱えた患者が来ればうまく対応できる自信があった。彼女はいろいろな意味で、そういう自信を持つにふさわしい有能な医師だった。

しかしそこには逆の面があった。ダイクマン先生のようなセラピストは、仕事の中で、トラウマになりかねない出来事を経験しながら何の症状も示さない人たちに会う機会がまずない。PTSDを発症していない人たちには精神医療の専門家を訪ねる理由がないのだから当然である。つまり、彼女のようなトラウマ専門医は、トラウマにレジリエントな人たちに会うことがない。だから、レジリエントな人は実際よりずっと少ないと思ってしまう。別の言い方をすれば、専門医たちは自ら「レジリエンスの盲点」を作り出しているのである。

ではなぜそれが問題なのか。ダイクマン先生がPTSDの治療に優れているのであれば、別にいいではないか。本当に助けを必要としている患者たちの役に立っている限りは、彼女がレジリエントな人の割合を正しく認識しているかどうかは関係がない。実際のところ、真に重症のトラウマ患者だけが彼女の元を訪れるのであれば、何の問題もない。そこにあいまいさが存在する場合にだけ、面倒なことになる。つまり患者がPTSDかどうか明確に判断できない場合に「レジリエンスの盲点」が問題になってくる。

あいまいな状況では、単なるトラウマ的ストレス反応がPTSDと間違って診断される可能性がある。さらに困るのは、トラウマ反応と無関係の一般的な不調、たとえば孤独感、疲労感、抑うつなどがPTSD症状の一種と診断されて、それに沿った治療をされることだ。また、9・11のようにトラウマを起こしかねない重大な事件が起きた時には、人生が混乱したり、道を見失ったり、困難が生じたりするものだが、それらが必ずしもトラウマに結びつくわけではない。だがこれらの問題もまた、簡単にPTSDの原因と見なされやすい。そういう場合には、どんな治療的介入も的外れになる可能性がある。

さらに有害な問題は、この盲点のために、レジリエンスが本物かどうか疑いたくなってしまうことだ。懐疑的になると、真の回復が始まっているのにそれをにせものだと思ってしまう。強さが示されているのに弱さばかり見ようとする。楽観性の表れを「否認」だと見る。トラウマ症状が奥に隠れていて、その人はこれから悪い状態になるだろうと考えてしまう。「レジリエンスの盲点」は狡猾に我々を導いて、人に生来備わっている力を疑うように仕向ける。それは時に実に徹底したもので、あるセラピストのグループが、レジリエンスを「メンタルヘルスの幻想」などと一蹴する論文を発表したこともある。[35]

ヒューリスティックによる判断の危うさ

このような意見の食い違いは、驚くべきことではあっても十分理解できる。セラピストたちに知識がないわけではない。米国の心理セラピスト免許を持つ人たちは、きちんとした訓練機関で高学位を取得しているはずだ。「レジリエンスの盲点」は、知性や訓練とは関係がない。セラピストも一般の人も誰もがおかす人間的で単純な誤りである。

エイモス・トヴェルスキーとダニエル・カーネマンの二人の心理学者は、この種の誤りに関する研究にキャリアを捧げた。彼らの研究はいまに至るまできわめて大きな影響力を持っている。ダニエル・カーネマンは、この研究によってノーベル賞を受賞した（エイモス・トヴェルスキーは受賞の数年前に世を去り、委員会の規定によって残念ながらその名を受賞者に加えることができなかった）。彼らの研究の中核をなすのが、「直感的ヒューリスティック（経験則）」と名づけられたいくつかのショートカットである。[36] 我々は日々大量の情報に接するために、これらのヒューリスティックを使っているということを、彼らは実証した。実用的な判断を不十分な情報に基づいて素早く行わなければならないことが、平均的な人で一日に何千回もある。それが何とかできるのは、ヒューリスティックに頼っているからだ。これらのショートカットは、多くの場合非常にうまく働く。しかし一方で、間違った方向に我々を導いてしまうこともよく起こる。

最も一般的なショートカットは「代表性ヒューリスティック」である。誰かないし何かが、あるカテゴリーのステレオタイプに一致していると感じると、それだけでそのカテゴリーに属すのだろうと推測する。そういう時に使われているのがこのヒューリスティックだ。たとえば自分が持っている大学教授のイメージに合う服装や振舞いをしている人を見ると、たぶん大学教授だろうと推測してしまう。だが、トヴェルスキーとカーネマンが指摘したように、「代表性ヒューリスティック」は、我々に間違った判断をさせかねない。[37] さっきの例でいえば、大学教授というのは実はそれほど世間に多い職業ではない。したがって、ヒューリスティックによって判断を誤る可能性が高い。

もう一つのショートカットは「利用可能性ヒューリスティック」である。これは、何かの出来事の実例をどれくらい容易に思い浮かべられるかで、その出来事の頻度や可能性を判断してしまうものだ。つまり思い浮かべられるかどうかが判断基準となり、それを実際の発生頻度のように考えてしまう。「利用可能性ヒューリスティック」の非常にわかりやすい例が、飛行機恐怖症である。飛行機に乗ることを不安に思う人は多い。これはまったく非合理的な恐怖とは言えないだろう。飛行機は確かに墜落することもあるし、ひとたびそうなれば結果は悲惨である。また飛行機事故は忘れがたい衝撃的なイメージを生じさせる。ことに飛行中に突然激しい揺れに襲われた時などに、それが蘇ることがある。最近墜落事故のニュースに接したばかりであれば、私たちはもう一つの一般的なヒューリスティック「アンカリング」によって判断を誤るかもしれない。これは、最も最近得た情報に囚われて判断してしまうというヒューリスティックである。実際には航空機が墜落する可能性はきわめて低い。確かに時に墜落することはあるが、常に空を飛び交っている飛行機の膨大な数に比べれば、その確率は微々たるものである。

我々はみな、これらの誤りを簡単におかす。だが高度な訓練を受けた専門家たち、たとえば医者、弁護士、さらにメンタルヘルスの専門家たちはどうだろう。特別の訓練を受けたことによってそういう誤った判断を避けることができるだろうか。少々意外かもしれないが、答えは「ノー」だ。[38] 心理セラピストたちは、ヒューリスティックのショートカットを使うことが特に多いという調査結果がある。[39]

トラウマとレジリエンスに関して、ヒューリスティックによる判断がどれほど事実と異なるかを見てみよう。実際の「分布」はどのようなものだろうか。本書を読んでいるみなさんの多くは、何らか

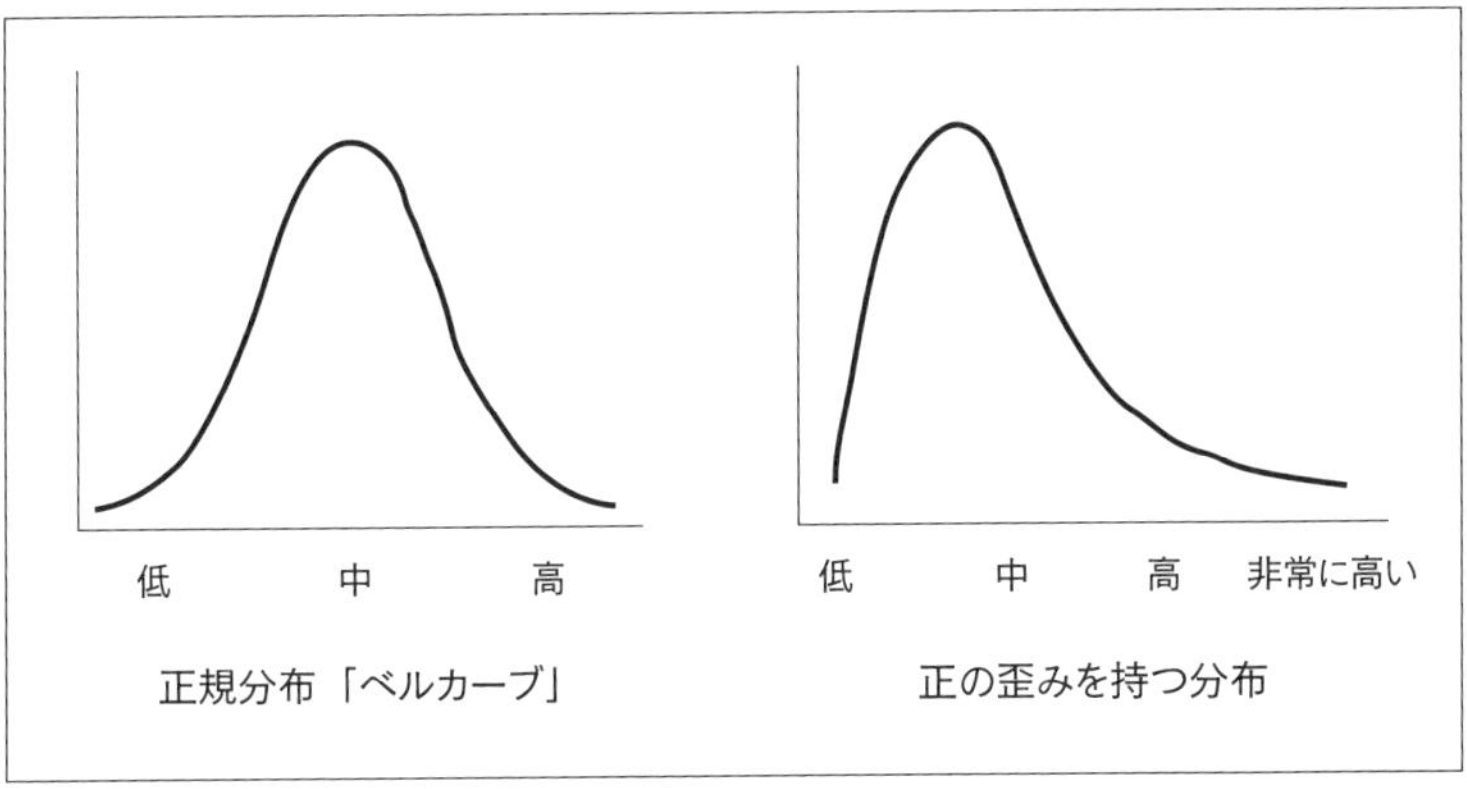

図1　分布曲線

の形で「分布」というものを学んだことがあると思う。普通は学校で、何か（たとえば人の身長）を数多く計測すれば、「正規分布」が得られると習う。「ガウス分布」、あるいは「ベルカーブ（正規分布曲線）」と説明されたかもしれない。「正規分布」はベルのような形をしているからだ。多くの測定値はたいてい中央近く、つまり統計的平均値付近に集まってクラスターを形成し、そこから左右にベルの縁のように広がっていく（図1の左）。人の身長の場合は、似通った数字が多いためほぼ中央に集まり、極端に背が高い人や背が低い人は比較的少ないため、正規分布となる。

従来は、メンタルヘルスもまた正規分布になるのだろうと考えられていた。ほとんどの人はまずまず健全で、分布の中央に集まり、特に具合の悪い人や特別に調子のいい人は比較的少ないと推測されていたのである。しかし実際にはそうではない。メンタルヘルスは普通、正規分布ではない。一般的には、我々が「正の歪みを持つ分布」と呼ぶ形をとる（図1の右側）。

たとえば、抑うつの場合を考えてみよう。抑うつ症状がある人の数は、通常非対称のベルカーブを描く。抑うつが比較的軽度の人は非常に多く、左端（抑うつ症状が低い）近くにクラスターを形成する。高度の抑うつを持つ人は比較的少ないので、カーブが右端に向かって長く伸びる。こうして長い尻尾を持った「正の歪みを持つ分布」となる[40]。

では、トラウマになりかねないような出来事が起きた場合、メンタルヘルスのスコアの分布はどうなるだろう。一般的には、そういう時はほとんどの人が強い衝撃を受けるため、症状の全体的分布は、症状の多い方が高くなる形になるだろうと考えられている。だがこの推測もまた間違いだとわかった。トラウマになりかねない出来事が起きた直後も、症状の数の分布はそれ以前と比べてわずかしか変化しなかった。カーブは以前より平らになり長く伸びていたが、ほとんどの人は相変わらず、症状数が最も少ない所の近くに集まっていた。抑うつ、死別の悲しみ、ＰＴＳＤなど、どの場合の症状についても同様のことが言える。

これは、人がレジリエンスを持つことを示す、単純で強力な証拠だと私は考える。図2に示したグラフを見れば、そのパターンがはっきりわかる。これは、いくつか異なるタイプのトラウマになるような出来事の後に生じた症状の実際の分布をグラフに表したものだ。不連続なレベルにおける度数分布である。これらのグラフは、喪失、トラウマになるような負傷、銃乱射事件など、実際に起きたそれぞれの出来事の後に、ＰＴＳＤ、悲嘆、抑うつ、一般的な苦悩などの異なる症状について、我々が行った調査の結果をもとに作成した。どれもみなきわめて厳しい試練で、トラウマになりかねない出来事である。だが各グラフを見れば、症状数のクラスターが少ない方に集中していることは一目瞭然だ。つまり、ほとんどの人がレジリエントだということは、こんな簡単な分布図だけでも十分にわか

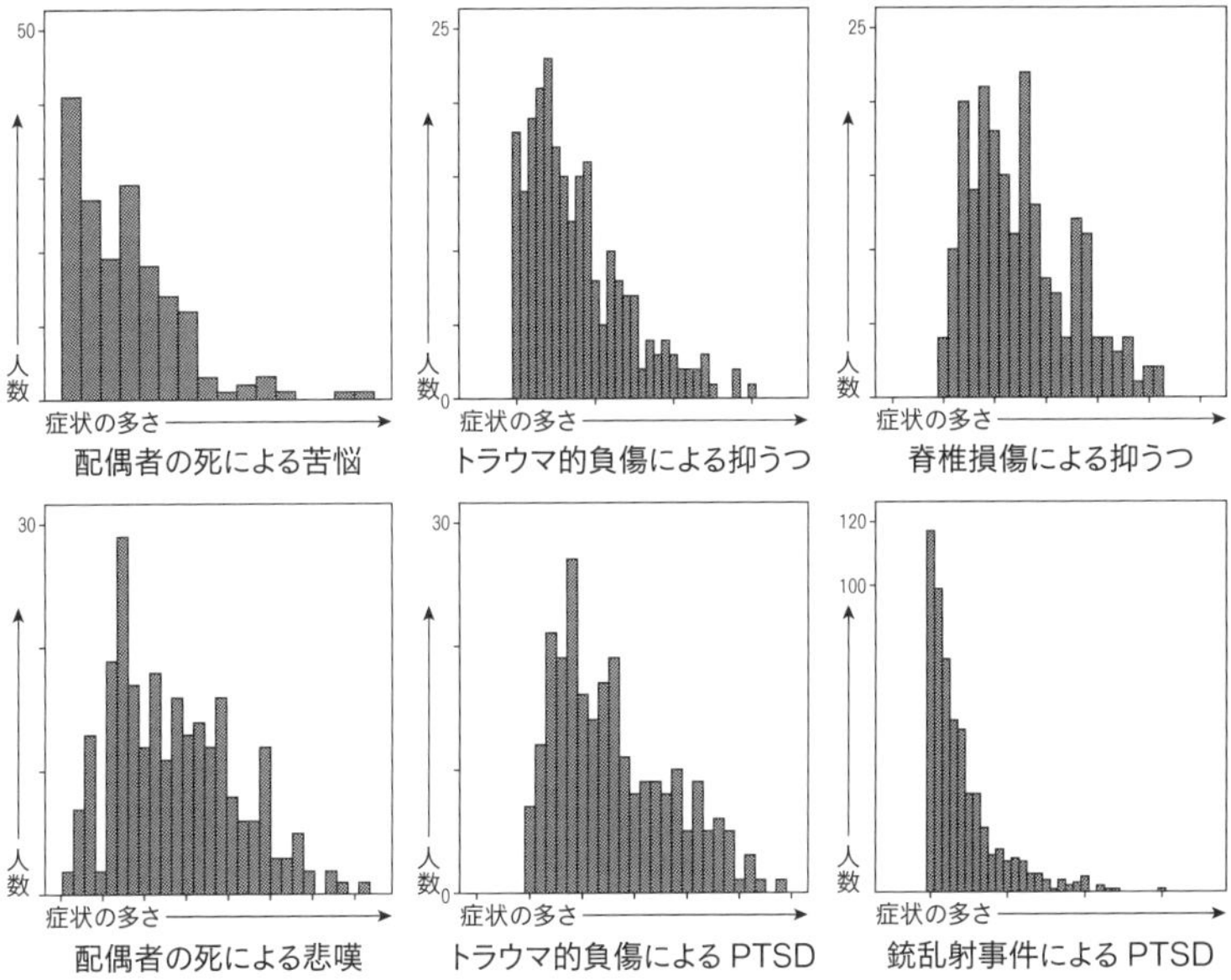

図2　トラウマを生じる可能性のある出来事が起きた後の症状の分布

これらのグラフは、以下の研究のデータをもとに作成した。

T. A. DeRoon-Cassini, A. D. Mancini, M. D. Rusch, and G. A. Bonanno, "Psychopathology and Resilience Following Traumatic Injury: A Latent Growth Mixture Model Analysis," *Rehabilitation Psychology* 55, no. 1 (2010): 1–11; G. A. Bonanno, C. B. Wortman, D. R. Lehman, R. G. Tweed, M. Haring, J. Sonnega, D. Carr, and R. M. Nesse, "Resilience to Loss and Chronic Grief: A Prospective Study from Preloss to 18-Months Postloss," *Journal of Personality and Social Psychology* 83, no. 5 (2002): 1150–1164; I. R. Galatzer-Levy and G. A. Bonanno, "Optimism and Death: Predicting the Course and Consequences of Depression Trajectories in Response to Heart Attack," *Psychological Science* 24, no. 12 (2014): 2177–2188; G. A. Bonanno, P. Kennedy, I. Galatzer-Levy, P. Lude, and M. L. Elfström, "Trajectories of Resilience, Depression, and Anxiety Following Spinal Cord Injury," *Rehabilitation Psychology* 57, no. 3 (2012): 236–247; H. K. Orcutt, G. A. Bonanno, S. M. Hannan, and L. R. Miron, "Prospective Trajectories of Posttraumatic Stress in College Women Following a Campus Mass Shooting," *Journal of Traumatic Stress* 2, no. 3 (2014): 249–256.

るのである。

これらのグラフはまた、別のことも教えてくれる。注意して見ると、グラフが滑らかなカーブになっていないことがわかるだろう。実際にはカーブというより、線がギザギザしたりデコボコしたりしている。そしてこの凹凸《おうとつ》が、実はとても重要だということがわかってきた。この分布はおそらくマルチモーダル（多峰性）である。わかりやすく言えば、分布のあちこちで人々がクラスターを作っているということだ。各グラフは少しずつ違うが、大まかに言って、症状が少ない方の端では、私がレジリエントと呼ぶ人たちが、集まって一つのグループを作る傾向がある。また他にもいくつかのグループがあるようで、中央に一つ二つあったり、症状が多い方の端に一つあったりする。別の時点で、これと同様のグラフを作れば、同じようなグループ分けが見られるだろう。ただ重要なことは、分布内でグループのいくつかが移動するということである。これが我々にまた一つの貴重なヒントを与えてくれる。分布内のグループのでき方は、時間とともに変化する。言い換えれば、それらが軌跡を描くということだ。

レジリエンスの軌跡

九月一一日、世界貿易センターのテロ攻撃が始まった時、私は都心から何キロも離れたコロンビア大学の自分のオフィスにいた。攻撃後まもなく妻がメールで、飛行機が北タワーに突っ込んだと知らせてきた。多くの人たちと同様、私が頭に思い浮かべたのは、小型自家用機のイメージだった。操縦を誤ったパイロットが悲劇的な事故を起こしたと思ったのである。乗っていたのは二、三人、あるいはもっとかもしれない。おそらく全員が死亡したのだろう。その時はそれ以上のことは考えなかった。

それから少し経って、廊下に出た私は驚いた。同僚たちが一か所に集まって、何やら低い声で話している。彼らの表情には恐怖が表れていた。はっきりとわからないが、何かとんでもないことが起こりつつあると感じているようだった。

私は、貿易センタービルが見えるかもしれないと思い、キャンパスで一番高いビルの方に歩いていった。そのビルではすでに避難が始まっており、エレベーターも閉鎖されていた。しかし階段はまだ使える。私は屋上に上がって一目でも様子を見ようと思った。階段を上る間に、下りてくる同僚と何人もすれ違った。誰もが黙って早足に下りてくる。一人は私を見ると、「何ということだ」とでも言うように黙って首を振った。私は足を速め、階段を上がりきって屋上に出た。

目の前の光景を見た私は、身体から力が抜けるのを感じた。

二棟のタワーははっきりと見えた。北タワーが激しく煙を噴き出している。巨大な薄黒い雲が空を覆い、東に向かって動いていた。

あの日多くの人たちがそうだったのと同じように、私もまたそれを言葉もなく見つめ、その場に凍りついていた。

屋上でどのくらいそうしていただろう。数分だったかもしれないし三〇分かもしれない。

それから階段を駆け下り、息子のいる幼稚園に向かった。先生たちが親の到着を待っていた。私は息子の手を握り近くの公園に急いだ。そこで妻や娘と落ち合うことになっていたのだ。

家族が無事に家に戻った後は、市民たちの多くがそうだったように、私も何か自分にできることはないだろうかと思った。ダウンタウンの行ける所まで出かけていってボランティアに参加したりした。また同僚と、市民たちの話し合いの会を開いたりした。支援が必要な人がいるかもしれないと、心理クリニックは二四時間オープンにした。

数日が過ぎると、自分がすべきことはこの出来事から何かを学びとる方法を見つけることだということが、私の中で次第に明瞭になってきた。9・11のテロ事件は悲惨で苦悩に満ちたものだ。しかしこれはまた未曾有の出来事であり、大規模なトラウマに対する人間のさまざまな反応を発見する機会でもある。従来の計画通りにレジリエンスの研究を続けたい気持ちはあったが、当初はそれが可能なのかどうかもわからなかったし、それはどうでもいいと思った。その時の私の目標は、このテロ事件から学べる限りのことを学ぶことだった。

私の研究チームはさっそく仕事に取りかかった。攻撃を直接体験した人たちを、できるだけ多く探して連絡を取った。そして面談を行い、彼らの行動、顔の表情、生理的反応などを計測した。それをもとにメンタルヘルスの詳細な評価を行い、その後二年間にわたってそれを数回繰り返した。その後、前にも述べた疫学者サンドロ・ガレアとの共同研究を開始した。ガレアはニューヨーク市全体のデータを体系的に集めていたからである。

我々はこれらの研究から非常に多くのことを学んだ。テロ事件の生存者たちが、私がそれまでの研究で見出していたのと同じ「三つの軌跡」を示していたということも、その中に含まれる。その三つとは、「症状が慢性的に続く軌跡」「次第に回復に向かう軌跡」、そして「レジリエンスの軌跡」である。私はこの「三つの軌跡」を、死別の悲しみを経験した人たちのなかに見出していたのだが、大規模テロ攻撃にさらされた人たちのなかにも、それが紛れもなく見出せた。この「三つの軌跡」が、トラウマを生じさせる可能性のあるさまざまな出来事に直面した人々が示す、ほぼ典型的な反応だということが、次第に明らかになってきた。そして今度の調査でもまた、これら典型的な反応の中で最も一般的なのが「レジリエンスの軌跡」だった。この発見によって、その定義はいっそう明快なものになった。「レジリエンスの軌跡」は確かに存在する。私はそれを「ごく普通の状況にあった人々が、大きな混乱をもたらすような単独の出来事に遭遇し、にもかかわらず精神の健全な機能が持続する安定した軌跡」と定義した（図3を参照のこと）[41]。

その後二〇年間、私の研究チームは、同様の軌跡を辿る反応の実例を見出し続けた。そうするうちに、他の研究者たちも軌跡のマッピングを開始し、次第にエビデンスが積み上がっていった。私は二〇一八年に、アイザック・ガラツァー＝レヴィや、うちの学生のサンディ・フアンとともに、それぞれ異なる六七件の軌跡の分析を集計した。その結果は驚くほど一貫していた。ほとんどすべての分析結果において、最も多く見られたのは「レジリエンスの軌跡」だった[42]。

レジリエンスが生じる割合は、時にきわめて高い。たとえば、兵士たちを戦闘任務に着く前に評価し、それから何年か継続的に評価していくと、彼らは驚くほど高いレジリエンスを示す。私は以前、「ミレニアム・コホート研究」と呼ばれる大規模プロジェクトのデータを用いて行う研究に関わっていたことがある。これはいわゆる「プロスペクティブ研究（前向き研究）」で、兵士たちの戦闘任務が始まる前から始めて、着任後も彼らの状況を追跡していく。これは米軍史上最大の人数を対象にし

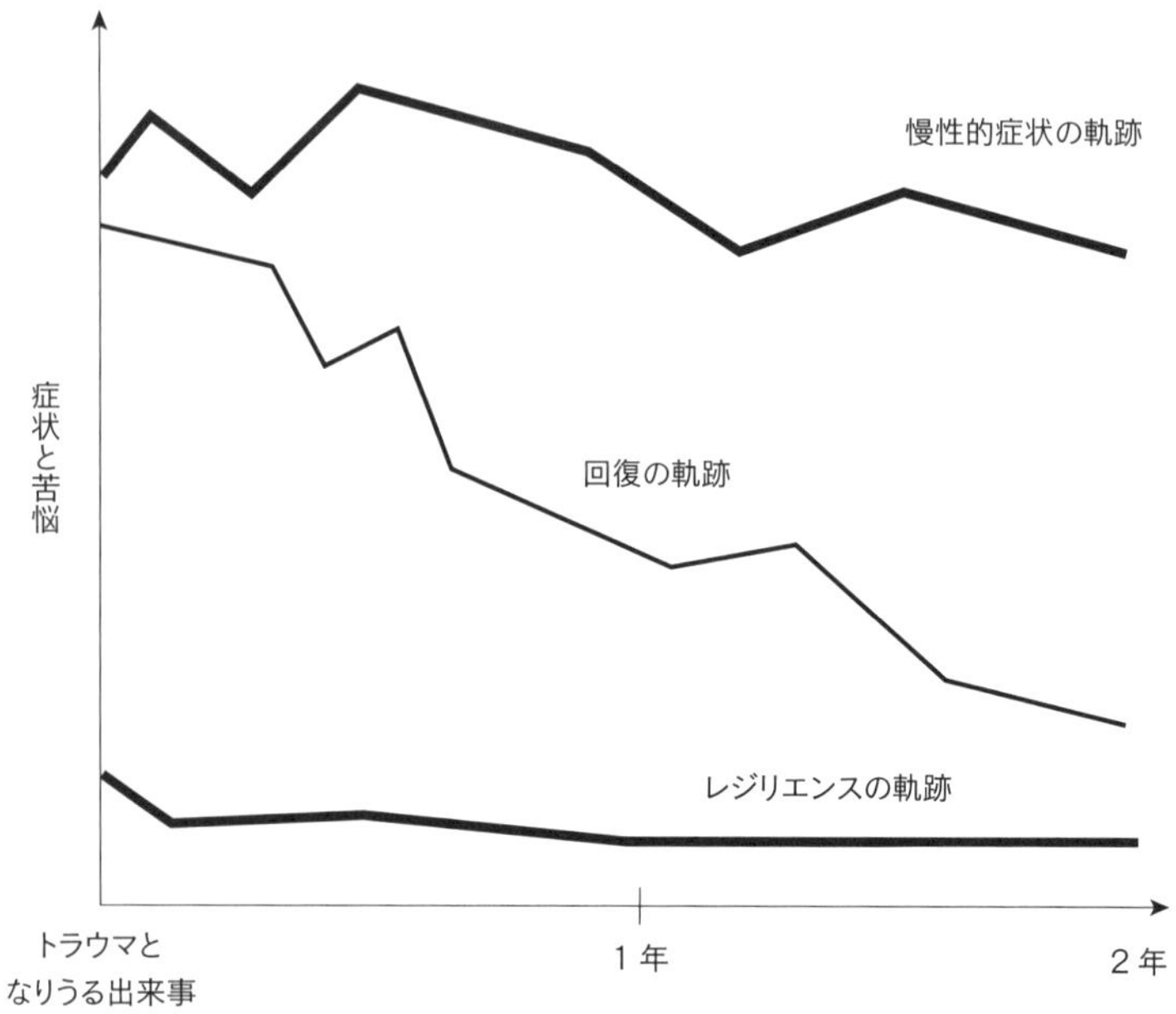

図3　時間の経過に伴うレジリエンスの軌跡

出典：Bonanno (2004).

た前向き研究であり、実に一〇万人を超す米軍兵士が対象となった[43]。これらのデータをもとにPTSDの症状の軌跡を調べていくと、PTSDの症状がごくわずかかまったくない「レジリエンスの軌跡」を辿った者が、兵士全体の八三パーセントを占めた[44]。これはきわめて高い数字だ。なぜそうなるのだろうか。考えられる理由はいくつかあるが、最も可能性が高いのは、兵士たちが配属の前に徹底した訓練を受けていたことである。トラウマになりかねない経験は、それについて十分に知るほど——つまりどんなことが起きうるのか、時間とともにそれがどう展開するのかなどを理解するほど、人はそれに対処する準備ができる。

しかし普通の場合、これほどの準備は考えられない。市民がトラウマ的負傷を負う時——たとえば自動車事故その他の重大な事故に遭う、あるいは銃撃を受ける——などは通常、何の警告もないし備える機会もない。こういう事故で大怪我をした人の一日も、いつもと同じように始まったはずだ。それが突然、救急車に乗せられ、猛スピードで近くの病院の救命センターに運ばれている自分に気づく。この恐怖を考えれば、こういう経験をした人の多くが、「ＰＴＳＤ症状が慢性的に続く軌跡」を辿っても無理はないと思える。だがそういう状況でも、「レジリエンスの軌跡」はやはり常に最も多く現れ、その割合は、六二パーセントから七三パーセントの範囲だった[45]。

他の重大な出来事——たとえば自然災害、性的あるいは身体的暴行、銃乱射事件においても、「レジリエンスの軌跡」はこれとほぼ同様の確率で見られた。また命に関わる病気の経験——たとえばがんの診断を受けたとか、心臓発作を起こしたなどの場合にも、同様のレジリエンスの軌跡が見られた[46]。その後の研究でも、愛する人を失う悲しみ、離婚、失職などを経験した人たちのなかに、ほぼ同様の割合で「レジリエンスの軌跡」が見出された[47]。これらさまざまな研究を通して、「レジリエンスの軌跡」は、常に最も一般的な結果であり、この軌跡を辿った人は平均して調査対象の三分の二を占めた。「三分の二の健康なマジョリティ（多数者）」である。

新たな問いかけ

これほど多くの異なるタイプのトラウマ的出来事すべてにおいて、レジリエンスが現れていたという事実は衝撃的で、ゆっくりとではあったが明確なパラダイムシフトを起こした。新たな問いかけが行われるようになったのである。いままでは対象者に、うまくいかない点や、大きなストレスの後でだめになってしまった点ばかりを尋ねていたのに、いまはうまくいっている点は何かと尋ねることができるようになった。レジリエントな「三分の二のマジョリティ」のケースを調べて、彼らがどのように対処しているのか、状況にうまく適応するためにどんなことをしたのかを学ぶことも可能になった。しかしこれは、単に「悪い結果」から「いい結果」に視点を移すということではない。まして、重度のトラウマ反応を無視していいということでもない。むしろその逆で、レジリエンスという視点を加えることは、視野を広げることなのだ。レジリエンスを示している人たちの生き方を学ぶことによって、激しい反応に苦しむ残りの三分の一を助けるのに、何が役立つかを発見することができる。

ただ問題は、レジリエントな人々が、少なくとも出来事に遭遇した当初どんなことをしていたのか、それを捉えるのがきわめて難しいということである。

パートII

ストーリーと予測

第3章　外からうかがい知ることのできない世界

昏睡から覚めたジェッドは、それまでに起こったことを思い返した。二五トンのごみ収集車が彼を押しつぶした。身体の器官はつなぎ直され、左脚はなくなった。どう考えてもこれまでの人生で最悪の出来事だ。にもかかわらず、短期間のトラウマ反応を経験しただけで、長引くトラウマ症状はなかったのは驚くべきことだ。だが、トラウマになりうる出来事に対する最も一般的な反応は「レジリエンス」であることを、我々はいま理解するようになった。それを考えれば、ジェッドの強靭さもそれほど驚くべきことではないように思えてくる。ジェッド自身もこのような研究結果を知っていたら、そんなに不思議に思わなかったかもしれない。

驚くかどうかは別にして、ジェッドがなぜこれほどうまく対処できたのかについて、我々はまだその答えを探している。そういうことがどうしてできたのか。本来の素質なのか、あるいは彼が行った何かなのか。それを知るには、彼の経験をもう少し詳しく見ていく必要がある。そうすれば、事故後の彼の言動の中に、あのような健全な結末を予測させる何かの示唆が見つかるかもしれない。

事故の夜、病院に着いてからの話の中に、心に残る一瞬がある。手術室に運ばれる直前、ジェッドが恐怖に対して超然としているようだったことだ。彼はすでに意識を失いかけ、意識が遠のいたり戻ったりしていたにもかかわらず、ガールフレンドのメーガンが駆けつけてくれて、どんなに元気づけられたかを覚えていた。彼は楽観的だった。手術室に運ばれる時、「絶対の自信」を感じていたことも記憶している。「自分は何とか助かる」と、すでにある程度知っていたかのようだ。楽観性と自信は、非常に重要な心の持ち方である。これらについては、本書の後半で詳しく見ていく。いまは彼が示したこのちょっとした兆候に注目したい。これは何かを意味しているのだろうか。もしそうなら、それは何だろう。

トラウマに関する従来の考え方からすれば、そんな可能性はたちどころに退けられるに違いない。ジェッドのこの例にしても、ほんの一瞬見えた兆候にすぎない。打ちのめされて当然の悲惨な事故を経験したのだから、そんなかすかな兆候がどうして大きな意味を持ちうるかと言うだろう。そういう判断にはもちろん、「レジリエンスの盲点」が関わっている。だが、レジリエンスに懐疑的な者たちは、そういう盲点があると知っていても、重大なトラウマ的経験をした後は、レジリエンスではなく、常に激しい重度のトラウマが生じると指摘する。[1] 我々も、たとえば集団暴力事件は技術的災害よりも、そして技術的災害は自然災害よりも、心理的損害が大きくレジリエンスが弱いということを承知している。[2] また、9・11後の調査において、経験の激烈さとレジリエンスには、明らかに関係があることも見てきた。たとえばテロ攻撃によって直接身体的損傷を受けた人たちは、調査対象となった人たちのなかで、レジリエンスのレベルが最も低かった。[3]

だが、トラウマ的出来事の悲惨さがもたらす影響が、これらの調査結果が示唆するほどに明快であるなら、ジェッドがほとんど瞬時に心理的平静を取り戻したことは説明がつかない。おまけに彼には、長く昏睡状態に置かれるというさらなる負担もあった。現在のところの知見では、人工的昏睡が心理に良い影響を与えるということはないようだ。それどころか、こういう昏睡は特有のトラウマ的記憶を作りだすことが多い。だがジェッドは、こういう記憶もまた、短い期間で振り払うことができた。

トラウマになりかねない悲惨な出来事を経験した他の人たちの場合はどうだろうか。その人たちのケースを詳しく調べていけば、持続的トラウマないしレジリエンスの、もっとわかりやすい兆候を見出すことができるだろう。ジェッドのように、本人が直接、激しいトラウマ的ストレスをまざまざと詳細に語ってくれるような人には、普通はなかなか出会えない。だが当時我々は、9・11後の調査の一環で、多くの被災者を対象とした面談を定期的に行っていた。そして面談したなかで、三人の話がことに印象に残った。三人はみな、テロ攻撃が起きた時、世界貿易センタービル内部にいた人たちだ。彼らは、いつ終わるとも知れない極度の驚きと恐怖と混乱を経験し、崩壊するビルからかろうじて逃れた。その日の出来事を自らの言葉で語ってくれた彼らの話は、通常ではとても知りえない経験の一端を垣間見ることのできる貴重な情報だ。したがって、彼らの話はさらに深く考察する価値がある。これらのストーリーは、潜在的トラウマの隠れた世界について多くを教えてくれただけではなく、我々の持っていた次のような疑問について考える最高の機会をも与えてくれた。たとえば、「ある人が長引くトラウマやPTSDに陥る可能性がある場合、その人が語る経験談から、それを予測できるだろうか」、また、「事件直後の言葉や行動から、健全な結果、すなわちレジリエンスが予測できるだろうか」という疑問である。

ウィル、レイナ、エヴァのストーリー

エヴァは、世界貿易センタービル南タワーの中程の階にあるオフィスで、仕事に取りかかったところだった。時刻は午前八時半を少し過ぎていた。突然大きな爆発音が聞こえた。何の音なのかわからなかった。高層ビルでは何かの騒音が聞こえることはよくあり、人々はちょっと肩をすくめるくらいでまた仕事に戻る。しかしエヴァは、この音がそういうものとは違うと直感した。

ウィルもまた、その音を聞いた。彼はその時、地下鉄の出口を出て、貿易センタービルの地下にある混雑した中央通路を歩き始めたところだった。その時刻、通路はすでにエネルギー全開という感じで、大勢の群衆があらゆる方向に向かって歩いており、互いをよけるのに苦労するような状態だった。

その時、ドーン！という音が鳴り響いた。

通勤客たちは周囲とぶつかり、首を回して互いを見合った。誰もが当惑の表情をしている。彼自身も強い不安を感じた。「これほど大きなビルの中でこんな音が聞こえるなんて、何か悪いことが起きたに違いない」とウィルは思った。

レイナは衝撃の現場にさらに近い所にいた。北タワーの上層階で働いていたのである。ちょうどオフィスから廊下に出た時に、雷のような爆発音を聞いて仰天した。思わず引き攣《つ》ったような声を上げ、一瞬はそれを恥じたが、次に恐怖が襲ってきた。

「廊下に同僚たちがかたまって立っていたので、そこに走っていきました」と彼女は言った。「みんな、辺りを見回したり互いの顔を見たりして、混乱した表情を浮かべていました。誰もが一斉に何か

を言っていました」

みんなが何を言っているのかよく聞き取れなかった。一人が「落ち着け！」と怒鳴っていた。別の誰かは、何か指示をしていた。またさらに別の人が、オフィスの中央に集まろうと言った。誰かが爆弾という言葉を口にした。

それから突然、全員の目が窓の外に展開する光景に釘づけになった。

「火の玉が見えました」とレイナは言った。「オフィスの窓はすごく大きいんです。窓の上方にオレンジ色と黒の煙と炎が見えました。火の玉が上からビューッと現れて、南タワーの方に向かっていきました。まるで誰かが、映画に出てくるファイアボールマシンみたいな、巨大な武器で炎を飛ばしたみたいに……」

＊

エヴァは初め、自分の状況がどれほど危険かを理解していなかった。数人の同僚とともに窓のそばに集まって、あの音がいったいどこから来たのかを確かめようとしていた。その日は素晴らしい天気で、空は真っ青に晴れ渡り、何か悪いことが起きるなどとはとても思えなかった。だがなぜか、外に紙が舞っていた。上層階の爆破で吹き飛ばされた書類が風に流され、窓の外をひらひらと舞い落ちていたのである。エヴァにはそれが、紙吹雪を落とす「ティッカー・テープ・パレード」の光景のように見えた。

同僚の一人が、避難した方がいいと言った。エヴァはちょっと考えた。何のアナウンスもないし、警報も鳴らない。だが何かがこのビルに起きたことは明らかだ。おそらくビルから出た方がいいのだろうと思い、彼女は階段の方へ向かった。

だけど、果たして階段などというものはどこにあるのだろう。

階段はなかなか見つからなかった。方向を失ってビルの中を歩き回るうちに、同僚たちともはぐれてしまった。彼女はパニックを覚え始めた。そのうち廊下の突き当たりのドアを入っていく人たちに気づき、自分もその後を追った。そこが階段につながると知ってほっとし、急いで階段を下り始めた。だがすぐに歩みは遅くなった。階段はすでに大勢の人で溢れていたのである。下には人がぎっしりで、見上げると上の階からも人が押し寄せていた。この瞬間に、エヴァは自分が深刻な危険の中にいることを悟った。周りは見知らぬ人ばかりである。孤独と恐怖に耐えられず、彼女は泣きだした。

＊

その頃北タワーの高層階では、レイナがすでに生存を賭けて闘っていた。まだオフィスから出ることさえできていなかった。

彼女のいた階から上の数階が、ジャンボジェットの衝撃をまともに受けた。ビルはがたがたと震え、それから左右に揺れ始めた。「本当にすごい揺れで、ビル全体がひっくり返って、中にいる人間もろとも南タワーに突っ込むのではと思いました」と彼女は後で語った。「あまりに突然の出来事で、どうしようどうしようと思うばかり。本当に恐ろしかったです。私たちがいたところは、ものすごく高い階でしたから」

レイナは、デスクにしがみついていた。どうしてそうしたかわからない。そんなことをしても意味がないと思ったのを覚えている。タワーが倒れるのであればデスクは何の役にも立たない。でもともかく何かに摑まりたかった。

人々が叫び声を上げながら、階段に向かって走り始めた。レイナはデスクから手を離し、その後に続いた。廊下を走り始めたが、その途中で見たのは、目を疑うような光景だった。オフィスが完全に破壊されている。ほんの少し前まで、傷一つない白い壁と木製のドアが整然と並んでいたのに、いまは煤だらけの無残なありさまをさらしている。そこかしこに木片やワイヤーが垂れ下がり、醜く歪んだ金属片が突き出している。人々の髪やスーツには、天井板の破片が落ち、顔には血や汚れが付いている。ドアの中を覗くとそこには炎も見えた。

レイナには、自分の胸の鼓動が聞こえるようだった。

大勢の人が階段口に向かっていた。レイナは落ち着かなければと自分に言い聞かせた。前の人を押さないように気をつけていたが、心の中では苛立ちの叫び声を上げていた。じりじりと前に進み、ようやく階段に辿り着いた時には、走り下りる心の準備ができていた。

「ろくに何も考えられませんでした。身体が自動的に動いていただけです。ただひたすら怖くて、一段一段を大急ぎで下りました。身体能力はある方です。ともかく先に進みたかった……そこから脱出したかった。高層階からの階段がすごく長いということは頭の片隅でわかっていました。ただそれが実際にどれくらい大変なことかは、わかっていなかったと思います。『早くここから出よう……ともかくできるだけ早く』、ただそれだけです」

やがて階段は混み始め、下りるスピードは否応なしに落ちてきた。彼女はパニックになるまいと努めた。「こんなに人がいたのでは、階段は詰まってしまう。しかも空気がすごく熱くなってきて……すごい熱です。そのうちここに閉じ込められてしまうと思いました」

自分がどのくらいの時間階段にいたのか、ずいぶん後になるまで思い出せなかったくらいだ。階段にいた間、自分がどの辺りの階にいるのかもわからず、それより何より、いったい何が起きたのかさえわからなかった。熱気は次第に耐えがたいものになっていた。空気は重く澱《よど》み、一面に強烈な化学臭が充満していた。おそらくガソリンだろう。目は刺すように痛んだ。レイナはブラウスの襟を立て、顔をできるだけ覆うようにした。階段にはガラス片が散らばり、水が流れていた。次第に水の量は増えて階段に溜まり始めた。そのため、がれきを避けながら歩くのが余計に難しかった。それでも彼女はひたすらに先に進んだ。

下りていく間に出会った人たちの姿はいまも目に焼き付いている。自分だけ先に助かりたいと人を押しのけて進む人もなかにはいたが、多くの人たちは沈痛な面持ちのまま黙って下りていた。ショック状態のように見える人も、恐怖におののいている様子の人もいた。なかには、本当に悲惨な様子の人たちもいた。ハイヒールの女性たちには、階段に溜まったがれきの上を歩くのはほとんど不可能だった。彼女たちは靴を脱いで、ガラス片や金属片が散乱し、さらに水が浸み出す中を、裸足で歩くしかなかった。レイナはその日たまたま、歩きやすい靴を履いていたことを天に感謝した。

何度か、ひどい火傷を負っている人たちに出会った。何が起きているのかまったく理解できないのに加え、この光景には気力が萎えそうであった。「みな道を開けてその人たちを先に行かせてあげていました」と彼女は思い出して言った。「見るも無残な様子でした。肌がヌルヌルになっている女性もいました。みな服がボロボロに裂けて、わずかの布片が身体からぶら下がっていて……。火傷を負った人を見るのは初めてでした。ひどい火傷というのがどういうものか、それまで知らなくて。自分の目が信じられませんでした。一人の女性の顔はいまも忘れられません。ひどい火傷を負って、魂を抜かれた人のように目を見開いていました」

その少し後、レイナはタワーの階段を上ってくる消防士たちとすれ違った。この時の光景もまた、いつまでも忘れることができない。

「あの人たちは重い装備を背負って、階段はものすごく熱いのに、そこを上っていくんです。みんな冷静で、戦いに赴く戦士のようでした。あの静かな表情が忘れられません。あれが彼らの職務なんですね。あういうことをしてくれる人たちなんです。誰もが彼らの姿を見てホッとした。でも、あの人たちは、みんな死んでしまった。おそらく、全員死んでしまったと思います。だってあのビルを上っていったんですから、助かるはずがない。でもあの時点では、タワーが崩壊するとは誰も知りませんでした。あの人たちは、タワーを救おうと上っていったんです」

＊

エヴァとレイナが必死に階段を下りていた頃、ウィルもまた、この災難を切り抜けようと懸命だった。地下の乗り継ぎコンコースの中は大混乱だった。ウィルは少しの間その場に立ち止まって、何が起きたのかを見極めようとしたが、それよりすぐに避難するべきだと思った。奇妙なことに彼はこの通いなれた場所で方角を失い、自分のいる場所がよくわからなかった。いつも使う出口が塞がっていた上に、人々が走り回っていて、何もかもが急に普段と違って見えたからだ。その次に何が起きたのか、ウィルの記憶は靄《もや》がかかったようにあいまいだ。ビルから外に出る別の道が思い出せなかったのか、あるいはわかっていたが見つからなかったのか。不安と混乱が募る中で、気がつくとさっきから同じ場所をぐるぐる回っていた。それからずいぶん長い時間が経って、ようやく地上に出る通路が見つかった。

光の降り注ぐ地上に出たウィルは、自分が災害現場の中心にいることに気づいて愕然とした。周囲にやじ馬が集まってきていた。警官が至る所にいて、何か所かはすでに非常線が張られていた。

彼は目の前の状況を必死に理解しようとした。最初に感じた混乱と不安は、初めは少しずつ、その後は一気に、激しい恐怖に置き換わった。そしてすぐ、群衆の多くが上を見上げて指をさしていることに気づいた。上空には煙が充満しており、それ以外のものはあまりよく見えなかった。目を凝らして見ていると、周囲の会話の断片が耳に入ってきた。だがその大半は、何のことかわからなかった。

彼は歩き出し、途中でまた上を見上げた。いまは彼にもはっきりと見えた。タワーの中ほどに信じられないような巨大な穴が開いていて、そこから炎と大量の煙がもうもうと噴き出し、東方面に流れていた。これは、いったい全体何なんだ。わけがわからなくなって、彼はそこから前に進めなくなった。この後どうすべきなのか、見当もつかなかった。目の前の光景を、ただ呆然と長いこと見つめていた。

そのうちふと我に返って、自分はまだ危機を脱していないと気が付いた。ビルの一部が何か所か崩れ落ち始めていた。周りの人たちはひどい衝撃を受けている様子だ。もっと遠くに逃げなければと思っていると、突然、群衆の中から悲鳴が上がった。見上げると、さらに何か別のものが落ちたところだった。逃げなければとわかっているのに身体を動かせない。落ちてきたものを確かめないではいられなかった。これほど高い所からものが落ちるのを見たことがない。小さなもののようだが明らかに危険だ。それから彼は、その物体が動いていることに気づいた。物体には小さい部分がついていて、それが動いている。ウィルは、自分が見ているものが人間の腕であることに気づいて震え上がった。降ってきたのは建物の破片ではない。人間の身体の一部だ。

いったいなぜこんなことが起きるのだ。ウィルにはまったく理解できなかった。今日起きていることとは何もかもわけがわからない。そしていま、人が空から落ちて死ぬ。なぜだ。なぜあんな高い所から人が落ちるのだ。なぜこんな時に。爆風によって吹き飛ばされたのだろうか。いったいあそこで何が起きているのか。

ウィルが、考えるゆとりができて、もう少し事情が把握できたのは、ずっと後のことだ。北タワーの最上部分、つまり飛行機が突入した場所より上の階で働いていた人たちは、退路を断たれた。下の階は炎に包まれていて通過することは不可能だ。そして上部から彼らを救出するすべはなかった。突っ込んだ飛行機は爆発し、巨大な火の玉となって炎上した。建物はその熱にあぶられて崩壊を始めた。上部に閉じ込められた人々にとって、熱はたちまち耐えがたいものになった。彼らは外の空気を求めて開いた窓のそばに集まった。そしてもう助かる道がないと悟った時、一人が青い空の中へ身を躍らせたのである。そして他の人たちもそれに続いた。地上に叩きつけられるまでもなく、一〇〇階を超える高さから落ちる間に、おそらく彼らの心臓は止まっていただろう。地上の群衆はただそれを、絶望的な恐怖をもって見ているよりほかはなかった。一人が飛び降りるたびに人々は悲鳴を上げ、それから不気味な沈黙が続き、そしてまた悲鳴が上がった。

地上でそれを見ていたウィルの脳は、その事態を処理できなかった。

「どう説明したらいいか。いままでの人生であんな気持ちを経験したことはありません。あんな光景を目にしたことはいまだかつてありません」

＊

エヴァが働いていた南タワーのオフィスは、レイナほど上層階ではなかった。したがって階段を下り切ったのもレイナより早かった。だがその時点でも、エヴァには何が起きたのかさっぱりわからなかった。ただ疲れ果て、怯えていた。だが、少なくともこの災難はようやく終わったものと思っていた。ここから貿易センタープラザに歩いていけば、店もあるし、人々もいるだろうから大丈夫だと思った。だが、現実はそう簡単ではなかった。階段を下り切った所もまだ貿易センタービルの内部であり、エヴァのよく知らない場所だった。いったい自分はどこにいるのだろう。混乱したまましばらく歩き回るうち、ようやく見覚えのある場所を見つけ、プラザに出るガラス扉の方に向かった。その出口はすでに閉鎖されていたが、ガラスを通して、外でいまも続いている被害の惨状が見えた。プラザはすっかり灰に覆われ、あちこちに炎も見えた。そして上からはさまざまなものが降ってくるようだ。エヴァの耳にも、人々が恐怖にかられて叫ぶ声が聞こえた。

彼女は慌てて頭をひっこめた。その場所からはタワーの上部は見えず、何がこれほどの恐ろしい光景を生じさせているのか、さっぱりわからなかった。何もかもが意味をなさず、彼女を驚かせ混乱させた。エヴァは呆然としたまま、自分がどこに行こうとしているのかもわからず歩き回った。それから気がつくと、まだ動いていたエスカレーターに乗っていた。男性が一人携帯電話に向かって大声で話していた。飛行機が北タワーに突っ込んだと言っている。それを聞いても彼女にはなお理解ができなかった。どうしてそんなことがありうるだろう。

彼女はさらにビルの中をさまよった。後から考えるとまったく意味をなさないことをあれこれ思い惑っていたようだ。店はすべて閉まっている。普段ならばこの時間は、すべての店が開いて活気に満ちている時間なのに、なぜ閉まっているのだろう。一角にテレビのモニターが二台あり、何人かが集まってそれを見つめていた。彼女はそちらに歩いていった。

ここでようやく、彼女はハッと我に返った。

「最初は、株式市況でも見ているのかと思ったんです。でもそこに映っていたのは北タワーで、CNNの生中継でした。そこで私は初めてそれを目にしたんです。モニターの周りに何人かが呆けたように立って見ていました。映像を見るうちに、突然現実が見えてきたような気がしました。なんて恐ろしいことが起きていたのだろう。なんて、なんてひどいこと！」

意識とともに身体も目覚めたようだった。エヴァは大急ぎで地下鉄の入り口に向かった。港湾公社の警備員が、地下鉄の入り口は閉鎖されていると言い、リバティ・ストリートの出口まで連れていってくれた。彼女はようやく通りに出ることができて、地上の大混乱の中を歩き出した。

通りはすでに灰に覆われていた。人々が立ち止まって北タワーの方を見上げている。エヴァはその後のことをはっきり覚えていない。気づいた時にはトリニティ教会のそばにいた。南タワーのすぐ前にある教会だ。そこに立って上を見上げていたその時、彼女の頭の真上で、二機目の飛行機が南タワーに突っ込んだのである。

「あれほど恐ろしい光景を見たことはありません。巨大な白い物体がビルに突っ込んでいきました。あっという間の出来事です。これはいったい何……ミサイル……巨大なミサイルなのか。事件があまりに次々に起きるので、何とかつじつまを合わせようと懸命でした。これらは別々の出来事ではない。なぜこんなことが起きるのか。それから、そうだ、戦争が始まったんだと、その時やっと思い至ったんです。頭の中に警報が鳴り響きました」

人々は悲鳴を上げて走り回っていた。エヴァも後ろを向いて走り出した。その時、脇を駆け抜けようとした大きな男とぶつかり、男は腕で彼女を突き飛ばした。エヴァはその場に倒れ、一瞬気が遠くなった。

「この時初めて、自分は死ぬのだと思いました。踏みつけられたり、地面に叩きつけられたりして、倒れた身体の上を人々が走って逃げるのだろうと。あの時自分に落下物が当たらなかったことをいまも奇跡だと思っています。あんな巨大な飛行機があんな巨大なビルに突っ込んだのに、その下にいた自分が無傷だったことが信じられません」

エヴァはその後、何とか立ち上がり、大きく息を吸って走り出した。何をすべきなのかどこへ行くべきなのか、何もわからなかった。ただひたすら走った。

＊

北タワーのレイナがようやく階段の下まで辿り着いた時には、すでに二機目の飛行機も南タワーに突っ込んでいた。レイナはすでに疲労の限界だった。この過酷な状況の中を八〇階以上、歩いて下りてきたのである。彼女もエヴァと同じように、階段を下り切りさえすれば最悪の事態は脱するのだと信じていた。そして彼女もまた、プラザの混乱と破壊を目にして肝をつぶした。だが最終的に通りに出るまで、いったい何がこの混乱と破壊をもたらしたのかわからなかった。

「ビルから出られた時には本当にほっとしました。外は明るくて空は真青でした。安堵がこみあげてきました」

彼女はまず、家族のことを思った。きっと自分のことを心配しているに違いない。夫と子どもの学校に電話をして、自分の無事を知らせよう。しかし、周囲の人々の狂乱ぶりや、そこら中にいる警官と緊急車両を見て、驚くと同時に安堵の気持ちはかき消えた。彼女は、ともかく貿易センターから離れて落ち着ける場所に行こうと、群衆をかき分けて歩いた。

それから彼女は、後ろを振り返ってタワーを見上げた。

「何と言えばいいのか……どう説明すればいいのか。ただ『何、何なの？』という感じでした。タワーは炎に包まれ、真黒な煙を吐いています。大量の煙で、ものすごい勢いです。オレンジ色の炎も噴き出しています。二つのタワーが両方ともです。巨大な煙の雲を吐いているんです」

群衆の様子は新たな意味を帯びているように見えた。人々の表情に恐怖とパニックが浮かんでいるのである。彼女は近くにいる人たちを捉まえては尋ねた。「何が起きたんです。いったいこれは何なの？」そして、飛行機がタワーに突っ込んだのだと知った。ワシントンのペンタゴン（米国防総省）も攻撃されたという。大規模なテロ攻撃らしいということも教えられた。彼女は再びタワーを見上げた。

「その時、はっと気づいたんです。どうしてかわかりません。崩れてくる！　タワーは崩壊する、ここにいたら生き埋めになる、と思ったんです」

レイナは疲れを忘れ、力の限りの速さで走り出した。

＊

ウィルは、しっかりしろと自分に言い聞かせた。北タワーから人の身体が降ってくる光景は、彼を凍りつかせた。何かとてつもなく悪いことが起きている。この場から逃げた方がいいことはわかっていた。でも、その光景がどんなに恐ろしくても、それから目を離すことができなかった。彼はタワーを見ながら、後ろ向きに歩いた。それから、振り返りながら横に歩いた。そして最終的に、思い切って反対を向いて走り出した。自分のいる場所もすでにわからなくなっていた。迷いながら数ブロック走って、もう安全だろうと思われる所まで来てしゃがみこんだ。何をすべきなのかもわからなかった。

その時である。奇妙な低い音が響いた。金属がうなるような音だ。身体もまたその響きを感じた。タワーの一つが、内部から崩壊しようとしていたのである。

ビルから巨大な塊が崩落するのが見えた。それから、さらに大きな塊が剝がれ落ちた。これが何を意味するかウィルにもわかった。立ち上がったが、金縛りにあったように身体は動かず、彼はただ呆然と見ていた。ビルがたわみ始めた。轟音が聞こえた。そしてタワーは崩壊していった。

「それでもまだ立ち尽くしたまま、それを見ていました。それから、地面が地鳴りのような音を立て始めました。人々は悲鳴を上げ、叫びながら逃げています。私はようやく『だめだ。倒壊する。ここにいたら命が危ない』と気がついて、走り出したんです」

どこもかしこも大混乱だった。壊れた窓の脇を走っていくと、建物の玄関に何人かが集まっていた。彼はその中に割り込んだ。他の人たちが表を走り過ぎていく。ウィルの全身は痙攣《けいれん》を始めていた。走り続けなければと思っても、身体が言うことを聞かない。地鳴りはさらに激しさを増し、しまいには耳をつんざくような音になった。ウィルの周りに集まっていた人たちは、一人また一人と、道路に飛び出していった。ウィルは首を伸ばして、ビルの谷間から上を見上げた。そして見たのだった。

「巨大な雪崩《なだれ》というか、爆音を響かせて襲ってくる怪獣というか。煙と砂塵が巨大な黒雲になって……それはもう……とてもこの世の光景とは思えませんでした。ビルの間をすごい勢いで黒い煙が駆け抜けて。ものすごい速さでこちらへ向かってきます。もう私は何も考えることも感じることもできず……走り出しました。ただただ、できるだけ速く走りました。走りながら、これまでだ、これでもうおしまいだと思っていました」

だが遠くまでは行かれなかった。黒雲は轟音とともに襲いかかって彼をなぎ倒し、闇の中に掃き捨てていった。目を開いても何も見えない。そばで足音が聞こえたが、それが何かも判然としなかった。彼はシャツを引き上げて顔を覆い、よろめきながら前に進んだ。何回も人にぶつかった。壁やものや停まっている車にもぶつかり、跳ね返された。砂塵と灰に覆い隠されて世界が消え失せてしまったかのようだった。それから何かに頭をぶつけた。それは人だったようで、声が聞こえた。ウィルはバランスを崩し、歩道の方に足を滑らせて転んだ。灰の中を泳ぐようにもがきながら「さあ立て。行くんだ。逃げなくては」と自分を叱りつけ、立ち上がってよろよろと走り出した。

目の前にドアのようなものが、半分開いているのが見えた。彼は瞬間的にここに入ろうと思った。この時の判断が、おそらく彼の命を救ったのだ。辺りは静まり返っていた。ウィルはせき込みながら、かろうじて息をついた。そこは明かりがついていたが、彼には何も見えなかった。顔も目も砂塵と灰に覆われていた。吐き気がこみ上げてきた。

そのうち、自分がどうやら大きな部屋にいるらしいとわかった。おそらくどこかのビルのロビーだろう。そこには他の人たちもいて、興奮した様子で話をしていた。「逃げた方がいい」と誰かが言うのが聞こえた。このビルも安全ではないという。人々は大声で言い合いをしていた。だがウィルにはほとんど聞き取れず、その人たちを見ることもできなかった。心臓の動悸《どうき》は収まらず、まだせき込んでいた。そのうち、やっと息がまともにできるようになった。彼はまたとっさに心を決めた。そして再び、通りに飛び出していったのである。

どのくらいの時間そのビルの中にいたのか、ウィルには見当もつかない。たかだか数秒のようにも思える。しかし外に出てみると、黒煙はさっきよりも収まっていた。

「まだ恐怖に取りつかれていましたが、さっきよりは幾分ものが考えられるようになりました。何とか川に出られるかもしれない。ただし自分がどこにいるのか、さっぱりわからない。おそらく東方向に逃げてきたのだと思います。そうであれば、最終的にイースト川に行き着くのではないだろうかと。頭の中では、まだ警報が鳴り続けていました。そして、ブルックリンまで泳いでいこう、きっと泳げるなどと考えていました」

＊

その頃、レイナはパニックになりかけていた。フルトン・ストリートを走っていたが、そこは人で溢れていた。人込みをかき分けて進むうちに、二棟のビルの間にブルックリン橋が見えた。頭の中にさまざまな思いが駆け巡った。

「橋を渡らなくてはと思ってました。川を渡ってここから逃れようと。でもそれから迷い始めて、その場で立ち止まってしまった。周りにいる人たちはみな橋に向かっています……本当に橋は大丈夫だろうか。テロにとって格好のターゲットなのではないか。心が決まらず、ぜんまいじかけのおもちゃみたいに、私はウロウロしました。その時はアップタウンに向かって、北の方へ走っていたと思います。ナッソー・ストリートだったか、ウィリアム・ストリートだったか……もう思い出せません。そこで一度、来た道を戻ろうとし……それからまた気持ちを変えて、橋の入り口に向かったんです」

レイナは市庁舎公園まで辿り着いたが、そこでどうにも動きが取れなくなった。そこは混乱の極みだったのである。やじ馬の群れが公園を埋め尽くしていた。スピーカーが大音量で「公園から立ち退きなさい！」と怒鳴っている。消防車がサイレンを鳴らしながら、人々の間を縫うように通り抜けようとするが、警官たちもお手上げの状態だ。群衆は一向に動こうとしない。群衆の中には泣いている人たちもいたが、写真や動画を撮っている人たちもいる。

レイナは足を止めて、貿易センタービルの方を振り返った。

「この時初めて、タワーをよく見ることができました。タワーは炎と煙に包まれています。自分はあの中にいたんだ！と思いました。『いったいなんで……』と思うばかりで、まったく事情が理解できません。ちゃんと考えなくてはと思いました。家族に連絡もしなくてはなりません。そして何より、ともかくタワーをしっかりと見たかったんです」

「信じがたい光景でした。こんなことがありうるのかと……本当に現実とは思えませんでした。ほんの少しだけ足を止めるつもりでした。じっとしているのは危険です。だってこれはテロ攻撃なんですから、市庁舎もターゲットになりえます。行政府の建物ですから。でも、立ち止まってタワーを見ずにはいられなかった。本当はすごく危険なのに、周りに人がたくさんいると少し安心感がありました。でもそこにいるのは賢明とは言えない。思いが交錯する中、私はその場で駆け足をしていました」

年配の男性が彼女を見て少し微笑み、水のボトルを差し出した。その親切が、彼女には身に染みてありがたかった。一口飲んで返そうとすると、彼は持っていなさいと手ぶりで示した。彼女は自分の頭の上から少し水をかけた。周りの人たちが彼女の方を向き、いろいろなことを尋ねてくる。それでレイナは、自分がどれほどひどい様子をしているのかに気づいた。髪も服もめちゃめちゃに乱れ、埃と砂塵にまみれていた。その時、人々が口早に何かを言い始めた。レイナは彼らが何を言っているのか聞き取れず、もっとよく見ようと道の真ん中に出ていった。ウィルがそこから幾筋か離れた通りで目撃したのと同じ光景が、そこに展開しつつあった。そしてレイナもまた、彼と同じ衝撃を受けた。

「すさまじい轟音が鳴り響きました。タワーの一つが激しく揺れ、崩れ始めました」とレイナは言った。「あれは北……いえ南タワーです。あの瞬間に内部で爆発したんです。自重で崩壊して、崩れ落ちていきました。あんな恐ろしい光景を見たことがありません。巨大なタワーが……コンクリートと鉄骨とガラスでできたあの巨大な建物が、ばらばらになって崩れていく。そして中にいたたくさんの人たち……私は泣き出しました。そして駆け出しました。建物が崩れ落ちるのはあっという間でした。私は足にばねでもついているかのように走りました。どうして自分は助かったのか。いまもよくわかりません。あれに巻き込まれていたかもしれなかった。私はともかく走りました。そんなことを考えるよりまずここを離れたかった」

＊

その頃ウィルもまた走っていた。自分がブルックリン橋とマンハッタン橋の間のどこかにいることはわかった。マンハッタン島からは脱出するべきだ。それにはマンハッタン橋の方がいいかもしれない。だがここからはブルックリン橋の方が近い。彼は走って、橋の入り口を上っていく人々の群れに加わった。

それはまるで幽霊部隊だった。橋を渡っていく人の多くは、ウィルと同様にあの砂塵と灰の襲撃を受けていた。顔も髪の毛も灰に覆われて真っ白だ。さながらゾンビ映画に出てくる化け物の群れである。

群れはのろのろと進んでいた。ウィルは苛立ちを覚え、人をかき分けて前に進もうとした。ウィルの方を睨む人もいれば、怒鳴る人もいた。何を言われたのかわからなかったが、どうでもいいと思い、わかろうともしなかった。川の上を渡っているという事実が、言い知れぬ不安を与えていた。この時にはすでに、自分がテロ攻撃の渦中にいるとわかっていた。明晰な思考はできなくても、橋がターゲットになりえることくらいはわかった。橋は堅牢な構造物だが、その時にはひどく弱々しいものに思え、簡単に崩壊して自分をイースト川に放り出しそうな気がした。おまけにこの進み具合では、しばらく橋の上からは下りられない。

それから、多くの人が足を止めたことに気づいた。振り返ってマンハッタン島の方を見ている。ウィルは彼らを押しのけながら「何だ、何をしているんだ！」と声に出していった。人々はそれにも反応しない。まるで人間の壁ができたような感じだった。人々の表情は不安に凍りついたように見える。それに、ショックと信じられないという表情が加わったのを見て、ウィルは後ろを振り返った。

「その時初めて、何が起きたのかを知りました。そこには巨大な煙の塊があるだけで、建物は消えていました。一棟は残っていたけれど、もう一棟は……まったく姿を消していました……あとかたもなく。自分の心臓の音が聞こえるようでした。私はまた前を向いて歩き出しました。ともかくこの橋から下りたかった。それから数人が叫び声を上げ始めました。私はまた後ろを振り返って、二棟目のタワーが崩れ落ちていくのを目にしました。『なんてことだ……』私は、それ以上は見ませんでした。もう見たくない。前にいる人たちをかき分けてがむしゃらに進みました。『どけ、俺のじゃまをするな。俺は橋から下りるんだ、どけ』と心の中で呟きながら」

＊

エヴァは、二つのタワーが崩壊するところを見なかった。そのショックは免れたが、他の数々のショックを受けていた。二機目の飛行機——彼女には超巨大なミサイルに見えた——が文字通り頭の真上で、自分が数分前に逃げ出してきたばかりの南タワーに突っ込むのを目撃した後、逃れてくる群衆にあわや踏みつぶされそうになった。だが何とか立ち上がって走り出した。自分がどこに行こうとしているのかさえわからなかった。

走り出して間もなく、金色の回転ドアが目に入った。彼女は「あそこだ。あのドアの中に入ろう」と思った。数か月のちに自分の逃げたルートを辿ってみたところ、そのドアは実際には金色ではなかった。だがその時は、なぜか安全そうに見えたのである。エヴァはその中に駆け込んだ。

「爆発音を聞いた覚えはありません。絶対に聞いたはずですが。覚えているのは悲鳴です。誰も彼もが大声で叫んでいました。でも私は黙っていました。恐ろしくて声も出なかったんです。息をするのもやっとで。恐怖のためにごく浅い呼吸しかできませんでした」

エヴァが駆け込んだ建物は学校のようだった。ここにいさせてもらえるだろうか、警備員に追い出されるのではと不安になったが、警備員らしい人はいなかった。彼女はロビーを横切ってエレベーターの近くに行き、壁にもたれた。そして、そのままずるずると床に滑り落ち、身体を丸めてへたりこんだ。

二、三分後、ロビーにもう一人の女性がいるのに気が付いた。ひどく泣きじゃくっていて、用務員のような人が彼女を慰めようとしていた。辺りは奇妙な静寂に包まれている。それから何人かの人がロビーに入ってきた。エヴァは立ち上がった。そのなかの一人が、みなを講堂のような所に案内した。

実際に何が起きているのかはっきりわかっている人はいなかった。エヴァは、みなが早口にしゃべる内容を理解しようと努めた。彼女はまだ、巨大なミサイルが南タワーを爆撃したと思っていた。自分はまだその近くにいる。貿易センタービルからわずか半ブロックしか離れていない。そう思うと恐怖がこみあげてきた。時折他の生存者たちが講堂に逃れてきた。ドアが開くたびに煙が流れ込み、誰かが「ドアを閉めろ。それは防火扉だ。閉めておいてくれ」と怒鳴った。

最終的にそのなかの一人が――どういう人かわからなかったが――全員ここから出て近くのバッテリー・パークに逃げるのがいいだろうと結論を出した。エヴァはその時、先ほどロビーで泣きじゃくっていた女性と一緒にいた。女性はすでに落ち着いていた。二人は少し話し合って、その誘いを拒否することにした。

「私たちの心は決まっていました。いまから思うと奇妙ですが、コマンドモードに切り替わったかのようでした。私たちは『どこが安全なのか。どこにいれば敵に見つからないか』と考えたんです。バッテリー・パークは開け過ぎています。空爆もありえるのですから」

だがその時、驚いたことに、何人かの子どもたちが現れた。一列になって手をつないで部屋に入ってくる。いったいどこから来たのだろう。しかし子どもたちの姿を見て、エヴァは何かしら慰められた。誰かが彼女に、子どもたちの一番後ろについて一緒に来てほしいと指示した。断ることもできず、彼女は言われた通りにした。そして彼らは一緒に、大混乱の真っただ中に再び出ていったのである。

「表の通りに出ると、誰も彼もが走っていました。その時、あのビルが――南タワーが崩れているのを目の当たりにしました。崩落の時の音も聞こえたはずですが、はっきり覚えていません。あのタワーが崩壊するなんて、この目で見るまで考えもしませんでした。なんという恐ろしいことでしょう。あの日のうちで最も衝撃的な瞬間でした」

公園に近づくと、エヴァはもう一人の女性と一緒に、さっきの拒絶を繰り返した。

「公園には入りたくない、ここは危ないって言ったんです。でもそれから警官がやってきて『さあ公園に入りなさい』と言います。粉塵で辺りは何も見えません。息もつけません。周りでは誰も彼もが走っています。何が起きているのかさっぱりわかりません。私は、いまにも煙の中からマシンガンを持った男たちが現れて、銃撃を始めるのではと思っていました。本気でそう信じていたんです。人々はただもう悲鳴を上げながら走り回るばかり。もう、本当に怖かったです」

恐怖に押しつぶされそうだった。彼女は建物にもたれて身を隠そうとした。建物の一部のように見せられれば撃たれずに済むのではないかと思ったのを覚えている。もう一人の女性は、狂気じみた目つきでエヴァを見ると、その腕を取って一緒に来るように合図した。エヴァはついていった。

「辺りはすごく暗くなって、自分がどこにいるかもわかりません。私たちは闇の中を歩いてました。他の人がどこにいるのかもわかりません。一メートル先も見えないんです。でもしばらく行くと、ようやく煙が薄れ始め、青い空が見えました。空に太陽が出ていたことすら、私は完全に忘れていました。ふっと幸せを感じました。バカげて聞こえると思いますが、幸せを感じたんです。サングラスをかけようとして、それが煤だらけだと気づきました。何もかもが煤に覆われていて、道路にも人々の肩にも煤が分厚く積もっていました」

エヴァは連れの女性と、ブルックリン橋の方に行くべきだろうかと話していた。そこへ、スーツケースを提げた、きちんとしたビジネススーツの男性がどこからか現れた。二人の会話が耳に入ったらしい。市外から来た者で、マンハッタンには一日だけ滞在する予定だったと言った。エヴァはこの男性の出現に安心感と少々の可笑しみを覚えた。「だって、まるで『魔法使いのオズ』の話みたいじゃないですか。初めて会った人に『私たちと一緒に来ませんか』って言って誘ったんですから」。それから年配の女性が近づいてきたので、その人も誘った。

四人になった彼らは、ブルックリン橋を目指して歩き始めた。しかし誰もが恐怖を感じていた。ウィルが橋を怖がったのと同様、エヴァも橋については不安があった。あまりに有名な建造物で、攻撃対象になりかねないと思ったからだ。彼らは少し進んでから、やはりマンハッタン橋の方がいくらか安全なのでは、という結論に至った。エヴァにとってはそれさえも、非常に恐ろしかった。

橋を渡る間、エヴァはこみあげてくる不安をできる限り押し殺した。だが一つの考えがずっと頭から離れなかった。「なんで誰かが私を殺そうとするのだろう。私のまったく知らない誰かが私を殺そうとした。なんでそんなことが起きるんだろう」

永遠に続くかのように思われた橋の上の時間がようやく終わった。彼らは橋を下り、ブルックリンのジェイ・ストリートに出た。驚いたのは、そこに市バスが待っていたことだ。「バスが、当たり前のように停まっていたんです」。彼らが乗り込むと、たちまち周りの人から質問が飛んできた。

「その人たちに、自分たちがどこから来たかを話しました。あの場にいなかった人に会ったのはそれが初めてで、奇妙な感覚でした。それまでは誰もが、あの惨劇を直接体験した人たちだったからです。まるで突然別世界に来たみたいで、みんなが『まあ！　なんてことでしょう』とか言うんです。でもみんな、何が起きたかを知っていました。時刻はたぶん午前一一時半くらいだったと思います。その頃にはもう、何が起きているのか、何が起こったのかがわかっていたんです。そして事態は終結しつつありました。私はようやく『たぶんこれで終わりなんだ。この恐ろしい経験はとうとう終わったんだ』と思いました」

体験の激しさ

これらの面談を行った際に我々が目指していたのは、できる限り客観的に職業的態度で話を聞くことだった。それでも、これらテロ攻撃直後の経験が語られるのを、つい身を乗り出し夢中になって聞かないではいられなかった。だが、話がどれほど心を奪われるものであっても、我々には一つぜひとも知りたいことがあった。各人の詳細な説明をもとにして、誰がよりひどく、より長くトラウマに苦しみ、誰がレジリエントかを、予測できるかどうかということだ。

ここまで本書を読んできたみなさんのなかには、すでに自身の仮説を作り上げた人がおられるだろう。その後の経過と人物を正しくマッチさせた人もいるかもしれない。しかし残念ながら、たとえ当たっても、それはおそらく「まぐれ当たり」だ。私は同じことを非公式に、何組かの人々を対象に行った。つまりこれらのストーリーを読んで、経過を推測してもらったのである。その結果は大体においてランダムで、法則性は見出せなかった。推測する人のせいでなく、単に非常に難しいのである。ストーリーの中では非常に多くのことがらが語られており、それらはその後のどんな経過にも結びつきうる。どの話の中にも、長引くトラウマを予測させるようなヒントがある一方で、状況に取り組んだりうまく対処したりした様子も随所に見られる。したがって、三人全員が「レジリエンスの軌跡」を辿ったと推測することも可能に思える。

事実を言えば、三人はそれぞれ違う経過を辿った。最も強い衝撃を受け、影響が一番長く続いたのはウィルだった。何もできなくなるほど重度のＰＴＳＤ症状に数年間も苦しめられ、「慢性的トラウマの軌跡」を辿った。エヴァもまた事件の後しばらくは後遺症に苦しみ、何をするのも非常に困難だった。だが一年ほど経つとストレスの対処がだんだん容易になり、ゆっくりと「回復の軌跡」を辿った。レイナの経過は最も良好だった。初めのうちはいくらかトラウマ的ストレスを感じたが、それも長くは続かなかった。彼女の辿ったコースは明らかな「レジリエンスの軌跡」だった。

もし読者のみなさんにこれらのストーリーを紹介する前に、この三人が「三つの軌跡」のそれぞれの例であることを伝えていたらどうだっただろう。この追加のヒントが、結果を予測するのに役立っただろうか。いくらかは役立つだろう。少なくとも確率はわかるからだ。各人が三つのコースのどれか一つを辿ることになると知っていれば、当てずっぽうに答えたとしても、正解を得る確率は三三・三パーセントである。

私はこれを、何人かに試してみた。ストーリーを話す前に、慢性型、回復型、レジリエンス、という三種類の経過について説明し、三人がそれぞれ違う経過を辿ったと告げた。だが、あまり大差はなかった。結果はやはりほぼランダムとなり、推測するのは同様に難しかった。

ではプロの臨床医ならどうだろう。臨床的専門性があれば、いくらか違いが生じるだろうか。臨床的判断にはヒューリスティック（経験則）によるバイアスが働き、「レジリエンスの盲点」も存在するので、誤りをおかしやすいということはすでにお話しした。したがって臨床医はおそらく、三人のケースはいずれもレジリエンスを発揮しないと推測するだろう。だが、三人のうちの一人はレジリエントな経過を辿ったとあらかじめ知っていれば、そのヒントがある程度「レジリエンスの盲点」を緩和し、臨床医としての専門性が有効に働くのではないだろうか。

この実験を非公式に、開業臨床医たちのグループに試してみたところ、ほとんどの医師たちがこれは非常に難しいと言った。そして多くが推測を完全に誤った。だがかなりの人数の医師たちは正しく推測し、臨床医全体では、「レジリエンスの軌跡」を辿ったのはレイナであると正しく答えた割合が、まぐれ当たりのレベルを超えた。ただし大幅に上回ったというほどではなく、正解率は四五パーセントだ。当てずっぽうの正解率が三三パーセントであるから、四五パーセントというのは、実は少々頼りない数字だ。別の角度から見れば、三人のうちの一人がレジリエントであるとわかっていても、医師たちの五五パーセントが、その人を特定できないということになる。

さてこの事実は、これまでの研究結果とどう折り合いをつければいいのだろう。トラウマ体験の激甚さによってトラウマの重症度が予測できるとする研究と比べて、臨床的判断が――少なくとも書かれた体験談に基づいて行われた臨床的判断がこれほどお粗末なのはなぜか。実際には、トラウマ体験からその後のトラウマ症状を予測することはできないのである。これまでの調査に表れた両者の統計的相関を詳しく調べてみると、相関性はそれほど強くない。

良い機会なので、この統計的相関というものが実際に何を意味するのかを少し考えてみよう。トラウマ体験の激甚さとそれによって生じるトラウマ症状には、確かに相関関係がある。だが、何か二つが偶然以上の相関関係を持つという場合、それが示すのは、片方が起こった時に、もう片方が起きる可能性があるということだけだ。必ず一緒に起こるとか、ほとんどの場合一緒に起こるとかいうことではない。たとえば暴力犯罪は、気温が高い時に発生する回数が増える。だからといって、暑い日に外に出れば強盗に襲われるというわけではない。両者の相関関係はそれほど強くない。トラウマ体験の激しさとトラウマ症状も同じである。両者には弱い相関関係がある。つまり体験が激甚であれば、強いトラウマ症状を発生するケースが比較的少数ある。

たとえば、前章で紹介したが、戦闘任務に就いた多数の兵士を対象とした研究を見てみよう。すでに述べたように、八三パーセントという きわめて高い割合の兵士たちが「レジリエンスの軌跡」を辿った。戦闘体験の衝撃の大きさに注目してみると、極度の重傷を負った仲間や市民たちを目撃するなど、最も衝撃的な体験をした兵士たちは、「レジリエンスの軌跡」を辿る割合が統計的に少なかった。過酷な戦闘体験は、レジリエントでいることを多少困難にさせる。だが、レジリエンスが現れる割合は、兵士全体で見た場合と比べても、それほど差はなかった。激しい戦闘を経験した兵士たちも、その大半の八一パーセントは、やはり「レジリエンスの軌跡」を辿ったのである(4)。この研究だけではない。他の研究においても同様に、体験の激烈さがその後の経過に与える影響は、比較的弱いことが報告されている。また別のいくつかの研究では、トラウマ体験の激しさの影響は、他の要因を考慮に入れた場合には、さらに劇的に減少するか消失するということが報告されている[5]。

これらを考え合わせると、トラウマ体験の激しさは、トラウマ症状の経過にある程度は関係するものの、それだけですべてが語れないことは明らかである。何かもっと別の要素が明らかに存在する。そしてその何かが、レジリエンスがどのように働くのかについて、重要なことを我々に教えてくれるはずだ。だが実際には、それが包含するものはさらに奥深い。トラウマ体験の激しさなどは氷山の一角にすぎない。視界を広げて、レジリエンスに関係する他の特質や行動を調べていくと、意外なことが見えてくる。あるパラドクスに行き着くのである。

第4章 レジリエンスのパラドクス

昏睡から覚めて二、三週間も経つと、ジェッドの容体は安定してきた。彼は今後のことを考え始めた。人生の道筋は大幅に変わってしまった。いまはまだ体力もなく、座ることさえやっとだ。しかしいずれ、四分の一が失われたこの身体で、世の中を生きていくすべを学ばなければならない。それは大変な試練で、気力がくじけることもあるに違いない。それに、恋人のメーガンのことはどうしよう。芽生えたばかりの恋の日々は、不安を抱えて見舞いに通う毎日に置き換わってしまっていた。彼女にとって、こんなはずじゃなかっただろう。この先自分は、性行為もまともにできるのだろうか。二人の関係は続けられるのだろうか。結婚して子どもを持つという基本的な人生設計はどうなるのか。そんなことはもう望むべくもないのか。

厳しい現実が見え始めていた。これから長いリハビリ期間が待っていることも、彼は知っていた。上半身を強化して、松葉づえその他、脚の代用になる器具が扱えるようにならなければならない。だがそれから、希望が打ち砕かれるようなことが医者から告げられた。さらにいくつかの手術が必要だというのである。医療チームは彼の命を救うために懸命の努力をしてきた。だがそれらの処置のいくつかは、ただ命を救うための急場しのぎだった。彼がいくらか体力を取り戻してきたので、引き続き手術を行うと言う。またもや苦痛を味わうことになる。確かにひどく辛いことだったが、ジェッドはこれでも運がよかったのだと理解していた。もっと悲惨なことにもなりかねなかったからだ。大事故後にどんな治療が必要になるかは、予測がつかないことが多い。予想しなかった問題が生じることも、患者の身体が弱ってしまうこともある。

これらの新たな苦難を考えるにつけ、ジェッドは自分が失ったものの大きさを思い知った。完全な抑うつ状態に陥ることはなかったが、「どこかとても暗い所」に入り込んだような気がして、そこからなかなか抜け出せないことも何度かあったという。

彼の思考は、ベッドの上で最初に昏睡から覚めた時に戻っていった。あの時は不安に満ちたトラウマの記憶で頭がいっぱいだった。だがその後ほんの二、三日で、その症状は速やかに軽快していった。本人を含め誰もが驚いたほどだ。どうして症状が消えたのかわからない。彼はまずそれを不思議に思い、次に好奇心さえ覚えた。新しい試練の重圧を感じ始めているいま、彼はその答えをぜひとも知りたいと思った。なぜあの時、自分はあれほどレジリエントだったのだろう。何が効果があったのか、何がなかったのか、それが知りたい。それがわかれば、今後避けがたくやってくる試練に対しても、よりよく準備ができるはずだ。

＊

トラウマになりかねない経験をした後の、レジリエンスと他の、より深刻なトラウマとを分けるものはいったい何なのかという疑問は、これまでの仕事人生のほとんどの時間、常に私を捉えて離さなかった。レジリエンスについて調べ始めたのはもう三〇年も前のことだが、その時の意図は、単にその存在を立証することだった。当時は、「トラウマになりかねない出来事を経験した後にレジリエンスを示すことはめったにない」というのが一般的見解だったので、私はレジリエンスの存在を証明したかったのである。そして研究を始めてすぐ、レジリエンスが珍しいケースではないという証拠が次々に見出された。むしろ、レジリエンスこそが標準だった。だが、昏睡から覚めた時のジェッドが当惑したように、我々にもその理由はさっぱりわからなかった。何年か経って、エビデンスが積み上がるにつれ、「レジリエンスの軌跡」の平均発生率が、約三分の二に達していることがわかった。なぜそれほど多いのだろうか。その疑問は、いっそう我々を惹きつけた。そしてまた、トラウマ的経験をした人たちの多くが安定した健康な暮らしを取り戻せるのに、少数派とはいえかなりの数、つまり平均三分の一前後の人たちが、なぜ長期にわたって苦しむのだろう。

我々はすでにトラウマ経験の激甚さが、ある程度――驚くほどわずかであるが――回復の仕方に影響するということを見てきた。だが明らかに、それよりももっと大きな要因がある。ここ数年の研究により、我々はレジリエンスに関係する行動や特質をいくつか特定することができた。他の研究者たちもやがてこの探求に参加し始めたので、リストは長くなっていった。トラウマに対するレジリエンスという考え方が普及してくると、それは学術研究の垣根を越えて一般書やメディアにも広がった。するとそのなかで、レジリエンスを促進させるものとして、さまざまな行動や特質が提案されるようになった。これらのなかには、研究者が特定したものもあれば、そうでないものもある。そして、いつの間にか行動や特質のリストがあまりに膨らんでしまい、ほとんど無意味なものとなってしまった。一般の書籍、メディア、学術雑誌などにおいて、レジリエンスと何らかの形で関連づけられた特質や行動をすべて集めたら、以下のようになる。

レジリエントな人たちは、自分の感情をコントロールでき、自己認識があり、マインドフルである。自分の身体の感覚に常に注意を払う。辛い感情に耐えることができ、悲しみを受け入れ、恐怖心と向き合うことができる。自己管理ができ、心身の健康に留意し、自分に優しく、自尊心がある。好奇心があり、ユーモアセンスがあり、ものごとを楽しむことができる。楽観的で、希望に満ち、忍耐力があり、しかも粘り強く意志が強い。問題解決能力に優れ、合理的な目標を持ち、行動中心のアプローチを取り、自らの能力を信じている。視野が広く、生活の中でレジリエンスを思い描くことができ、変化を受け入れる度量を持っている。何か悪いことが起きると、それを文章で表現し、そこに意味を見出し、自分を被害者でなく逆境を生き延びる人間と捉える。また逆境をチャンスに変えることができる。精神性を重んじ、信仰を持ち、確固としたモラルを持ち、感謝を心掛け、一人になる時間を持っている。何らかの活動に参加し、それに真剣に取り組み、目的意識を楽しむ。人生に対し、明快な自律性とコントロール感覚を持っている。だが一方で利他的であり、包容力があり、寛容で、他者に対して批判的でない。また自らの限界も知っており、過ちを認め、他者を助け、また必要な時には他者に助けを求める。家族や友人との間にしっかりとした絆があり、他の多くの人たちとも助け合う関係をもっている。良好な遺伝子を持ち、定期的な運動を欠かさない[1]。

何ともすごいリストである。ここに挙げられた特性は、間違いなく良いものばかりだ。しかしこれほど多いと、すべて備えている人などいるだろうかと思う。それに何より、このなかのどれが、トラウマになりかねない体験の後の激しいストレスから私たちを守るのに最も有効なのだろう。これさえあれば、トラウマに対してレジリエントになれるという特性は、いったいどれなのか。

これらのうちのいくつかの特性は確かに、レジリエンスを促進しそうに見える。最もいい例が、信仰と精神性である。多くの一般書は、この要素をリストに加えている。トラウマとレジリエンスに関して講演を行うと、この点に関する質問が必ず出る。その理由を推察するのは難しくない。組織化された宗教の場合、安定した信仰体系があるのに加え、大きなコミュニティへの帰属意識と相互サポートが得られる。信仰から力を与えられたという人々の逸話はいくらもある。トラウマのセラピストたちもそう考え、宗教的な精神の集中に特徴的な「理解したいと願う姿勢」が「トラウマによる感覚の分断の再統合を促し……トラウマ的体験後の症状を緩和する[2]」という考察を示している。

ここまではよい。だがそういう主張に、何か実証的エビデンスはあるのだろうか。ある人気のウェブサイトは、実証されているものと思い込み、「宗教的なものの見方が人をトラウマに対してよりレジリエントにするということが、心理学者によって明らかにされた」というヘッドラインを堂々と掲げた[3]。問題はこのヘッドラインに続く記事の中で、そのエビデンスに関して何も触れていないことだ。それはおそらく、そこには何のエビデンスも存在しないからである。

もちろん信仰心というのは、計測が非常に困難な概念の一つだ。宗教活動が健康全般と関係があるというようなことはこれまでも言われているが、そのような単純な関係以上に、ものごとは複雑である[4]。たとえば、神や宗教に対する考え方は、たいていの場合多面的であり、命に関わるような出来事が生じると、これらの信念に対する考え方が変わることも多い。格言にもあるように、切羽詰まった状況になると神のことを思い出す人たちもいる。それも事実だが、逆に精神的な葛藤を覚える人たちもいる。自分は神から見捨てられたと感じ、怒りや、裏切られたという思いを抱くのである。また、脅威や衝突に直面すると、神がより「懲罰的な存在」と捉えられるようになる[5]。

もしトラウマになりかねない出来事が起こる前に、その人の信仰や精神性を正確に把握することができ、それがその後のレジリエンスを予測していたかどうかテストできるのであれば、この問題を解決できるだろう。こういった前向き研究は、実行は簡単ではないが、まったく不可能というわけでもない。実際に私は数年前、喪失の悲しみに関する前向き研究に関わったことがある。結婚しているカップルに、自分の宗教に関してどう感じているかを尋ね、神とつながっている感覚を覚えたことがあるかどうかを聞いた。これらの質問にポジティブな回答を寄せた人たちは、精神の健康状態が良好な傾向が見られた。だがこの傾向は、その人たちが、何年か後に配偶者を失って喪失の悲しみを味わった時に、「レジリエンスの軌跡」を辿る可能性を予測できるものではなかった。自分の宗教に肯定的な気持ちを持っている人や、神との間に強い絆を感じている人たちも、数年後に配偶者を失った時、他の人々と比べて、よりレジリエントだったということはなかったのである。

もう一つの例は、マインドフルネスのメディテーション（瞑想）である。これはここ数十年来、非常に人気が高まって、レジリエンスを促進する行動リストには、決まってこれが含まれている。これも先ほどの信仰や精神性と似通った点が多いのだが、レジリエンスを増す要素として、さまざまな意味で、信仰よりもさらに有力な候補となっている[6]。マインドフルネスも信仰や精神性と同様、質問票に答えてもらうことによって測定される。そしてこれも一般的に、健康や幸福度と関係することがわかっている[7]。だが精神性と違い、マインドフルネスのメディテーションは実験的にテストすることが可能だ。心理学の実験のために、人に宗教に加入してもらったり、信仰を持つよう依頼したりすることはできないが、一〇週間のマインドフルネス合宿に参加してもらい、精神の健康状態を、合宿に参加しなかった人たちと比較することはできる。こういう実証的アプローチを使った研究の結果は常に、マインドフルネスが健康を促進するのに真に有効であることを示している。気分の改善や仕事に対する満足度の向上だけでなく、免疫機能の向上にも結びつくようだ[8]。メディテーションを医療介入の方法として用いた場合、重度の心理的問題を抱える人たちにも有効であることが実証されている[9]。

こういうポジティブな結果を見ると、マインドフルネスのメディテーションは、トラウマになりうるような体験に対処するのにも有効だと考えてしまいがちだ。実を言えば、私自身もメディテーションを実践していて、日々のストレスや緊張を和らげるのに素晴らしい効果があると感じている。しかし個人の経験はさておき、科学はあくまでも科学でなければならない。

残念ながら実際には、マインドフルネスであることがレジリエンスを予測するというエビデンスはない[10]。それどころか、悪い方に働く可能性もいくらかある。最近、マインドフルネス専門家のグループが、心理学の一流学術誌に掲載した論文の中で警告を発した。マインドフルネスの効果に関する誤った情報が人々に誤解を与え、害を及ぼす可能性があるという。メディテーションが、不安の増大、パニック、混乱、妄想、離人症など、深刻な副作用をもたらすことを示唆する多くの研究結果と症例が報告されている。トラウマになりかねない出来事を経験した人たちが、メディテーションによってその記憶を再体験することもありうるだろう。[11] これらの副作用はどんな状況でも有害であるが、強いトラウマ的ストレスを経験したばかりで弱っている心には、特に大きなダメージとなりかねない。

レジリエンス予測の難しさ

このように、いかにも健康に良さそうな行動でもうまくいかないことがあるというのは、がっかりさせられる話だ。だがレジリエンスとの相関が実証されている特性は、他に三つある。最もよく知られているのは、「周囲の人たちからのサポート」だ。二つ目が「楽観性」であり、三つ目はそれと関連するが「問題に対処できるという自信」である。また、レジリエンスを示す人たちには、トラウマになりかねない事態を体験した後に、その意味を探ろうとしないで、問題解決に注目する傾向がある。こういう人たちは、問題対処や感情コントロールの手段をいろいろと持っていて、幸福や喜びなどのポジティブ感情を、頻繁に感じたり表現したりできる人たちだ。またこれには、人口統計的な傾向も見られる。たとえば、レジリエントな結果がより多く現れるのは、年配の人たち、他のストレスをあまり抱えていない人たち、そして高収入、高学歴などリソースが豊富な人たちである。また我々は、トラウマ的出来事の後に続く三つの軌跡が、遺伝子プロファイルに関係するということも発見した。[12]

ここまで述べたような特性は重要な意味を持ち、レジリエンスがどのようにして出現するかを理解する上で、考察すべき多くの課題を与えてくれる。しかし残念ながら、我々はまだ混迷を脱していない。いま一つ解明できない点がある。これらの要素を詳しく見ていくと、トラウマ経験の激しさとレジリエンスを関係づけようとする時と同様の問題が見えてくる。レジリエントな結果と統計的に実証可能な関連を示している特性も、それが実際に及ぼす影響は驚くほど小さい。誰がレジリエンスを生じやすいか、誰が難しいかということを、それらの特性は実際にはほとんど教えてくれない。いろいろな特性を組み合わせても、あるいはすべて足し合わせても、全体像が見えてこない。

前に述べたように、私はこの問題を「レジリエンスのパラドクス」と呼んでいる。トラウマになりかねない出来事に遭遇した後にレジリエンスを示すというのは、一般的な経過だ。そしてそのレジリエントな経過に関係のある特性もわかっている。だが逆に、レジリエンスを示すことを正確に予測することはできない。こういった予測の正確さに関する話題に不慣れな人には、奇妙に聞こえるかもしれない。しかし推測統計学の世界では、人生の出来事が人に与える影響は、多くの場合ごくわずかであることがよく知られている。

円グラフのパイを思い浮かべるとわかりやすいかもしれない。トラウマになりかねない出来事の後に発現するレジリエンスが、このパイである。レジリエンスを予測しようとする時、我々は基本的に個々の予測因子を用いてパイを作っていく。トラウマ的出来事の激甚さ、ストレス対処法、周囲からのサポートなどを一切れずつ組み合わせていくのである。これらパイの各部分は、レジリエントな結果と結びつくことが実証されているので、どれもまずまずの大きさの一切れに違いないと考えるのが

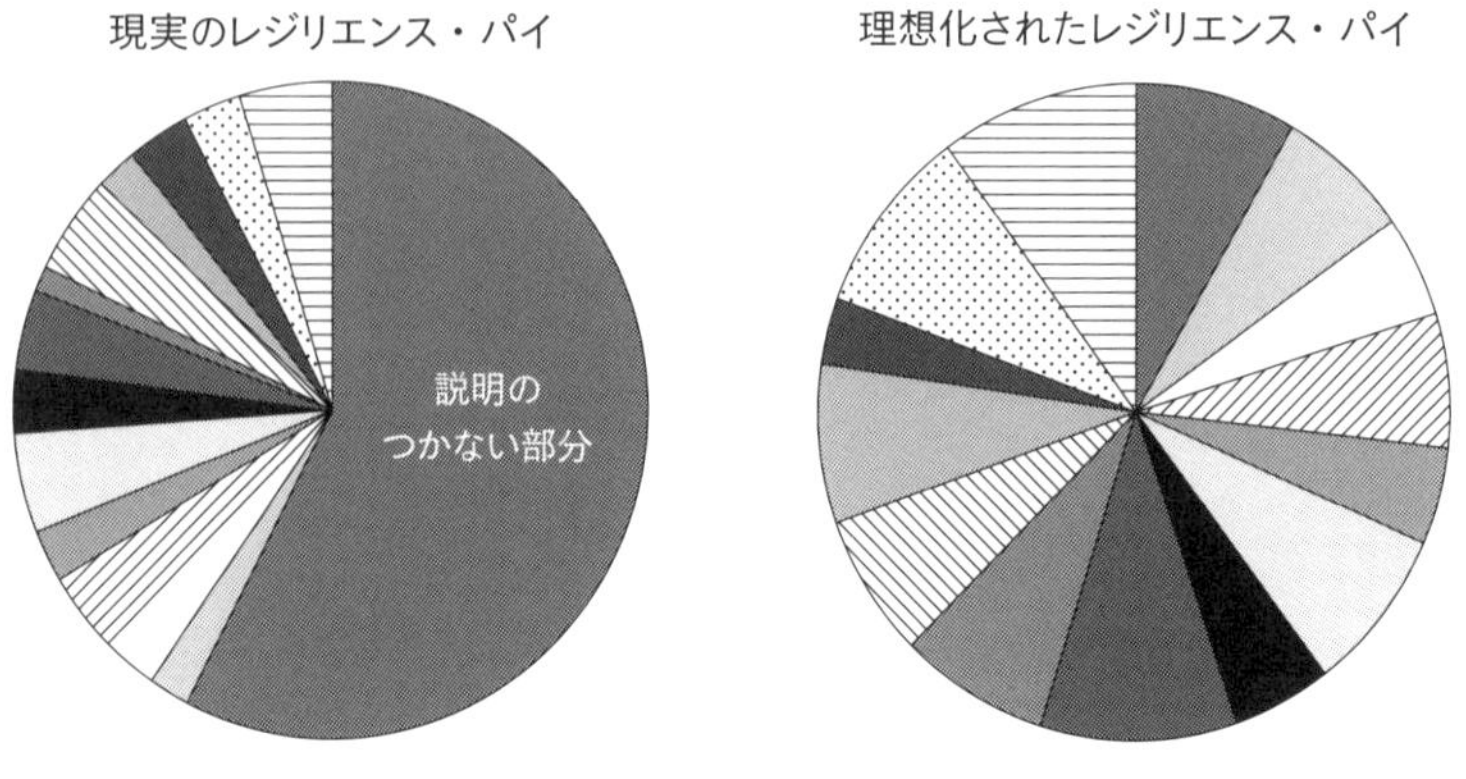

図4　レジリエンス・パイ

自然だ。したがって、それらを組み合わせれば、立派なパイができ上がるだろうと思う。この「レジリエンス・パイ」を表したのが、図4の右側のグラフである。私はこれを、「理想化されたレジリエンス・パイ」と呼ぶ。最終的にこうなるだろうと予想されるパイである。だが残念ながら、これは現実的でもなければ正確でもない。パイの各切れは、実際にはひどくやせ細ったもので、すべて合わせてもパイ全体の一部を占めるにすぎない。この図4左側のパイがそれである。ご覧の通り、完全なパイどころかパイの半切れにもならない[13]。

ではこの「レジリエンスのパラドクス」は、どうすれば解けるのだろう。それは調査の質とも関係あるのかもしれない。レジリエンスの予測因子を測るには、たいていの場合、質問票が用いられる。もしかしたら、これまでの質問票の出来が悪かったのかもしれない。あるいは調査法そのものに欠陥があったのかもしれない。さきに精神性やマインドフルネスの研究について述べた時に、研究結果を害しかねない問題があったことをお話しした。それと同じ懸念が、レジリエンス研究の少なくともいくつかに、明らかに見られた。だがそれだけでは、パラドクスを説明するには十分ではなかった。十分に開発された手法と、厳格な調査計画だけを用いても、同様に、逆にわずかな効果しか見出せなかった[14]。

実は、もっと良い解決法があったのだ。一九六〇年代に私のコロンビア大時代の元同僚、ウォルター・ミッシェルが見出した、これとよく似たパラドクスが、素晴らしいヒントを与えてくれた。ウォルターは、いわゆる「マシュマロ実験」で有名な心理学者である。彼のこの研究によって「満足遅延耐性」に関する新しい洞察が導かれた。しかし彼の、心理学における最大の貢献はむしろ、パーソナリティに関する研究の方だ[15]。当時、心理学の世界で主流をなしていた考え方の一つで、いまでもある程度信じられているのは、「人は安定した性格特性を持つ」というものだった。つまり、人の行動はどんな状況においても一貫していて、予測可能だということだ。ウォルターの研究チームは、性格特性と行動の相関関係は、実はきわめて弱いということに気づき始めた。さらにやっかいなことに、人々のさまざまな状況における行動を調べたところ、驚くほど一貫性がなかった。別の言い方をすれば、人は安定した性格特性を持っているように見えるが、実際の行動は常に同じではないということである。この調査結果は、「パーソナリティのパラドクス」として知られるようになった。

ウォルターの研究グループは、この「パーソナリティのパラドクス」解明のために、意欲的な研究プログラムに取りかかった。典型的なやり方は、日常生活のさまざまな状況で人々がどんな行動を取るかを追跡して調べ、各状況をいくつか特定のタイプに分類するというものだ。この調査をしてみてわかったことは、人の行動は、すべての状況を通して一貫しているわけではないが、各タイプの状況に限ってみれば、一貫した傾向を示すということだった。たとえば、外向性を測る質問票で外向的であるとされた人は、すべての状況において外交的とは限らない。しかしこの人は、特定の状況においては（他の人にとってはそうでなくても）、一貫して外向的な傾向を示す。ウォルターたちはこのパターンを「状況－行動プロファイル」と呼んだ。

この同じ理論をトラウマになりかねない出来事に当てはめれば、レジリエンスに関係するとされる行動がわずかな効果しかもたらさないのは、人がいつも同じ行動を取るわけではないからだということが推察できる。ある人は、普段はそういう行動を、時々あるいはしばしば取っているかもしれない。だが、トラウマになりかねない出来事を経験した後に直面する新しい状況において、その行動を取るとは限らない。この後見ていくが、これがまさに事実なのである。だがさらに、なぜそうなのかという疑問が残る。ストレスにさらされた人々がなぜ、一般的に効果がある行動に常に頼らないのか。周りの人に支援を求めるとか、その他の好みのストレス対処法をなぜ使わないのか。その答えは、まさしくこのパラドクスの中核をなす。それは、それらの行動がいつも効果があるとは限らないからである。

トラウマになりかねない出来事がもたらすストレスは、それと折り合いをつけるのに長い時間を要する。少なくとも数日、あるいはもっと長くかかる。出来事によって生じた苦悩や記憶や感情が、振り払っても降りかかってくるのに加え、しばしばその人固有の問題も生じる。たとえば、それまでの暮らし方を変えたり、家や仕事の喪失に対処したり、負傷に向き合わなければならなかったりする。時には、ジェッドの場合のように、人生のコースがすっかり変わってしまうこともある。これらに対処するのは時間がかかる。最もレジリエントな道を辿った場合でも、ある程度の困難が付随するのが普通だ。その間、どれか一つの特質や行動にいつも効果があるとは限らない。これは、性格特性の場合と同じだ。人はどんな状況でも常に外向的であるとは限らない。なぜなら、外向的行動がすべての場合に最も適切な行動ではないからだ。レジリエンスにつながるとされる行動や特質にも同じことが言える。トラウマになりかねない出来事によって引き起こされる辛い持続的ストレスは、さまざまな形を取って表れるので、何か一つの行動や特質が、どんな時にも有効だということはありえない。さらに視点を広げてみれば、「それだけで常に有効な行動や特質などは存在しない」ということがわかる。

美しいクジャクと足の速いチーター

どんな行動にも特質にも、プラス面とマイナス面がある。状況により、時にプラス面が優勢になり、時にマイナス面が強く出る。これは、巨大な哺乳類から最小の単細胞生物に至るまで、自然界のすべてにおいて言えることである[16]。たとえば、クジャクの羽は息をのむほどに美しい。私はマンハッタンに住んでいるのだが、なんと近所に三羽のクジャクがいる。その三羽は、私のアパートから少し先にある、未完成で有名なセント・ジョン・ザ・ディヴァイン大聖堂の敷地に住んでいるのである。この敷地は、マンハッタンの中ではかなり広大なもので、数ブロックにわたって広がっている。クジャクたちは大聖堂の裏手の小さな小屋に住んでいるが、ほとんどの時間は自由に敷地内を歩き回っている。ある日私は、大聖堂の前を通りかかった時に、素晴らしい光景に遭遇した。一羽のクジャクがちょうどその時、敷地を取り囲む石壁の上に飛び上がろうとして、しっぽの羽を広げたのである。通りかかった車のドライバーたちも、この光景に息をのみ、その場で止まってしまった。そしてすぐに自分たちが交通渋滞を引き起こしていることに気づいた。

進化論の父と言われるチャールズ・ダーウィンもまた、クジャクの羽に並々ならぬ関心を示した。ダーウィンは一八五九年、進化に関する画期的な論文『種の起源』を発表して、人類の思想史上最大の激震を引き起こした[17]。それまで動物の多様性を理解するための唯一の考え方は「創造論」であり、人間を含むすべての地球上の動物は、神によって一挙に創造されたというものだった。ダーウィンはそれに対し、長い年月にわたる注意深い観察の結果、動物の多様性は「自然選択」と呼ばれるゆっくりした進化の過程によるものであると考えることで、より完全に説明できるということを示してみせた。生物は、それぞれの生息地における生存のための条件を満たすように、自らの形質や行動を次第に進化させていった。そしてこれらの形質や行動が、やがてそれぞれの種の特徴となっていったのだと、彼は主張した。

だがクジャクの羽は、ダーウィンを深く悩ませた。彼は『種の起源』刊行の一年後、「クジャクの尾羽を見るたびに、気分が悪くなる!」と書いている[18]。彼の激しい嫌悪の理由は、この大きな鳥がなぜこんな目立つ尾羽を進化させたのか、それを説明できなかったからだ。鳥のなかでもクジャクは特に大きくて太っている。飢えた肉食動物にとって何よりの餌だ。クジャクは羽が生え変わる際に尾羽を落とすが、それはまた生えてくる。そしてそのたびに、非常に注目を集める。近くにいる肉食動物は、たやすくその存在に気づくだろう。おまけにこんな大きな羽があるために、飛ぶ能力も大いに妨げられるので、逃げ延びる可能性はきわめて小さい。つまりクジャクは、「格好のカモ」なのである。

ダーウィンと彼の新しい理論にとって、クジャクの尾羽は頭の痛い問題だった。生存を助けるような形質は、その個体数を増やすことにつながり、次第にその種の進化を形作っていく。だが、生存の妨げになるあの尾羽はどうなのか。なぜ、どのようにして、こんな尾羽が進化してきたのだろう。

一〇年以上もかかったが、ダーウィンは最終的に答えを見つけた。[19]「自然選択」による形質のゆっくりとした進化に加え、もう一つのメカニズムがあることを発見したのである。それが「性選択（性淘汰）」だ。クジャクの羽は、色鮮やかな他の鳥たちと比べても、大きさや華麗さが際立っている。ダーウィンはそれを見て、「メスがこの尾羽の見事さに惹かれ、長い年月にわたり無意識に最も美しいオスを選び続けた。その結果、クジャクが鳥類の中で最も美しい鳥になったに違いない」[20]と考えた。彼は「性選択」の詳細までは研究しつくせなかったが、遺伝子という概念も知らなかったことを考えると、彼の直感は並外れて優れている。異性にとって魅力ある形質は、生殖の確率を高める。すると、後の研究者たちが実証したように、その形質の遺伝子が後の世代に伝わる確率が高まる。[21]

ダーウィンは、種の進化に対する考え方を広げて、時に矛盾するこれら二つのメカニズム――生存のための「自然選択」と生殖のための「性選択」の両方を組み入れたことにより、動物の本質の中には、「コストvs.メリット」の葛藤が組み込まれているということを見事に示してみせた。大きな色鮮やかな尾羽を持てば生殖の確率が高まり、非常に有利である。しかし肉食獣が近くにいるような状況では、餌食になる可能性が高く不利になる。

同様の、コストとメリットのトレードオフは、他の生物にも見られる。たとえばチーターである。

彼の場合、葛藤の一方は生殖ではなく食べ物だ。チーターというのは素晴らしい種である。体はほっそりしていて、驚くほど足が速い。地球上に住む哺乳類のなかで最速である。わずか三秒で、時速一〇〇キロ近くまで加速できる！　また敏捷《びんしょう》で、長い尻尾のおかげで急転回も可能である。視力も抜群だ。そしてもちろん鋭い歯や牙も持っている。これらの特徴を併せ持っているのだから、肉食獣としてこれほど完璧な進化を遂げた動物はいないと思うだろう。空腹になれば獲物を捕って食べ、あとは昼寝をしていればいい。

確かにチーターは、一日のほとんどの時間を寝転んで過ごしていることが多い。だが彼らの生活は、見た目ほどのんきなものではない。彼らの最大の資産であるスピードが、最大の負債でもあるのだ。あれだけのスピードを生み出すために高い代謝が必要とされるので、チーターのスタミナは決して長続きしない。走れるのはわずか数百メートルで、その後は止まって休まなければならない。調査によれば、チーターは、獲物が攻撃可能な距離にいる時ですら、多くの場合追跡を諦めてしまうという。つまりスタミナが持たないのである。運がよければ素早く獲物を捕えられるが、その場合も追跡で疲れ果ててしまい、獲物を食べる前に三〇分ほども休まなければならない。その間に、他の厚かましい動物に餌を横取りされてしまうこともある。(22)

良い戦略、悪い戦略、なりふり構わぬ戦略

人間もまた動物だ。したがって人間の行動にも、これと同じ「コストとメリット」のトレードオフ

があっても不思議はない。たとえば、「コーピング（対処）」と「感情調節」の戦略を見てみよう。これまでにも数多くの戦略が特定されてきており、一般的にこれらの戦略は、良いか悪いか、また本質的に有用で効果的か、あるいは効果がなく潜在的に有害か、のどちらかだと考えられている。この論理を広げていくと、健康な人たちは、常に良い戦略、つまり有効な戦略を使っていて、精神的問題を抱えている人は、大体において効果のない戦略を使っているということになる。

良いとされている戦略のうちの一つは、「問題焦点型コーピング」という名前の戦略で、苦悩を生じさせている状況の各側面を直接変更ないし修正するというものだ。また「再評価」という名でよく知られている戦略も良いとされていて、これは状況を認識する方法を変えるものである。たとえば、非常に無礼な人や敵対的な人に出会ったら、誰でも怒りを覚えるだろう。だが、その人はきっと何か嫌なことがあったに違いないと「再評価」することによって、怒りを鎮《しず》めることができる。

少なくとも一般的に、非常に良くないと考えられている方法の一つは、意図的に感情を抑え込むことである。誰でも、感情的反応をしないように、あるいはそれを表さないようにしようと無理する時がある。感情を押し込めても効果がないとされる理由は、特に非常に感情的になった時に、抑制できなくなる状況が観察されるからだろう。また感情を表すことが普通と考えられるような状況で感情を押し殺すと、それが誤解につながることもある。[23]

初期の研究は、この良い方法、悪い方法という基本的な分類を確定したように見えた。しかし時とともに、そのエビデンスは信憑性を失っていった。まずほとんどの人は、何かが起きた時に自分がどのコーピング（対処）戦略を取るかわかっていると自信を示すのだが、実際にコーピングが必要になった時には、本人が考えていたよりはるかにさまざまな行動を取った。非常に説得力のある研究があるので、それを例に取ろう。まず参加者たちに、普段どのようにストレスに対処しているかを尋ねる。それから、その後二日間にわたり、彼らが実際にストレスにどう対処しているかを繰り返し聞いていった。参加者たちの事前の回答は、実際にストレスを受けた時の対処法を正しく予測していなかった。また同じ研究者たちの行った別の研究では、この調査を逆の方向から行った。まず二日間にわたって、参加者たちが実際にストレスにどう対処するかを観察し、それから彼らに、この間に用いたコーピング戦略を報告してもらった。この時もまた、双方はほとんど一致していなかった[24]。

さまざまな戦略がもたらす結果もまた、良い、悪いという単純な分類が示唆するものよりはるかに変化に富んでいた。たとえば、「問題焦点型コーピング」は、「情動焦点型コーピング」よりも効果的であるとされてきたが、あるタイプのストレスの場合は、その逆のパターンが見られた[25]。また、感情を抑制するのは有害で、感情を表現する方が状況にうまく適応できるという一般的な前提についても考えてみよう。感情を抑制することのマイナス点を強調する研究もあるが、その内容は往々にしてあいまいだ。実際には、三〇〇を超す感情抑制実験の結果を、メタ分析という手法を用いてまとめたところ、感情を抑制する方が、状況によって多少違いはあるものの、わずかながらより効果的であるという結果が出た[26]。

状況によっては、感情を抑制することが有効だというのは理にかなった話だろう。たとえば、大勢の人の前で話をしている時に苦悩をあらわにしないとか、対立を解決しようとしている時に怒りを最小限に抑えることなどは、不可欠とは言えないまでも重要だ。また、非常に辛い状況において感情表出を抑制することには、少なくとも特定の状況においては利点があるだろう。たとえばほとんどの人は、友人や親戚が苦しんだり悩んだりしているのを見れば、たとえそうすることが自分にとって辛いことでも、進んで力になろうとするものだ。だが相手がいつまでも苦悩や悲嘆を表していると、どんなに善意と思いやりのある人でも、やがて苛立ちを覚え、最終的に離れていってしまう(27)。したがって必要な場合には、感情の表出を最小限に抑えられることが重要となる。また、トラウマに関する研究で面接した数多くの親たちからこういう話を聞いたことがある。緊急事態にあっては、子どもたちを不安にさせないために、自分自身の苦悩を隠さなければならない時が何度もあったという。

「再評価」という戦略もまた、その効果はさまざまである。「再評価」は普通、感情制御の方法のなかで最も効果的と考えられているが、それも常に効果的とは限らない。状況によっては、さらに悪い結果をもたらすこともありうる。これまで、日々のストレスが非常に強い場合には、再評価によってうつ状態が軽減されるとされてきた。ただし、それはストレスの元がコントロール不可能な場合に限る。状況がコントロール不能な場合、つまりそれに対して何もできない時には、再評価によって自らの気持ちを変化させるのが最良の道だが、状況がコントロール可能で、何か手立てがある場合には、状況自体を変化させる方がより効果的であると研究者たちは説く。そういう場合に再評価を行うと、かえって抑うつの悪化につながることがわかっている。ある調査で、ストレスを伴うさまざまな状況を設定して、参加者たちに再評価を含む好みの対処法を選んでもらったが、同様の傾向が明らかで対処法は状況によってさまざまだった。ストレス源が比較的軽度で、何とか対処できそうに思われると、ほとんどの人は再評価の方法をより好ましいと考えた。そしてより激しいストレスの場合には、他の方法、たとえば問題から意識をそらすなどの方法がより多く選ばれた。[28]

これらの研究すべてが示唆しているのは、同一の基本的な結論である。さまざまな対処法も感情制御も、それ自体良いとか悪いとかいうものではない。どんな対処法にもプラス面とマイナス面があり、特定の状況において求められる対応を支えてくれるのであれば、効果的だといえるのである。皮肉なことに、これは何も新しい話ではない。コーピングと感情制御を専門とする学者たちは、これまでもずっと、状況の変化に伴うこのような動的相互作用があることを指摘してきた。この分野の中心的学者たちは、さらにタイミングの重要性をも唱えた。ストレスとなる出来事が起きたばかりの頃に効果的だった方法も、時間の経過につれて、効果が薄れたり不要になったりすると、彼らは指摘している。[29]

制御プロセスの持つ動的な本質は、トラウマ的ストレスに見舞われた際にも明らかに見ることができる。人は非常事態に遭遇すると、平時の問題などは脇において、私が「プラグマティック・コーピング（実用的対処法）」と呼ぶ状態にシフトする。その事態を乗り切ることにだけに意識を集中し、そのためには何でもする。その何でもの中には、普段なら考えもしないような、したがって健全とは思えないような対処法や行動が含まれる。私はこれを「アグリー・コーピング（なりふり構わぬ対処法）」と呼ぶ。抜き差しならない事態に陥った時、生き延びようともがく時、そのための行動は、はたから見て美しくなくとも、従来の常識にかなっていなくともかまわない。ただ効果がありさえすればいいのである。[30]

ポジティブもほどほどがよい

明らかに良さそうであり、「常に有効と限らない」などとは考えにくい行動や心の持ちようもいくつかある。たとえば「ポジティブ感情」である。喜び、幸福感、誇り、愉快な気持ちなど、ポジティブ感情が持つ利点には、近年まで長い間、心理学においてほとんど関心が払われてこなかった。だが最近は非常に大きな注目を浴びるようになり、これらの感情が精神の健康にとって不可欠の要素であることが広く認められている。それは当然である。ポジティブ感情は、単に心地よいだけでなく、良好な健康状態と広く結びついていることを、豊富なエビデンスが示している。これらの研究はとても力強いもので、ポジティブ感情は一気にマスコミの脚光を浴び、より良い健康と幸福のためにポジティブ感情を育むことを勧めるプログラムが、次々と打ち出された[31]。

しかしここでもまた、その研究を詳しく調べていくと、その輝きがいくぶん薄れる。人生におけるほぼすべてがそうであるように、ポジティブ感情もまた、ほどほどが効果的である。たとえば、適度なポジティブ感情は、人をより創造的にするが、極度に強いポジティブ感情はそうではない。また過度のポジティブ感情は、危険を認識する力を減退させ、危険な行動を回避する能力を妨げる。そして人の行動がみなそうであるように、ポジティブ感情の効用は時と場合による。たとえば他者と協力する必要がある時には、ポジティブ感情があるとことがうまく運ぶ。しかし、ある程度対立する必要がある場面では、ポジティブ感情がかえってじゃまになる。

競争が関わる状況でポジティブ感情を示すと、社会的に大きな不利益を被りかねない。ある研究で、何かの賞を受けた時の俳優の様子、またスポーツの試合やゲームショーで勝った時の勝者の様子を、参加者にビデオで見せて評価してもらうというものがあった。ポジティブ感情をあらわにした勝者は、控えめにしていた勝者よりも、好意的に受け取られなかった。参加者たちはまた、これら感情をあらわにする人たちと、適切な謙虚さを示した人たちを比べ、前者の人たちとはあまり友達になりたくないと答えた(32)。

状況によってポジティブ感情の効果が限られるという事実は、トラウマになりかねない出来事の後にはいっそう顕著に見られた。我々は9・11後の研究の一環として、ニューヨーク在住の大学生たちに、悲しい映像と愉快な映像を見せ、その後、テロ攻撃後の数か月間の彼らの生活について話してもらった。我々はその際の大学生たちの様子を録画し、後で目の周りの筋肉の動きからわかる「幸福感の表れである本物の微笑み」の回数を計測した。「本物の微笑み」は以前の研究で明らかになった通り、多くの場合、精神的健康が今後回復に向かうことを示すのだが、それも状況によって異なっていた。愉快な映像を見た学生たちの場合、微笑みとその後の心の健康状態は関係がなかった。これはもっともなことだ。愉快なものを見て微笑むのは容易であって、特定の長期的効果を生むとは限らない。しかし気分が落ち込んでいる時に微笑むのはずっと難しい。悲しい映像を見た学生たちは当然ながら多くのネガティブ感情を持った。しかしそれらの学生たちのうち、そのあと自分の生活について話している間に微笑んだ回数が多かった人ほど、ネガティブ感情は早く消失した。そしてさらに重要なことは、悲しい映像を見た後にどのくらい微笑んだかが、彼らの二年後の精神的健康をも予測していたのである(33)。

そしてまたここでも、同じ結論に行き着く。辛い状況はどれも同じではない。またどんな行動も——微笑みでさえも、常に適応性があるわけではない。別の研究で、思春期の終わり頃の年齢の女性たちを対象に、これまでに経験した最も辛い出来事を語ってもらい、その際に表れた「幸福感の表れである本物の微笑み」を調べた。本物の微笑みを示した女性たちは多くの場合、二年後に良好な社会的適応を果たしていた。しかしその効果の現れ方は、この実験のある特徴によって異なっていた。実は、この実験の参加者のほぼ半数は、子ども時代に性的虐待を受けたことが記録によってわかっている人たちである。ただし、我々がその事実を知っていることを彼女たちは知らない。したがって、これまでで最も辛かった経験について尋ねられた時に、自分の過去の虐待の事実を話す必要はなかった。そして実際に、全員が過去の性的虐待について話したわけではない。しかし重要なのは、虐待について話しながら、その中でポジティブ感情を示したということが、その後の社会的適応が悪い方に——良い方でなく——向かうことを予測していたことだ。なぜだろうか。ポジティブ感情がいつも有効とは限らないことを示す一例ではあるが、なぜ有害にまでなるのだろう。

その理由は、性的虐待を受けた人が周りから冷たい目で見られるという事実と関係があるだろう。虐待について打ち明ければ、聞いている人たちは非常に気まずい気持ちになる。時には犠牲者に対する批判の感情さえ生じることも知られている。こういう重苦しい状況の中でポジティブ感情を表現するということは、状況を悪化させることになりかねず、聞き手を困惑させたり怒りを生じさせたりする可能性さえある。過去の虐待について語りながら微笑みを浮かべる女性たちは、彼女たちの意図がどういうものであったかわからないが、おそらく自分の感情表現に対する周囲の反応を察することができないのではないか。それは明らかに彼女たちの社会的適応を不利にさせている。[34] これは重要なポイントなので、また後で改めて触れたいと思う。

脅威の過小評価

ではその逆はどうだろう。ほぼ普遍的に悪いとか不健全と考えられている行動や特質が、時によって有効になることがあるだろうか。その良い例は、脅威をどう認識するかだ。トラウマの重大さを見れば、レジリエンスの低下をある程度予測することができるが、すでに見てきた通り、その相関はわずかである。これは、もっと他のファクターがあるということにほかならない。ここからは、違う面を見ていこう。トラウマになりかねない出来事の重大さは、どんな事態が降りかかったかという客観的事実だけでなく、その人が主観的にその脅威をどのように受け取ったかにもよる。トラウマ的ストレスを基本的に形作るのは、つまるところ、この「主観的な脅威認識」だ。ある出来事を単にトラウマ的な出来事と呼ばず、トラウマに*なりかねない*出来事と呼ぶのは主にそういうわけである。

この点は研究結果からも裏づけられている。外傷患者を対象にした大規模な調査によれば、後日PTSDを発症することを最も正確に予測した因子の一つは、患者本人が、負傷をどのくらい命に関わると認識していたかという点だった。また、我々の同様の調査においても、心臓発作の疑いで入院した患者のうち、救命センターに到着した時にひどく命の危険を感じていた患者は、それほど感じていなかった患者に比べ、その後長引くPTSD症状を発症するケースが多かった。脅威認識の程度が最も低かった患者たちは、その後「レジリエンスの軌跡」を辿るケースが多かった。ここで重要なのは、これらの結果が、患者が実際に心臓発作と診断されたかどうかに関係ないということだ。つまり、主観的な脅威認識は、少なくとも実際の客観的脅威の度合いと同じくらいに、重大なのである[35]。

これと基本的に同様の結果は、我々の9・11後の研究においても見られた。それらの研究でも、実際に人々が経験した出来事、つまり客観的な体験と、個人的リスクに対する主観的認識は、どちらもその後のＰＴＳＤ症状の予測因子となった。だがここで重要なことは、両者を同時に調べていくと、最終的に「レジリエンスの軌跡」を辿った人たちは、実際の客観的状況と関係なく、自分の身に降りかかった危険を比較的小さく認識していたことだ[36]。

しかしこれらの発見は、少なくとも一貫してそう見えていても、判断を誤らせる可能性がある。トラウマになりかねない出来事が引き起こす個人的リスクは、複数の側面を持つ。それらは増えたり減ったりしながら、出来事の発生前、最中、発生後など、さまざまな時点でピークに達する。この変動性を考慮すると、すでにご推察の通り、出来事の重大さなどのリスク認識の全体的な影響も、比較的小さく、状況と時期によって変わってしまう。したがって多くの場合、脅威をどう認識するかが、不可欠の要素ではないにせよきわめて重要である。

脅威の認識がどのように形作られるかをより詳細に見ていくと、なぜそうなのかに関していくつかヒントが得られる。リスクの客観的評価は比較的明快だ。リスク認識の専門家たちは、そのプロセスを四つの基本ステップに集約した。まず初めは、脅威が実際に存在するかどうかの判断、それからその特徴、影響の大きさ、全体的なリスクレベルの認識と続く。だが専門家でない一般の人々は、主観的な感情反応によってリスクをより重く見積もる傾向がある。それが、専門家が呼ぶところの「感情としてのリスク」である。そしてすぐに、そしてほぼ無意識に、生き延びようとする自動的なプロセスに行動を委ねようとする。第二章で述べた心理的ショートカットを思い出してほしい。これはその時に得られる部分的な情報に基づいて素早く行動することで、この自動プロセスもその一つだ。まずこの限られた認識を、関連する経験の記憶と比較する。似たような経験がある場合、そしてその経験から今回も危険だとわかる場合、人は警戒感をもって行動する。だがその特定の状況に結びつく過去の経験がネガティブなものでなければ、あるいはポジティブなものであったなら、我々は自分が置かれているリスクを過小評価し、十分警戒して行動しないかもしれない[37]。言い換えれば、健全な適応のためには、脅威の正確な認識が必要である。

脅威を過小評価することの危険性は、性的被害の状況においてはっきり表れている。この分野の専門家たちは、被害者が非難されることがないよう常に心を配りながらも、少女や女性たちに、危険を認識して対応するよう教えることの基本的重要性を強く訴えている。「性的暴行のリスクを減らすために女性が誰でも手に入れられる方法で一番重要なのは、性的暴行に対して無防備になる危険な状況に気がつき、効果的に対処することを学ぶことだ」と専門家はアドバイスする。実際に、女性がリスクを早く察知できればできるほど、危険な状況から逃れる選択肢が残され、必要ならば有効な防衛手段を行使することもできる[38]。

この点で特にやっかいなのは、性的暴行の加害者が、デートの相手など近しい人間の場合だ。親しい相手やパートナーに対する性的感情はしばしば喜びを伴い、強いポジティブな連想を引き起こすため、無防備な被害者は危険なサインを見過ごしてしまう。これは特に、以前性的被害に遭ったことのある女性にとって、非常に紛らわしいシナリオである。研究者たちはこの問題を調べるために、女性の参加者たちに、異性カップル間の性的場面のシミュレーションを録音したものを聞いてもらった。テープの中の状況は、愛情から言葉による威圧、暴力的脅し、そして最終的にレイプへと、急速に発展していく。参加者たちには、男の言動が行き過ぎと感じられ、デートを中断するべきだと思ったら、ボタンを押すように指示してあった。参加者たちのうち、以前に何度も性的暴行を受けたことのある女性たちは、そのヒントを読み取ることが難しく、それ以外の女性たちに比べ、ボタンを押すのが遅かった。彼女たちは、脅威がひどく明らかになるまで（たとえば、男性の言葉や暴力による脅しがあり、女性が「触らないで！」とか「離して！」など、断固とした拒絶をするまで）デートを止めなかった。ただ、これは皮肉な話だが、過去に性的被害を受けた女性のなかでも、ＰＴＳＤの気持ちがひどく高ぶる症状が強い――つまり脅威に対する警戒心が非常に強いが、他のＰＴＳＤの症状はない――女性の場合は、そういった症状の少ない女性たちよりも、危険のサインをいち早く察してデートを止めるのが早かった。[39]

現実の世の中で性的脅威を過小評価すれば、深刻な結果につながる。同様のシミュレーションを用いた別の研究において、参加者の女性が過去に性的被害を経験していたかどうかに関わらず、脅威の察知の遅れ、対処行動の遅れが見られた女性は、実験後の追跡調査で、実際に性的被害を受ける可能性が高いことがわかった。[40]

他の種類の潜在的トラウマにも目を広げてみると、リスク認識の結果は状況によってさまざまだった[41]。たとえば都市を標的としたテロ攻撃の後、次の攻撃が差し迫っているかもしれないと考えた人たちは、積極的に必要な行動を取る傾向があった。たとえば、計画の中止、外出先の制限、大事な人に連絡したり支援を求めたりする行動などが、脅威のレベルを低く見積もった人たちに比べ、より多く見られた。ただ、これらの反応は、その人の住む場所と攻撃地点との距離、年齢、性別などによってさまざまだった[42]。また別の研究で、洪水の被害者たちを対象にしたものがある。それによれば、洪水全般に対する恐怖心と、自分の住む地域に洪水が起こる可能性、という二つの要因が、将来の洪水に向けた適切な準備を促す働きをしたという。ただしこれらの要因は、前回の洪水に対する被害者の感情的反応がどのようなものだったかによっても、洪水そのものの規模によっても異なっていた。

リスクの高い状況では、脅威に素早く対応することが生存に不可欠である。それは、警察官など危険な職業に従事する場合などにも言える。ある研究によれば、警官が訓練生の時に示す脅威認識力を見ると、その後の実際の任務において危険な状況を制御する能力を予測できるという。この研究では、警官訓練生に訓練用の悲惨な映像を見せ、その間のストレスホルモンの量を計測した。その量が多いということは脅威に反応しているということである。ストレスホルモンの量が多かった訓練生たちの多くは、その後四年間にわたり「レジリエンスの軌跡」を示すことが多かった。一方、映像を見せられた時に反応が鈍かった訓練生たち、つまり脅威にあまり反応しなかった訓練生たちは、その後「慢性的な苦悩の軌跡」を示すことが多かった[43]。

脅威に対する敏感さは、通常は危険と関連づけないような状況でリスクの高い出来事が起きた時に特に重要となる。たとえば、市民が突然戦争の脅威に直面していることに気づかされる時などである。

イスラエルの研究者たちは、この点に関して、非常に説得力のある実証を行った。地理的に異なる二か所の住人たちを対象に、ロケット弾攻撃が行われていた間の、彼らの脅威への注日度を計測したのである。一か所は激しい空爆を受けた地域であり、もう一か所は、まだ直接攻撃されてはいないが脅威にさらされている地域である。予想通り、実際に攻撃を受けていない地域住民にとって、脅威がどの程度のものかに注意を払うことはさほど重大なことではなかった。一方、大規模な攻撃を受けた地域では、脅威に注目することは生死に関わる問題である。この地域の住民たちのなかで、脅威の認識が高かった人たちは、明らかに精神の健康状態が良好だった。一年後にＰＴＳＤや抑うつを発症していた人も少なかった。[44]ただ、ここでもタイミングが関係していた。攻撃収束後一年が経ってから、再び脅威に対する認識を測ったところ、どちらの地域も大差がなかった。

不適切な時期に脅威に注目し過ぎることは、これもまた有害である。たとえば、命に関わるような状況で脅威に注目し続けることは、あまり意味がない。少し前に紹介した心臓発作の研究からも、このよい例が見出せる。救急処置室にいる患者たちの脅威認識を測った研究である。患者たちはそこに来るまでに、すでに身体からの脅威シグナルに対応している。だから救急処置室に運ばれてきたのである。だが、ここに来てしまえば、できるだけ冷静を保ち、医師たちの処置に任せるほか、彼らにできることはない。それがすでに有効ではなくなった時点で脅威にばかり注目すると、レジリエンスが生じる可能性を減らしてしまう。[45]

適切な状況において、適切な時に、適切な行動を取る

ほとんどの人は、深刻なあるいは長期にわたる心の傷を負うことなく、トラウマ的ストレスに耐えることができる。ほとんどの人はレジリエントなのである。だが逆説的なようだが、これまで見てきたように、レジリエンスを高めるとされる特質や行動は、その効果がそれほど大きくない。それは、どんな特質も行動も常に有効とは限らないからだ。どんな行動にも特性にも、プラス面とマイナス面がある。ある状況、ある特定の時に効果のある方法が、別の状況やタイミングではうまく働かないことがある。したがって結論は、驚くには当たらないものだ。ほとんどの人はレジリエントだが、そのための方法は自分で編み出さなければならない。たいていの人は、特定の状況とタイミングにおいて正しい行動を判断するのに必要な、精神の「フレキシビリティ（柔軟性）」を十分に備えている。そしてそれを実践することによって状況に適応し、前に進むことができるはずだ。ここまで読んできた読者のみなさんなら、こうしたフレキシビリティがどのようなものか明らかだと思うだろう。だが、これから見ていくように、フレキシビリティというのは、見た目以上に奥が深いのである。

パートIII

ゲームを主体的にプレイする

第5章 フレキシビリティ・マインドセット

「フレキシビリティ」は普通、適応すること、容易に修正できること、折れることなくたわむことなどの意味を含めて定義される。可塑性《かそ》、柔軟性、適応能力、順応性、弾力性、などの言葉と同義で使われることも多く、時に「レジリエンス」の意味で使われることもある。だが、ここではっきりさせておきたいのだが、「フレキシビリティ」と「レジリエンス」は、概念が異なる。私は本書の中で「レジリエンス」という言葉を、「トラウマになりかねない出来事の後も、良好な精神の健康状態を保っている状態」を言い表すために使ってきた。より正確に言えば、「精神の健全な機能が持続する安定した軌跡」という意味である。「フレキシビリティ」は「レジリエンス」とは違う。トラウマ的なストレスに自らを適応させて、レジリエンスに向かう道を見つけるために使うプロセスのことである。

このプロセスの中核をなすのは、私が「フレキシビリティ・シークエンス」と呼ぶ一連のステップだ。これらがフレキシビリティの基本的要素である。このシークエンスには多くが含まれるので、これから各ステップを詳しく見ていくことにしよう。だがその前に、そもそも逆境の最中にこういうプロセスを実行するためのモチベーションを、どうしたら見出せるのかを、まず理解する必要がある。

フレキシビリティは、自然に生じるものではない。受け身のプロセスではないということだ。またフレキシビリティを、ゴムや竹のように、圧力に応じて曲がる柔軟な材質のイメージで捉えることがよくあるが、人間はそう簡単に曲がるものではない。曲がるとしたらその人が自らを曲げるのである。このプロセスには少なくともいくらかの努力と、その時点でやるべきことに前向きに取り組む姿勢が必要だ。

熟練を要する仕事すべてに同じことが言える。どれほど熟達していても、その技術を使うにはモチベーションが必要だ。たとえば一流のスポーツ選手や音楽家は、必要な技能をすべて身につけているはずだが、正しいマインドセット（心の持ち方）、正しい態度、モチベーションがなければ、その能力を生かして優れたパフォーマンスをすることはできない。同様に我々も、まず心が本気にならなければ、フレキシビリティの能力を十分に活用できない。必要なのは私が「フレキシビリティ・マインドセット」と呼ぶ心の状態である。

フレキシビリティ・マインドセットは、トラウマになりかねない出来事に遭遇した後には、とりわけ重要である。そういう出来事に出合うと、心身のシステムが打撃を受ける。出来事の即時性と緊急性と危険性は、身体のストレス反応のギアを最大に入れる。第三章で、9・11テロ攻撃の際、ウィル、エヴァ、レイナが危地の迷路を逃げまどった様子を詳しくお話ししたが、その時の彼らの様子に、こういう強烈なトラウマ的ストレス反応をありありと見ることができる。彼らを襲った激しいストレスは意識を集中させた。また厳しい身体的試練に耐えるエネルギーを引き出し、必要となれば彼らは可能な限りの速さで逃げることもできた。だがこういう試練は、時に人を押しつぶしてしまう。残念ながら、被害に遭った人たちの一部は、原因となった出来事が沈静化した後も、長期にわたってトラウマ的ストレスに打ちのめされる状態が続いた。そうなると、ウィルのように、より長期的で数々の重大な困難を伴う、いわゆる「PTSD」と呼ばれる症状に発展する。

我々はほとんどの場合、深刻なあるいは長期的な打撃を受けることなく、トラウマ的ストレスをやり過ごすことができる。ただそういう場合でも、その出来事に関する辛い思いやイメージが、何日かあるいは何週間かにわたって続くことはよくある。そういう思考やイメージを何とかして振り払いたいと望むのが普通だ。しかしそのためには、そこにしっかりと注意を払う必要がある。何が起きていて、自分がどのようにそれに反応しているのかを見極め、少なくとも自分がそれに対して何ができるのか理解できるようにならなければならない。このプロセスを「フレキシビリティ・マインドセット」が支えてくれる。

「フレキシビリティ・マインドセット」とは、本質的に「自分はいま直面している危機に適応できるし、前に進むためにやるべきことは何でもやる」という確信である。このマインドセットの核には、将来に対する「楽観性」、自分はこれに対処できるという「自信」、脅威を「チャレンジ」と捉える前向きさの、三つの互いに関連する信念がある。これらの信念はそれぞれ別個に、レジリエンスと結びつくことが実証されている。これまで繰り返し述べてきたように、レジリエンスに結びつくとされている特質や行動も、その相関性は比較的小さく、あらゆる状況で効果的というわけではない。したがって「楽観性」「対処の自信」「チャレンジ志向」も、それだけで人がレジリエントになるわけではない。しかし、それらがレジリエンスと関連するというのは事実であり、たとえその結びつきが穏やかなものであっても、何かしら有益な作用があるということだ。ではその有益な作用とは何かを、これから見ていくことにしよう。

三つの信念はそれぞれが、一般的に健全とされる気持ちの持ちようだが、それらが合わさると、別のもっと重大な何かが生じる。これらの信念は、互いに働きかけ、補完し合い、それぞれが持つインパクトを何倍にも高める。そして一体となって一つの強固な確信を生む。それが、「自分は負けない。この試練を乗り切る道を必ず見出してみせる」というマインドセットである。前向きに取り組みフレキシブルに対応するためのモチベーションを生む方法は、たぶん他にもあるだろう。しかし私が知る限り、この三つの信念の集合的インパクトよりも明快で強力な方法は、他にはない。

「フレキシビリティ・マインドセット」という概念は、他の関連するいくつかの概念、たとえば、心理学者のキャロル・ドゥエックが提唱した「成長型マインドセット」と、その逆の「固定型マインドセット」などからヒントを得ている。この二つのマインドセットは、もとは学生たちの学習を促進するために考え出された概念である。新しい理論や技能を学ぶのに苦労している学生たちは、その理論や技能を獲得するために必要な才能が、生まれつきのものだと信じているためにうまくいかないことが多い。そういう学生は、人はもともと才能があるかないかのどちらかなのだと思っている。こういう思い込みは、「固定型マインドセット」と呼ばれ、知能テストなどの一般的な教育法によって強化されてしまうことが多い。「固定型マインドセット」を持った学生が悪い成績を取ると、彼らはそのマインドセットに対する確信を深める。その結果、ただ諦めてしまって頑張ろうとしなくなることが多い。そして「頑張ったってしょうがない。人は才能があるかないかのどちらかだ。うまくいかないなら、自分には才能がないに決まっている」と自分に言い聞かせる。また一方で、才能とは鍛えられるもので、努力、忍耐、他者からの適切な指導によって改善できると信じるように導かれた学生は、「成長型マインドセット」を持つようになる。彼らは次第にいい結果を出すようになり、その後も努力を続け、最終的に必要な能力を習得する。

「フレキシビリティ・マインドセット」は、「成長型マインドセット」と同じではないが、そこには明らかな共通点がある。「成長型マインドセット」と同様、「フレキシビリティ・マインドセット」にも、試練を克服することが可能であるという確信が含まれる。しかし同じ理由で、ドウェックがことあるごとに指摘するように、「成長型マインドセット」は、フレキシブルであること、オープンな心、ポジティブな見方など、「フレキシビリティ・マインドセット」と明らかに関連する特質と混同されがちだ。[1]だが彼女が異を唱える主なポイントは、それらの特質が「成長」と相入れないというものではなく、それらが生来の特質、つまり持つ人と持たない人がいるもののように考えられている点である。つまりこの点でも、「成長型マインドセット」は「フレキシビリティ・マインドセット」と響き合うのである。「フレキシビリティ・マインドセット」を構成する信念は、もとから備わっている特質のように見えるかもしれないが、後の章で説明するように、実は鍛えることも向上させることもできるものだ。

「フレキシビリティ・マインドセット」という考え方はまた、かなり以前の、いまはほぼ忘れられてしまった「ストレス・ハーディネス」という概念を思い起こさせる。[2]もともと一九七〇年代後半に、スザンヌ・コバサ（現在はオーレット＝コバサ）と、メンターのサルヴァドール・マディによって提唱されたものである。ストレス・ハーディネスは、三つの信念を中心としている。日々なすべきことに対する「コミットメント」、「コントロール感覚」、それにストレスを「チャレンジと捉える前向きさ」の三つである。最初の二つの信念は、楽観性や対処の自信と似ている。また三つ目のチャレンジ志向は、「フレキシビリティ・マインドセット」のチャレンジ志向と非常に近い。

「ハーディネス」の概念が最初に発表された時、心の持ちようがストレスへの対処に関係するという新しい考え方に、人々は大いに刺激された。だが「ハーディネス」が実際にストレスを緩和するかどうかに研究者たちが疑問を持ち始め、支持が次第に失われていった。しかしその判断は早計だった。実は、ハーディネスが人気を失ったのは、効果がなかったからではない。「成長型マインドセット」に対する誤解と同様に、ハーディネス型という一つの性格タイプと思われてしまったからだ。[3] これが間違いの始まりであり、残念なことに、この概念の大きな誤解と誤用につながっていった。

オーレット＝コバサとマディは、ハーディネスを性格の一タイプと考えるほど愚かではない。ハーディネスを構成する要素が、ストレスを緩和し、レジリエンスを生むものであるとも考えなかった。むしろ賢明にも、ハーディネスを中間的ステップだと見ていた。つまり、ハーディネスとは「悲惨な事態から生じたストレスの多い状況を成長の機会に変えるという、困難な作業に取り組むための勇気とモチベーションを与える」いくつかの信念の集合であると捉えていた。このいくつかの信念が、最終的にレジリエンスにつながる道を開くと彼らは言っている。[4]

「フレキシビリティ・マインドセット」はこの発展性に満ちた考え方を土台にしている。[5]「ハーディネス」が、それだけではストレス緩和ができないのと同様に、「フレキシビリティ・マインドセット」もまた、それだけで人をレジリエントにすることはできない。しかし人を動機づけ、ストレスの要因に前向きに取り組ませることによって、レジリエンスへの道を開く。つまりこのマインドセットは、直面する試練に自らをフレキシブルに適応させるというハードな仕事を可能にしてくれるのである。

早いうちに表れた兆し

ここまで、「フレキシビリティ・マインドセット」について詳しく説明してこなかったが、その兆候を、ジェッドの体験のごく早い時点、彼が手術室に向かった時の様子にすでに見ることができる。ジェッドはその時、尋常でないほどに冷静に見えた。自らの回復に対する楽観性と自信を、わずかながらも明らかに表していた。これらはどちらも「フレキシビリティ・マインドセット」の構成要素である。

「フレキシビリティ・マインドセット」の兆候は、9・11テロ攻撃の日のレイナの様子にもはっきりと表れている。事件当日についての語りの中にではない。その日はあまりにも多くのことが起こって、彼女は生き延びることで精いっぱいだったからだ。のちに、攻撃の日から数週間の経験について尋ねた時に、彼女が語ったことの中にそれが見出せた。

レイナは何とか無事に家に辿り着き、ようやく夫や子どもたちと再会できた。初めのうちは、トラウマ的ストレスに打ちのめされたような状態だった。しかし、彼女を気遣う家族や友人など、次々に手を差し伸べてくれる人たちに経験を語るうちに、その人たちの支えに強く打たれた。そうしてかなり早いうちから、意識に侵入してくる忌まわしい記憶に対処できるという自信を持つことができた。テロ攻撃のことが頭から離れなかったり、夢に見たりすることはあったが、それも必ず乗り越えられると思っていた。「どうしてかはわかりません。ただ何とかできるという感覚があったんです」と彼女は言った。

レイナはまた、チャレンジ志向の兆候も見せていた。人と一緒にいることに特別の苦痛は感じなかったが、心の傷が癒えない間は、この先、人との関わりが多少困難な場面もあるかもしれないと予期していた。そして、それにどう対処するのがいいかということも考えていた。彼女は、できるだけ外に出て他の人たちとともに過ごす時間を持つように心がけ、少しずつ自分を慣らしていった。そして生活が次第に平常に戻っていくに従い、さしたる困難もなく人々との交流を元の状態に戻すことができた。

彼女はまた、旅行をしなければならない時はどうしようかということも考えた。他の生存者たちと同様、レイナもまたテロ攻撃以後、飛行機に乗るのが不安だった。飛行機はあまりに強烈にその日のことを思い出させるからだ。それでも彼女は、ともかくも飛行機で移動した。「いい気分はしませんでしたけど、ともかく乗ったんです。まあ何とか頑張りました」と彼女は言った。彼女が考えた一つの方策は、人との交流が得意なことを利用して、周囲の乗客と話をすることだった。「私は社交的な人間ですが、普段は飛行機の中であまり人と話しません。一人の時間を大事にしたいからです。でもあの9・11以降、飛行機に乗るのが怖いので、誰でも近くにいる人に話しかけます。これは効果がありました。どうしてかわかりませんが、それ以来、旅をするのが楽になりました。いまも続けてやっています」と彼女は言った。

レイナと面談する間に、彼女が意図的に楽観的な展望を持ち続けようとしていることも見て取れた。我々は被害者たちに、直接楽観性について尋ねることはしなかったが、全員に「ポジティブな将来をイメージしたり楽しみにしたりできるか」という質問をした。

「将来を楽しみにしているかですか？　ええ、していますよ。いつも自分に『大丈夫。これはいつか過ぎ去る。人生のいいことだけを覚えていよう』と言い聞かせているんです。そして、自分が将来どんなことをしているだろうと考えるようにしています。テロの後は何もかもが流動的なので、自分の将来もどんなものかはっきりわかりませんけど……いまはともかく忙しくて、新しいプロジェクトを楽しんでいます。私は基本的に大丈夫です。幸せだし、将来も楽しみにしています」

このあとは「フレキシビリティ・マインドセットの三つの信念、「楽観性」「対処の自信」「チャレンジ志向」について、一つずつ見ていこう。そして、それらがどのように互いに関連し合い、強化し合って、「フレキシビリティ・マインドセット」を作り上げているかを示したいと思う。この三つの中では、「楽観性」がおそらく一番よく知られていると思うので、そこから始めよう。

楽観性

心理学の文献の中で「楽観性」は、特に根拠がなくても、将来が良いものだと総合的に信じることと定義される。つまり楽観性というのは一つのバイアスであり、ポジティブ方向に偏った、可能な将来の解釈であるといえる。もちろんなかには、何らかの根拠があって他の人たちより楽観的でいられる人たちもいる。[6] しかしほぼすべての人が、少なくとも時には、楽観的になることが可能である。

楽観性がレジリエンスを促進するという考え方は、一般書やメディアで一時期盛んに取り上げられた。[7] またこの考え方は、多くの研究結果によっても実証されている。楽観性の評価で高い平均点を取った人たちは、逆境やトラウマを引き起こしかねない状況に出合っても、よりよく対処することができた。私自身の研究でも、楽観的な人たちはそうでない人たちよりも、トラウマになりかねない体験をした後も、レジリエンスの軌跡を示すことが多かった。また別の研究では、そのようなトラウマ体験の何年も前に計測された楽観性が、体験後のレジリエンスの軌跡を予測していたことも明らかになった。[8]

これらの発見は、レジリエンスのパラドクスを再び思い出させる。[9] 年がら年中、あらゆる状況において楽観的だという人はいない。実際に、何があっても楽観的というのは、妄想的とまでは言わないまでも非現実的である。そして、レジリエントな結果をもたらすとされるすべての要素と同様に、楽観性もまた、時には効果がない。それどころか悪い結果に結びつくことさえありうる。[10] それでも、トラウマになりかねない出来事に対応しなければならない状況では、楽観性が役に立つ。それは、その人が年中楽観的な人間だからではなく、楽観性が人を直接レジリエントにするからでもない。「フレキシビリティ・マインドセット」の一つである楽観性が、期待されるポジティブな将来に向けて努力しようというモチベーションを、人に与えるからである。ただ、この後お話しするが、レジリエントな結果が実際にもたらされるためには、もちろん楽観性だけでは足りない。

＊

マレンは、大体において楽観的な人間だ。ドイツのデュッセルドルフで、典型的な中流階級の家庭に育ったが、幼い頃から優秀であり、ことに語学の才があることは明らかだった。高校を卒業すると、多くの友人たちと同様に彼女もまた、海外で「ギャップイヤー（大学入学前に与えられる猶予期間）」を過ごすつもりだった。英語はすでに上級レベルだったので、ロンドンにそのチャンスがあるとわかった時、彼女はそれに飛びついた。そしてギャップイヤーの一年が終わりに近づいた頃、マレンは格式あるケンブリッジ大学に入学を申請することに決めた。嬉しいことに結果は合格だった。二一歳になったばかりの彼女の将来は、眩《まばゆ》いほどバラ色に見えた。

ケンブリッジに入って二年目のある週末、仲間の男子学生がマレンを郊外の小旅行に誘った。彼はウィルトシャーに馬を一頭所有していたのだ。ウィルトシャーは古代遺跡で有名な地域である。B&Bに泊まって田舎を散策したり、乗馬を楽しんだりしようと彼は言う。マレンは、なんてロマンチックな計画だろうと思った。

ウィルトシャーは、イングランドの他地域に比べ、気候も比較的穏やかである。彼らがそこを訪れた最初の日も、乗馬にうってつけの良い天気だった。彼らは着くとすぐに馬小屋へ行った。だがその時、乗れる馬は一頭しかいなかった。

それでも二人は、交代で乗れば十分楽しめると考えた。彼が先に乗り、その後マレンの番になると、彼は自転車で伴走した。

マレンは以前から馬が好きだった。子どもの頃に乗馬のレッスンを受け、軽乗（ボルティング）のような難しい技も習ったことがあった。特に腕のいい乗り手だと思っていたわけではないが、まずまず乗りこなせるだけの自信はあった。

初めての馬に乗るのはどんな時でもそう簡単ではない。おまけに、この日に乗った馬は骨の病気から来る痛みがあって、しばらく運動をしていなかったようだ。マレンはもちろん、そんなことは知らなかった。彼女の頭にあったのは、なんて素晴らしい日だろうということだけだった。新しいボーイフレンドは今後仲良くなれそうだし、久しぶりに乗馬が楽しめそうである。

二人は満面の笑みを浮かべて出発した。

初めはゆっくりと歩を進めた。マレンは馬上で、彼は自転車に乗って、おしゃべりしながら素晴らしい天気を楽しんでいた。そのうちに開けた場所に出たので、マレンは馬に駆け足を促した。次に起こったことが、馬が感じた痛みのせいだったのか、単に見知らぬ人間に乗られて不愉快だったせいなのかわからない。馬はいきなり駆け出したかと思うと跳ね上がって、マレンを振り落とした。

あっという間の出来事だった。マレンは、一瞬身体が滑り落ちるのを感じた次の瞬間には、草の上にあおむけに横たわっていた。起き上がろうとした時、身体が動かないのに気づいた。

＊

脊髄は中枢神経系が通る最も重要な管で、脳と各器官の間で感覚や動作の情報が行き交うスーパーハイウェイである。その神経線維のネットワークは、身体のほぼすべての部分と結びついていて、我々が普段無意識に行っている呼吸、身体の動き、消化、身体的感覚、性的反応など、ほぼすべての活動において大きな働きを担う。脊髄を通って運ばれる情報はきわめて重要なため、骨でできた専用の保護ケースに守られている。こういう神経系は脳以外には脊髄しかない。

脊髄の損傷は常に重大な結果をもたらす。脊髄組織の打撲傷で済めばそれが一番ありがたい。打撲傷なら神経のダメージは比較的軽く、手や足など身体の一定範囲が一時的に感覚を失うくらいで済む。だが運悪く、より激しい衝撃を受けた場合は、脊椎骨が砕けたり、脊髄が切断されたりすることがある。そうなると、ダメージは多くの場合恒久的なものとなり、さまざまな程度の麻痺が残ることになる。「対麻痺《ついまひ》」というのは、下肢の感覚や運動機能が失われることである。「四肢麻痺」は、手足および胴体の麻痺を意味する。だが重大な脊髄損傷は、たいていはそれほど簡単に種類分けできない。損傷の位置つまり具体的にどの脊椎骨が損傷したかは、患者自身が語る症状がより多くの情報をもたらすことが多い。損傷した部位が脊柱の高い位置にあるほど、身体機能が失われる程度が大きい。

*

ほんの数分前まで、のんきに素晴らしい天気を楽しんでいたその草原に、マレンは凍りついたように横たわっていた。どんな思いが脳裏を巡っていただろう。その時のことを思い返して、何が起きたのかよくわからなかったと彼女は言った。

「さっぱり理解できませんでした。覚えているのは、落とされまいとしがみついたけど、滑り落ちてしまったことです。気づいたら仰向けに倒れていて、起き上がれない。どうして動けないのかわかりませんでした」

運が良かったのは、彼女が一人でなかったことだ。それに、近くに脊髄損傷の治療を専門とする病院があった。マレンはそこに、ヘリコプターで搬送された。

彼女は冷静でいようと努力したが、病院に着いてから恐怖が襲ってきた。

「これからずっと、こうして病院の廊下をあっちこっち運ばれ、何度もレントゲンを撮られることが続くのかと思うとぞっとしました。それに痛みもひどかったです。この間ずっと、痛み止めがほしいと思い続けていました。ともかく痛みから逃れたかった」

マレンの家族はドイツにいる。母親は娘の負傷を知ってすぐにイギリスに飛び、翌日には病院に到着した。マレンはその時もまだ、自分の負傷の重大さを完全に理解していなかった。

「自分に何が起きたのかわかっていませんでした。脊髄損傷だとは思いもしませんでした。バカなことばかり気にしていたんです。一緒にいた男性に、私は恋心を抱き始めていて、その人のことを考えていました。彼は私のことをどう思うだろうって。バカげてますよね。こんなひどい怪我をしているのに、それが何を意味するかまったく理解していなかったんです。ことの重大さを判断する能力が欠如してました」

母親とようやく話ができた時、すべてが一変し始めた。

「脊髄損傷による対麻痺」を意味するドイツ語は「querschnitslahmung」で、彼女はその言葉を知っていたし、それに当たる英語も知っていた。だが英語の「spinal cord lesion（脊髄損傷）」には、母国語が与えるほどの重大な意味が感じられなかったのである。母親が口にしたドイツ語のその言葉を聞いた時、彼女はようやく理解した。

その瞬間の記憶はいまも消えない。

「ああ、なんていうこと！と思いました」とマレンは言った。

脊髄損傷は、人生を変えてしまう障害だ。自分の世界がこの先どう変わるのか、彼女にははっきりとわからなかったが、どちらにしても悪い方に変わると考えざるを得なかった。これまでに経験したことのなかで最も悪いことが起きたのだと思った。

マレンの胸椎は四か所で骨折していた。これはきわめて心配な状況である。脊柱の中でも比較的高い位置の損傷だからだ。ただ幸い、脊髄切断まではしていなかったので、少なくともそれだけはいいニュースである。脊髄は切れてしまうと修復不能だ。それでも、マレンの脊髄はかなりの損傷を受けており、今後の経過は楽観できるものではなかった。

マレンのようなケースでは、弱った脊柱をサポートするために金属性の棒を挿入する手術が一般的である。それによって脊柱はより大きな荷重に耐えられるようになり、少なくとも多少は動けるようになる。だが、この病院で普段その手術を担当している医師が、その時たまたまイースター休暇で旅行中だった。代わりに、年配の保守的な考えの医者がマレンを治療することになった。この医者は手術に反対だった。そしてマレンは、金属製の支えを入れてもらうことなく、九週間、一日中まったく身体を動かさずにベッドに横たわっているように指示された。唯一身体を動かせるのは、看護師が来て床ずれを防ぐために身体の向きを変えてくれる時だけだった。

病院のベッドで身動きすらできずに横たわりながら、マレンにできることは考えることだけだった。暗澹《あんたん》たる将来を思い浮かべずにいられようか。二度と再び歩けなくなるとしたら？　彼女は、車椅子でケンブリッジ大学での生活に戻ることなど想像できなかった。それを考えただけで「本当に怖くて、気持ちが落ち込みました」と彼女は言った。

ほとんどの人は、人生のどこかの時点で、深い悲しみに見舞われた経験を持っているだろう。だが重症の抑うつは、はるかに苦しいものだ。そしてもっと陰湿である。インフルエンザにかかったり、脚が攣《つ》ったりする時のように、突然起こるものではない。心の中に膿を持ち、複数の症状が互いを増悪させる。症状は合流して力を増し、悪循環を繰り返しながら深みに落ちていく。

抑うつが本格的になると、二つの典型的な症状が現れる。一つは、悲しく憂鬱《ゆううつ》な気分が一定期間、一日の大半を通して続くこと。もう一つは、それまで熱心に楽しんでやっていたことに興味を覚えなくなることだ。抑うつがさらに進んで制御不能な状況になると、これらの症状に加えて別の問題も現れてくる。ものを考えられない、集中できない、疲労感、不眠や過眠、自分は価値のない人間だという思い、食欲の明らかな変化などである。また過度な不安症状も同時に起こる。

たとえマレンが、抑うつと不安感情をなんとか抑えることができたとしても、まだ負傷という現実がある。どういう基準に照らしてみても、マレンの落馬事故とそれに伴う結果はトラウマ的と言える。突然の出来事であり、命に関わり、しかも大きな苦痛を伴うもので、ＰＴＳＤをもたらす要素が揃っている。[11]

脊髄が負傷すると、しばらくの間は「脊髄ショック」と呼ばれる症状が生じる。通常はこれが数週間続き、その間、神経線維が完全にあるいは部分的に反応しなくなる。これは危険な時期であり、重篤なケースでは、心停止やその他の自律神経系の機能不全などに陥ることもある。またこの間には、頭痛、異常な感覚、大量の発汗などの症状が見られる。

マレンはこの時期、病院のベッドにじっと横たわりながら、脳裏を飛び交う狂気じみた恐ろしい考えを、必死に払いのけようしていた。苦痛を緩和するために大量のモルヒネが処方されていたのである。おかげで苦痛は確かに和らいだ。マレンはもともと楽観的な性格だが、それでもこの状況が、この後すんなりと良くなっていくとは思えなかった。脊髄損傷が深刻な事態であることは、もう彼女にもはっきりわかっていた。彼女は気持ちを落ち込ませないためにできるだけの努力をした。いまある気力のすべてを使って、「良くなる」というただ一つの目標に向け、意図的に間断なく気持ちを集中させた。マレンの意志はきわめて固く、諦めるつもりはまったくなかった。

「言われたことをそのまま信じるつもりはありませんでした。二度と歩けないなどという話を受け入れることはできません」

マレンは、音楽が大きな救いになることを発見した。音楽は彼女を別の世界に連れ出し、ポジティブで健康的なイメージを持たせてくれた[12]。

「すっかり治って歩けるようになった自分を想像していました。海岸を歩いている場面などを想像していたんです」

マレンの母親や、その後イギリスにやってきた兄弟たちも、彼女と同様に楽観性が重要であると考えていた。そしてマレンのそういう姿勢をできる限り応援した。これは彼女を大いに勇気づけた。彼らはマレンに音楽を届け、脚をマッサージし、役に立ちそうなことなら何でも進んで試した。

ただマレンの父親の場合は少々違った。彼は行動的な男性で、娘を助けたい一心だった。そしてドイツから到着するなり、マレンのために全力で行動し始めた。だが、彼にとっての支援とは、娘の気分を良くさせることではなく、状況の詳細と事実を突き止めることだった。彼は、脊髄損傷と娘の治療に関するありとあらゆる情報を集めることに没頭した。

この初期の段階では、より多くの情報を集めることで何か得られるものがあったとしても、マレンにはどうでもよかった。「あまり多くの情報に接しないようにしていました」と彼女は当時を振り返って言った。「知識を増やしたいという気持ちはなかったんです。ただ、きっと治るというポジティブな考えに集中したかっただけで、怪我の詳細を知りたいとは思いませんでした」

負傷後の数日間はまだ、機能がどのくらい回復するかはっきりわからないのが普通である。初めの脊髄ショックが収まってきて初めて、負傷の重篤さがより明らかになり、患者がどの程度それに耐えられるかがわかってくるものだ。

マレンの場合、その分かれ道は事故後一〇日ほどでやってきた。脊髄ショックは収まりつつあるように見えた。

それから、その瞬間がやってきた。

「足の指を動かしてみたら……感覚がゆっくり戻ってきたんです」

喜びがこみあげてきた。

家族も友人たちも同様に興奮した。

動かせたのは足の指がほんのわずか、数ミリほどである。それでもその数ミリが重大なことに思えた。

「足が動かせたのは本当に大きな出来事でした。大したことではないのでしょうが、これは出発点です。私は自分が絶対にまた歩けると確信しました」

だが誰もがマレンの高揚感や楽観性に共感したわけではない。医者たちはこういうことを前にも経験していた。したがってまったく悲観的というわけではないが、ずっと慎重だった。彼らはマレンに、足の指が少し動くのは喜ばしいことだが、特別な意味があるわけではないと言った。医者たちはマレンの病状のデータを詳細に検討した結果、残念ながら今後の見通しはあまり良くないと考えていた。

彼らが悲観的だった理由の一つは、脊髄ショックは身体感覚を麻痺させるだけではないことを知っていたからだ。負傷後数日間の患者の精神活動にも影響を与える。この間は脳への信号が遮断されるために、思考プロセスが阻害され、感情が平板になったり、自分に何が起きたのかが理解できなくなったりする。外科医たちの話によれば、脊髄ショックの期間が終盤になると、患者たちが驚くほど協力的になり、元気になったように見えることがあるという。彼らの気分も病院スタッフとのやりとりも、ごく適切でまっとうである。だがこの時期の患者の様子を、その通りに受け取ってはいけないと、医者たちは警告する。患者たちが示す一見正常な感情的適応はおそらく本物ではない。その後まもなく、怒りの期間が始まる。それから、自分の置かれた状況の全容が見えてくると、間違いなく苦悩と抑うつの兆候を示し始めるのだという(13)。

楽観性がうまく働くとき

マレンは足の指が動いた時、「電流が走り抜けたような」感覚を覚えたという。これこそが、彼女が求めていた確信だった。それまで必死に楽観性を保つ努力をしてきたが、いまこそ、その楽観性が湧き上がるのを感じた。

しかし楽観性は、何かの違いを生むのだろうか。彼女の負傷の予後は不良とされていた。彼女が将来に明るいイメージを持っていたとして、それが何か実際の役に立つのだろうか。楽観性だけで、立ちはだかる無力感や絶望感を追い払い、回復の希望だけを見つめていけるだろうか。

楽観的な未来志向が、非常にうまくやれることが一つある。それは人を動機づけることだ。悲惨な状況に適応するのは大仕事であり、それに集中し続けるには燃料が要る。楽観的な将来を信じることが、適切なモチベーションを生み、それが燃料を供給する。ある実験で、参加者の脳の状態をｆＭＲＩ（機能的磁気共鳴画像法）で観察しながら、将来のポジティブな出来事を思い浮かべてもらった。すると脳の扁桃体《へんとうたい》の活動がより活発になった。ここは中でも、感情的な決断や、苦労がいずれ報われるという期待などに関わる場所だ。また同時に、吻側前帯状皮質の活動も活発化した。ここは感情的な決断や幸せな将来の期待、その他に関わる。将来のポジティブな出来事を想像すると、脳の中のこの二つの領域で相互的な神経結合が強く起こる。双方が連携して、将来はいいことが起きると期待させるように働くようだ。その結果、人はそれに向かって努力するよう動機づけられる。楽観性の評価で高得点だった人々は、将来に良いことがあると考える脳の活動パターンが、特に顕著だったという(14)。

楽観性があると、人はポジティブな将来を手にするために必要な努力を進んでする。何をするにもエネルギーと努力は必要だ。身体を動かせばカロリーを消耗する。万歩計やフィットビットのような機器を使っている人はわかると思うが、動けば動くほど、激しく身体を使えば使うほど、多くのカロリーを消費する。脳の活動もほぼ同様である。我々の脳は常に働いており、休息している時でさえも、脳の活動には驚くほど多くの代謝エネルギーが必要となる。そして、自分を取り巻く世界をどう捉えるかが、人の行動のすべてに影響を与える。それはまた、どのくらい努力するか、どのくらいのエネルギーを必要とするかにも緊密に関わる。感情的に負担の大きい問題を一生懸命長時間考えることは、さらにエネルギーを使う。その影響は身体の他の機能にも及び、ストレスホルモンを放出させたり心拍数を上げたりする。まだ詳しいことは調べていないが、フレキシブルな思考もまた、エネルギーと努力を要する。だが人は、楽観的な気分の時、問題解決のためにエネルギーと努力を注ごうとする。未来が良いものなら、苦労のしがいがあると思うからだ[15]。

また、努力が報われる未来に対する楽観的な期待は、自己実現的な性質を持つ。楽観的な人は、進んで自己管理を行う。したがって当然ながら、より健康で長生きする[16]。楽観的な人は、自分は必ず成功すると信じているので、簡単に諦めずに努力を続ける。楽観主義者が実際に他の人より成功するのは、少なくともある程度はこの理由によるのである。人間関係においても同様だ。楽観的な人たちは、そうでない人たちよりも、親密な良い人間関係を築く傾向がある。これもまたおそらく、同様の自己実現的理由によるのだろう[17]。

マレンは足の指を動かせた時に非常に嬉しかった。しかし彼女には険しい道のりが待っていた。身体的な苦痛はまだこれからも続く。脊髄ショックが収まった後の最初の一週間はとりわけ辛かった。脊髄が損傷を受けると、脳と筋肉の動きを司る運動ニューロンの連携が壊れる。言ってみれば、運動ニューロンが勝手に働き始めるのである。筋肉は脳との直接の連携が絶たれたために、気まぐれに活性化し、しばしば激しい痙攣《けいれん》を引き起こす。(18) その痛みは耐えがたいものだ。痙攣を和らげるために、マレンは身体をできる限りリラックスさせる必要があった。時にそれも困難だったが、家族の支えもあり、彼女はできる限りそれに耐えた。そして最終的に、運動神経回路の回復に伴い、痙攣は次第に収まっていった。その間も、マレンは自らの楽観性を衰えさせることはなかった。

「自分に目標を課したんです。必ずもう一度歩けるようになると。この目標を中心にしてそれからの二年間を生きてきました」

彼女は自らの楽観性に背中を押されながら、どうすればこの目標が達成できるかを真剣に考えた。そうやって長期にわたる苦難を耐えたのである。

もう一度歩くのだという彼女の執念は、時に専門医たちと衝突することもあったという。それも無理からぬことだ。医者たちはマレンが現実否認の心理状態にあるか、単に理解能力がないなどと思っていたのである。

＊

マレンは、特に衝撃的だったある場面をいまも忘れない。負傷から六週間ほど経った頃、彼女は家族がいるドイツに戻って治療を続けることになった。これは、彼女が飛行機に乗らなければならないことを意味するわけで、簡単なことではなかった。損傷がそれ以上悪化しないように、機上ではまったく身動きすることなく横たわっていなければならない。彼女は心の準備をし、できるだけ気持ちを沈ませないように努力した。

「私は、飛行機に運んでくれた救急隊員の人たちに愛想よく話しかけました。そして楽しくおしゃべりをしていたんです。だけど、私の診療記録を見た瞬間から、彼らの態度が変わりました。すごく深刻な様子になったんです」

マレンは隊員に頼んで、その記録を見せてもらった。その時まで自分のカルテを見たこともなかったのである。でもそれは、本当に辛い瞬間だった。

「内容は非常にネガティブなものでした。私は今後、基本的に車椅子の生活になると予想されていました。そこに使われていた言葉が……何というか……すごく残酷なものでした。私はいつもポジティブでいようとしていたのに、そこに書かれていた言葉は、本当にネガティブなものだったんです」

期待と現実のギャップは、その後も拡大するばかりだった。マレンはいつも、イギリスの医者たちは慎重すぎると思っていたのだが、ドイツの病院に搬送されてから、ドイツの医者たちがそれに輪をかけて保守的だということがわかった。

「ドイツ人の医者たちは、私が歩けるようになる可能性についてとても否定的でした」

しかしマレンは、少なくともある程度は通常の生活を取り戻せるのではという楽観的な信念を持ち続け、そのことだけを考えるようにした。

ドイツで最初に入った病院は、研究施設としては抜群の評判を有していた。しかしマレンはそこで気持ちが安らぐことがなかった。もっと自分のポジティブな考え方を受け入れてくれる病院に移らなければと思い、転院したいと周囲に働きかけた。

そして最終的に彼女に合う病院が見つかり、転院の手続きをすることができた。

楽観性のマイナス面

マレンの一途な楽観性には、何かマイナス面があるだろうか。これまで見てきたように、レジリエンスを促進するどんな要素もそうであるように、楽観性も常に有効とは限らず、状況によっては有害になることもありうる。たとえば、楽観性は過剰な期待をもたらし、最終的に壊滅的な失望に終わることもある。がんの治療などのケースでも、実現が望めない非現実的な期待を持ってしまう例が時に見られる。治療を開始する時点で、患者が非現実的な高い期待を抱いていることが多いと、医者たちは報告している。たとえばある研究によれば、がんの治療法を探し求める患者の大多数が、自分がその治療から得られる効果は平均よりも高く、リスクは平均よりも低いと信じているという[19]。だが、非常に困難な状況であっても、悪い結果の起きる確率のことは別にして、自分はどんな結果にもしっかり対応できるだろうと考えるのであれば、楽観性はやはり心身にとってプラスに働く。実際に、辛いがん治療の現実に直面した時にも、そのストレスに対処するのに楽観性が助けになることが、研究の結果明らかである[20]。

＊

マレンは、以前の所よりも理解のある別の病院に移ると、さっそく身体の強化を考え始めた。

「リハビリに真剣に取り組みました。できることは何でもしました。病院の設備やサービスをすべて利用して、普通の人がやらないレベルまでやったと思います。時間外にもジムへ行って、一人でウェイトトレーニングなどをしていました」

普段はまだ車椅子を使っていたが、マレンは松葉づえと膝の固定装具の助けを借りて、歩くことに近い動きを練習し始めた。動きはみるみる改善していき、それに伴って、楽観性を維持する能力もさらに向上した。彼女はより良い将来に注目することを決してやめなかった。いつか必ずまた歩けるようになって、最終的にはすべてがうまくいくと信じ続けた。この強化された楽観性に支えられて、どんな方法もすべて試そうとする無限の意欲を持っていた。回復の助けになるかもしれないと思えば、どんな選択肢にもノーと言わなかった。だが当然ながら、この前向きさのために袋小路に入り込んでしまうこともたびたびあった。

彼女は当時を思い出して笑った。

「こういう怪我をした人がいると、周りの人はみな何とか直してやりたいと思うんですね」

だが新しい方法は、常に希望をもたらす。まだイギリスの病院にいた時のことだが、母親が一冊の本を持ってきて彼女に見せた。アメリカの精神科医ジェラルド・ジャンポルスキーの本だった。ものの見方を変えることによって重い病気や怪我を乗り越えることができた人々の感動的なストーリーが数多く載っていた[21]。マレンはその本を読んで非常に勇気づけられ、ジャンポルスキーに宛てて、会いたいという趣旨の手紙を書いた。それから間もなく、ドイツの病院に移ってから、マレンの家のかかりつけの医者が、カフナというハワイ先住民の伝統的治療者のことを話してくれた。ロミロミと呼ばれるマッサージ法を用いて、身体に負った障害を治療するのだという。その頃、カフナがたまたまドイツに来て講演をしていたので、かかりつけ医はマレンが彼に会えるように取り計らってくれた。マレンはカフナが素晴らしく「カリスマ的」だと感じ、彼の手法が自分にも効くかもしれないと思った。マカフナと話をするうちに、彼の弟子がマレンに、カフナが活動しているハワイのマウイ島に来ないかと誘った。マレンにはそこが真の癒しの島のように思われた。

自由に動けない人間にとって、マウイ島はドイツからはるかに遠い。この旅行は費用もかかる上に困難を極める。そのための準備も膨大である。おまけに、いまのところは単に希望的可能性にすぎない。結果に関して何の保証もない。

大概の人はおそらく、ただちに諦めるだろう。しかしマレンにはこの選択肢が非常に魅力的に思え、その後もカフナのチームとの連絡を取り続けた。マレンは脚にもう少し力がつくのを待って、最終的に、この旅行を実現させるための準備を開始した。幸運なことに、ちょうどこの時期に、ジェラルド・ジャンポルスキーから返事が来た。何と彼もまた、妻と共著者のダイアン・シリンシオーネと三人で、ハワイの別の島に滞在しているとのことで、彼女に会いたいと言う。

カフナによる施療も、ジェラルドやダイアンとの出会いも、マレンにとって初めからきわめて有益なものだった。そのため、もともとの計画ではハワイに六週間滞在する予定だったのが、結局四か月も滞在することになった。

「できるなら、もっと長くいたかったんですけど」と彼女は笑った。

ハワイにいた間、マレンはできるだけ運動をするようにした。筋肉を強化するため、毎日海に入って泳いだ。またこの時期に多くの友人を作った。ジェラルドやダイアンをはじめ、たくさんの新しい友人との会話は素晴らしく有意義なものだった。

それに何よりこの土地柄が、何ごとにもめげない自分の楽観的な姿勢にぴったりだということを発見した。

「本当に気に入りました。ここの人たちは本当にポジティブです。アメリカ人のそういうところが私はすごく好きです。ここには、人々が逆境に打ち勝ったという伝説みたいな話がたくさんあります。アメリカ人はそういう話が大好きなんです。だからみんな私の話を喜んで聞いてくれ、励ましてくれました。私はここで、人生のうちで最高にポジティブな時間を過ごしました」

彼女の身体は着実に回復していった。そして一段回復するごとに、自信はいっそう深まった。

怪我からちょうど一年経ったある日、マレンは友人とマウイ島のハレアカラ山頂に上って、昇ってくる朝日を見た。その日の午後、二人は海岸に下り、マレンは初めて自分の脚で歩くことを試みた。

そしてついに、彼女は歩いた！

困難を戦い抜いた輝かしい瞬間だった。実に驚くべき勝利である。

しかしマレンにはさらにやることがあった。

彼女はトレーニングを続けて身体を強化し、怪我から二年後には、ケンブリッジ大学に戻って勉強を再開した。マレンにとって、これこそが究極の勝利だった。彼女は再びこのキャンパスを、何の助けも借りずに自身の二本の脚だけで歩いていた。マレンは自分が達成したことを、心ひそかに誇らしく思っている。だが彼女が成し遂げたことは、満場の喝采《かっさい》に値する偉業である。

第6章　相乗効果

それから何年かが過ぎ、負傷はすでに過去の出来事になった。そしてマレンは当時の医者たちがなぜあれほど慎重だったのかを理解するようになった。脊髄損傷患者の多くは、感覚をいくらか取り戻すことはあっても、それ以上は回復しない。多くの患者にとって、再び歩けるようになることは夢でしかない。

マレンは、自分の回復がどれほど奇跡的なことだったのかようやく理解した。彼女の努力が並外れていたことは否めない。だがそこには幸運が作用したはずだ。楽観性だけで、治らない脊髄を治すことはできない。このような負傷の場合、回復する可能性はきわめて小さいものだが、マレンの状態がかろうじてその範疇にあったということだ。もしその可能性の隙間がなかったら？　脊髄が治らなかったとしたら？

マレンはよくその可能性について考える。負傷の直後に足の指を動かすことができなかったら、そして二度と歩くことができなかったら、自分はどの程度この困難に対処できただろうか。楽観性は絶望に置き換わっていただろうか。

ここで、「フレキシビリティ・マインドセット」を支える、他の二つの信念が重要になってくる。マレンが楽観性だけに頼っていたなら、おそらく現実に屈していただろう。楽観性は、それだけでは不十分である。バラ色の将来に意識を集中することはもちろん強力な動機づけとなり、人はフレキシブルな解決法に向かって努力するようになる。だが、楽観性だけに頼ってフレキシブルな解決法を見つけるのは、とりわけ悪いニュースが立て続けに入ってくるような状況では、不可能とは言わないまでもきわめて難しい。

前の章に書いたように「フレキシビリティ・マインドセット」は、自分は直面する試練に適応でき、前に進むために必要なことは何でもやるという確信が核になっている。「楽観性」は、間違いなくその確信に寄与する。だがそこに他の二つのマインドセット――「対処の自信」と「チャレンジ志向」――が加わることによって、さらにまた別の展望が開かれる。これらの要素が、困難に対処するのに必要な一層の推進力を与えてくれるのである。そしてまたこの後説明するように、これらにはそれ以上の働きもある。

自信とチャレンジ

数年前、私はシカゴで開かれていた学会の「レジリエンスと重大な危機」に関するシンポジウムに参加していた。[1] そこで、いまは亡きオックスフォード大学のポール・ケネディ博士と同席した。ポールは当時、脊髄損傷患者の心理に関する世界的権威の一人だった。パネルディスカッションが終わってから、私は彼と酒を飲みながら話をした。彼は、私の開発した「軌跡」という考え方は非常に面白いと言い、それから長く話をした後に、私がトラウマ研究の中で見出したのと同じ軌跡が、ポールの研究グループが収集した脊髄損傷患者のデータにも当てはまるかどうかを調べようということになった。これは非常に厳しいテストになると私は思った。彼のデータに含まれる脊髄損傷患者たちはみな、マレンがかろうじて免れたその辛い結果を抱えている人たちだからだ。その人たちはみな、足の指を動かすこともできないし、たとえできたとしてもそこから先へ進めない。全員がいまだに身体に麻痺がある。

この研究がようやく完成した時、その結果は驚くべきものだった。それまで我々の数多くの研究で見出されたのと同様に、脊髄損傷患者のほとんどは、負傷の深刻さにもかかわらず、明らかなレジリエンスの軌跡を辿っていた。[2] これは、過酷な現実を認識する前の過渡的現象ではない。レジリエントなグループの抑うつのレベルは、負傷直後の入院中からずっと安定的に低く、その後数年間にわたって定期的に評価した時もやはり低かった。さらに驚いたことに、レジリエントな患者たちの抑うつのレベルは、一般的な人々とほぼ同程度だった。つまりひどい怪我をして身体に麻痺があっても、その大多数は、街を歩いている平均的な人たち以上に抑うつや不安症状を持っているわけではないということだ。負傷後の数週間において、すでにそうなのである。しかしここでさらに重要なのは次のことだ。この研究とその後に行われたいくつかの研究により、レジリエントな患者たちはみな、「フレキシビリティ・マインドセット」の三要素を満たしていることが明らかになった。彼らは楽観的であり、自分を状況に的確に対処できる人間だと見ており、直面する試練に完全にフォーカスしていた。[3]

「対処の自信」は、楽観性とはまた別の方向から人を動機づける。リスクを冒すのに必要な、もう一押しの力を与えるのである。自分なら何とかやれると思っている人は、多様な行動を試す傾向がある。できるかどうかわからないような行動も、自分は成功するかもしれないと思えばやってみるだろう。そして楽観性と同様、こういう自信もまた、自己実現的予言となる。自分はものごとにうまく対処できると思っている人たちは、単にそう考えているだけではない。現在のストレスにも将来生じるであろうストレスにも、実際にうまく対処するのである。トラウマになりかねないような出来事に遭遇した時には、そういう人たちはとりわけよく対処する。[4] たとえば、トラウマ的負傷をした入院患者たちを対象に行った我々の研究でも、入院時に「自分はものごとに効果的に対処できる人間だ」と考えていた人たちは、その後六か月にわたりレジリエンスの軌跡を辿ることが多かった。[5]

「チャレンジ志向」は、これらにまた少し違う要素を加味する。この信念の本質を理解する一番の方法は、それと反対の「脅威志向」と比較することだろう。重大な災厄に見舞われた時に脅威を感じ、少なくとも初めのうちは、起こりうる悪いことばかりに注目するのは自然なことだ。心理学者たちが言うように「認識される危険のレベルが、そのストレスに立ち向かうための自己の対処能力やリソースのレベルを超えていると思われる場合」、人は「脅威評価」を行う。[6] つまり、自分がその脅威に負けてしまうことや、自分の状況がこれまでより悪くなることを予期する。そして自分に向かって「悪いことが起きる。それは今後さらに悪い状態になる。自分にはとても対処できない」と告げるのである。脅威に注目し続けるほど、抑うつと不安が強まる。それらはまた、人が有効な行動を取ることを妨げる。脅威志向が長引くと、受動的反応が促される。そして、起きていることに対して積極的に抗ったり、対処しようとしたりせず、されるがままになる。そうなると状況が改善する望みは薄くなる。

だがこの状況を「試練」として注目すると、何かが起きる。まず、より積極的な態度を取るようになり、ストレス源に対して違う見方をするようになる。それが耐え忍ぶべき脅威でなく、受けて立つべきチャレンジに見えてくる。試練として受け入れれば、これからどんな悪いことが起きるかばかりを考える代わりに、乗り越えるためには何をしなければならないかに着目するようになる。

「チャレンジ志向」がフレキシビリティを促進した好例が、最近のニュースで報道された、前衛的作曲家ジョン・ゾーンの話である。ゾーンはここ何か月か、自分の曲の大規模なレトロスペクティブ・プロジェクトに没頭していた。自らプロジェクトのあらゆる面に関わって指揮を執《と》った。多数のミュージシャンを集め、いろいろな組み合わせでそれぞれの曲を録音し、各セッションの音をミックスして究極の音楽作品に仕上げていくのである。ところが、プロジェクト全体が完成目前という時になって、あてにしていた財政的支援が得られないことになった。このプロジェクトにかかった莫大な費用を払う資金がない。ゾーンはこの脅威ともいえる「最初のショック」を受け止めた後、ここはギアを入れ替えるしかないと悟った。「何とかしようっていうモードに切り替えたんだよ」と彼は言った。「自分にはいつだってプランBというのがある。問題を解決するクリエイティブな道を見つけるんだと考えたんだ[7]」

「チャレンジ志向」によって生じる適応の仕方の変化は、身体的反応と同じようにある程度は自動的に起こる。この変化がどのように生じるかを実証した、非常に説得力のある実験室研究がある。一つの実験では、まず参加者たちに、ストレスのかかる状況――たとえば弱い電気ショックを与えられるなど――に置かれた場合、自分はどのように反応すると思うかを尋ねた。また別の実験では、参加者たちに、ストレスを脅威ないしチャレンジと捉えるように指示を与えた。どちらの実験でも、ストレスを脅威ではなくチャレンジと捉えた人たちは、自然にそうなったか、指示に従ってそうしたかに関わらず、身体的反応は一貫して明確に、行動と適応の方に向かっていた[8]。

この「適応反応」はこのように起きる。まず交感神経系が心血管系反応を強める。心室収縮が強まり心拍出量が増す。簡単に言えば、心臓が血液をより多く送り出すようになるのである。それと同時に、身体はエピネフリン――一般的にアドレナリンと呼ばれる――というホルモンを血流に放出する。アドレナリンは大きい骨格筋と肺の血管を拡張し、それにより血圧の上昇を抑えるとともに、状況に対応するための十分なエネルギーと身体的リソースが準備される。より強力で持続するストレスホルモンのコルチゾールもまた放出されるが、この反応は制御されており、我々はそれに速やかに適応できる。これらの一連の身体的反応は、我々が活発に運動をしている時に起こる反応と同様のものであり、身体は状況に適応してうまく働く。

一方、脅威にばかり注目した場合はどうかというと、心血管系の活動は確かに増大するが、それに血管拡張が伴わない。アドレナリンの制御メカニズムが働かないと、心拍出量の増大は激しい血圧上昇をもたらすことになり、ストレス反応がさらに持続する[9]。またこれは、チャレンジと捉えた人たちに見られたような身体の準備をもたらさない。脅威志向の身体的反応はまさに、手や足を氷水に浸けた時に生じる受動的ストレス反応に近い[10]。つまりあるのは受動的な忍耐だけで、苦痛が激しさを増すと、身を引くことだけが唯一の可能な行動となる。

ストレスが長期にわたって続く時には、「チャレンジ志向」がいっそう重要となる。たとえば、学校でいじめられている子どものうち、その状況をチャレンジと受け止める子は、救いを求めることが多く、その結果いじめを乗り越えられる可能性が高い。また戦闘配備された兵士のうち、全般的に健康状態が良かった者たちは、自らの経験をチャレンジと受け止めている傾向が見られた。これら「チャレンジ志向」を持つ兵士たちは、そうでない兵士たちと比べ、抑うつ、身体の不調、ネガティブ感情が少なく、ポジティブ感情がより多かった(11)。

脊髄損傷患者のように、長期にわたって苦難に耐えなければならない場合は特に、「チャレンジ志向」が適応力をもたらす。ポール・ケネディ博士は、担当した一人の脊髄損傷患者の話をよくしていた。レンガ積み作業中に起きた事故で、二〇代後半で身体に麻痺を負った男性の話だ。彼は自己憐憫《れんびん》にふける代わりに、自らの不運をチャレンジと考えることにした。人生をじっくり考え直す機会と捉えて、地元の大学のコースを取り始めたのである。そのうち、自分は統計学が非常に好きだということに気づき、最終的に優れた計算科学者となって新しいキャリアを手に入れた。悲劇的ストーリーになるところが、ハッピーエンドの物語となったわけだが、この元レンガ職人の研究者はさらに、脊髄を損傷したことは、自分の人生に起きた最良の出来事だったとまで言った。この話をしながらポールはいつも、強いアイルランド訛《なま》りで、こんなふうに付け加えるのである。「キャリアカウンセリングでも受けた方が簡単だったかもしれないね(12)」

「チャレンジ志向」と精神の健康との関係はまた、多数の脊髄損傷患者を対象にしたポールの研究からも見出せる。ある研究では、「チャレンジ志向」を持つ患者は、他の患者に比べ、抑うつも不安も少ないことが明らかになった[13]。また我々が合同で行った軌跡研究においても、「チャレンジ志向」を持つ脊髄損傷患者は、他の軌跡に比べ「レジリエンスの軌跡」を辿る確率が高かった[14]。その同じ研究において、レジリエントな患者は、「ファイティング・スピリット（闘志）」と名づけられた関連する指標においても評価が高かった[15]。この指標を測る質問票は、脊髄損傷患者向けに作成されたもので、「フレキシビリティ・マインドセット」と、明らかに高い親和性を示した。たとえば、次のような項目に同意するかどうかを尋ねている。「この負傷に関わらず、私は人生を充実したものにしたい」「この負傷に自分の人生を支配させるつもりはない」「いまの状況を少しでも楽にできる方法を常に模索している」

部分の総和を上回る

「フレキシビリティ・マインドセット」を構成する三つの信念は、多くの点で似通っているが、それぞれが独自の要素を提供している。「楽観性」はポジティブな将来に向けて努力するように我々を動機づける。「チャレンジ志向」はそのために何をしなければならないかを考えさせ、「対処の自信」はその行動を支える。これらはみな、紛れもない利点であるが、そこにはまた、他のどんな特性や行動もそうであるように、潜在的なコストが含まれている。過度の「楽観性」のマイナス点については、前にも述べた。「対処の自信」や「チャレンジ志向」もまた、潜在的な弱点を持つ。たとえば、何が起きても対処できるという強い自信を持っている人は、努力が功を奏していない証拠があってもそれを無視しがちで、それに合わせて行動を変えることができない。「チャレンジ志向」は、ストレス源と取り組む意欲を与えてくれるが、その姿勢があまりに頑なだと、肉体的に疲弊してしまう[16]。

だが大事なのは、これら三つの信念が集合して「フレキシビリティ・マインドセット」を形作ると、それぞれが持つ限界が相乗効果によって補完されるということである。マインドセットのそれぞれの信念が、他の二つの影響力を高め、能力の総和が広がり、すべきことに効果的かつ適切に取り組めるようになる。

「楽観性」は、その場合においても主要なプレイヤーであり、相乗効果の推進役として働くことが多い。たとえば、「楽観性」がポジティブな将来を指し示せば、試練を乗り越えた自分の姿を想像しやすくなる。するといま直面している困難な状況が、より対処しやすいもののように見えてくる。より良い未来の自分の姿を見ることにより、自分には対処能力があるという自信が深まり、いま直面している試練をきっと乗り越えられるという確信につながる。「楽観性」はまた、脅威を一つの試練と考えようとする前向きな気持ちを強める。もし未来が良いものであるなら、いま感じている脅威について心配するのをやめて、どんな試練であれ、乗り越えるためにやるべきことをさっさと始めた方がいいと思えてくる。

こういう相互の影響には納得させられるロジックがある。だがそれらは、「経路分析」と呼ばれる手法を用いた研究において、実証もされている。たとえばある実験では、災害の被災者たちを対象に、三つの予測因子の関係を比べた。その結果、精神がより健全な状態にあるケースを最もよく説明できたのが、次のような経路だった。「楽観性」からスタートし、「対処の自信」が増し、その結果抑うつやトラウマ症状が軽減されるという経路である。また、最近化学療法を受けた乳がん患者の抑うつ状態を調べた別の経路分析では、やはり「楽観性」からスタートし、より強い「チャレンジ志向」に続き、それが抑うつの低下につながっていた[17]。

相乗効果をもたらす経路は、別の方向から始まることもある。たとえば、「対処の自信」があると「チャレンジ志向」を持つ可能性が高まる。これは常識的に考えて納得できる。対処できるという自信があると、直面する試練に意識を集中させるようになるからだ。だが、実験的研究によってもその経路は証明されている[18]。実験の参加者たちに、完成させるのが非常に難しい作業をしてもらう。多くの参加者は最初のうち、その作業をチャレンジと捉えていた。だが実は、一部の参加者にはわざと、完成不能な作業が与えられているのである。当然ながら、そういう問題に取り組まされた参加者たちは、だんだんとその作業をチャレンジと考えられなくなり、それがどれほど困難であるかに意識が向くようになった。だが「対処の自信」はこの変化を妨げるように働いた。実験の初めに、自らの対処能力に自信があると答えた参加者たちは、繰り返し失敗した後も、作業をチャレンジと見なし続ける傾向があった。ここで重要なことは、その人たちが、仕事の出来ばえを他の参加者たちと比較して、気落ちしたりやる気をなくしたりする傾向が少なかったことだ[19]。

また別の実験的研究で、その逆の経路があることも明らかになった。こちらは、「チャレンジ志向」が「対処の自信」を増幅させるというものだ。この研究では、いわゆる「コールドプレッサーテスト」と呼ばれる方法を用いた。これは実験参加者たちに、氷水の中にできるだけ長く手を浸けていてもらうという、苦痛を伴う方法である。これをチャレンジと認識していた参加者たちは、氷水の中に手を浸けている間にも、だんだん「自己効力感」が増し、さらに長い間苦痛に耐えられるようになった。さらに別の研究では、「楽観性」が「対処の自信」を導くケースが多いものの、「対処の自信」が増すと、逆向きの流れが生じて「楽観性」が高まるケースもあることが確認された。これもまた、もっともな結果である。自分がものごとにうまく対処できると思っていれば、将来はより良いものに感じられるだろう。[20]

これらの研究結果は明らかに、「フレキシビリティ・マインドセット」が単なる部分の総和を超えるものだということを示している。「フレキシビリティ・マインドセット」に貢献する三つの信念は、互いにエネルギーを与え合う。それによって、自分は直面する試練に適応することができ、前に進むためにやるべきことは何でもやるという大きな確信を、相乗的に拡大強化する。この大きな確信の力が、試練にフレキシブルに対応するために不可欠なのである。この効果は研究の中だけでなく、重大な災厄に見舞われた人々が直接語った話の中でも確認することができた。このあと紹介するメキシコ人画家フリーダ・カーロの、感動的な人生のストーリーにもそれが読み取れる。

フリーダ・カーロ

フリーダ・カーロは、世界的な称賛を集める画家である。生前もよく知られた存在だったが、それは作品よりも、急進的な政治活動と、著名な壁画家のディエゴ・リベラとの波乱に富んだ結婚によるものだったようだ。彼女の写真や映像が、誰が見てもすぐにわかるほど有名になったのは、最近になってからだ。実際に、彼女はその名声にふさわしい、きわめてユニークな人物であるとともに天才的アーティストでもあった。彼女は絵の中に、自らの内的ファンタジーの世界と葛藤、そして何よりも、生涯にわたる苦痛と苦難を描き出す新しい手法を見つけたのである。

カーロの試練は幼くして始まった。六歳の時ポリオに感染し、回復はしたものの身体には障害が残った。それから一八歳の時、彼女を別の悲劇が襲った。

一九二五年、彼女は当時付き合っていたアレハンドロと、満員の木造車体のバスに乗ってメキシコシティの通りを走っていた。その当時のメキシコシティでは、バスはまだ走り始めたばかりで、大勢の人間が乗りたがった。運転手たちは少しばかり自慢したい気持ちを抑えられなかったのだろう。これ見よがしの闘牛士気取りで、無茶な運転をすることがよくあった[21]。

カーロとアレハンドロの乗ったバスは、対面からやってきた路面電車に近づいていった。運転手は、スピードを上げて路面電車の直前でぱっとかわすつもりだったのである。しかしタイミングを誤ったためかわし切れず、路面電車がバスの側面に突っ込んだ。

アレハンドロは、そのあと起きたことを次のように語っている。「電車がぐいぐいとバスを押したんです。バスは奇妙な弾力性があった。どんどん歪んでいって、しばらく破壊されませんでした。車内の両側に長いベンチが付いていて、僕はフリーダと一緒に座っていたんだけど、一瞬自分の膝が向かいの人の膝に触れました。バスは弾力性が限界に達した時、バラバラになって飛び散った。それでも路線電車は止まらない。たくさんの人の身体を轢いて走り過ぎました[22]」

バスの鉄製の手すりの一本が二つにちぎれ、すさまじい勢いでカーロの身体に突き刺さり、骨盤を突き抜けた。彼女は血まみれのまま、がれきの中に身動きもせずに横たわっていた。

「僕は彼女を抱き上げました――その頃は若くて力もあったので。フリーダの身体を鉄のパイプが貫通していることに気づいて驚愕しました。そばにいた男が『これを引き抜かなくては』と言い、フリーダの身体に膝をついて『抜くぞ』と言いました。引き抜いた時、フリーダは絶叫しました。赤十字の救急車がやってきた時も、彼女の悲鳴はそのサイレンをかき消すほどでした[23]」

救急車はカーロを近くの赤十字病院に搬送した。彼女の脊柱は三か所で折れていた。損傷を受けたのは腰椎で、脊柱の下部、股関節の少し上辺りだった。腰椎は体重のかなりの部分を支えている。この部位はまた、脊髄が終わって二本の坐骨《ざこつ》神経が形作られる部分でもあり、この坐骨神経は足までずっと伸びている。腰椎と坐骨神経はともに、下肢の運動をコントロールするのに不可欠なものだ。よく腰痛や脚の痛みの原因となることでも知られている。カーロの場合はさらに悪いことに、足と骨盤にも複数の骨折をしており、内臓にも損傷があった。

運ばれた病院の医者たちは、カーロが再び歩くことができるかはもとより、命が助かるかどうかさえわからないと思っていた。唯一の希望は、手術をして損傷修復を試みることだと彼らは判断した。カーロは意識が戻った時、全身がギプスに覆われていることを知った。こののちも彼女は、生涯にわたりさまざまなギプスを着けて過ごすことになる。

驚いたことに、激しい苦痛と負傷の甚大さにもかかわらず、カーロの回復は早かった。そして事故後わずか一か月で、郊外にある両親の家に戻ることになった。その時点でもまだ、身体はギプスに包まれ、痛みも激しいものだったが、医者は、家庭の雰囲気と新鮮な空気が回復の助けになるだろうと説明した。

「脚はすごく痛むし、想像がつくでしょうけど、本当に楽じゃないの。でもお医者は、ゆっくり休めば骨はだんだん治って、少しずつ歩けるようになるだろうと言うの」と彼女は手紙に書いている。(24)

この処方は功を奏したように見えた。事故のわずか三か月後に、カーロは歩くことができるようになった。都心まで一人で出かけたりしたくらいである。

ただ残念ながら、その奇跡は蜃気楼《しんきろう》にすぎなかった。カーロの病状はやがて悪化し始めた。一九二五年頃はまだ、脊髄損傷やその治療に関して、ほとんど何も知られていなかったということを理解しておく必要がある。医者たちはカーロのレントゲン写真すら撮らなかった。理由は主に、当時それには法外な費用がかかったからだ。したがって医者たちは脊柱がどのくらいの損傷を受けたのか、十分に見極められなかった。砕かれた腰椎がきちんと治ったのではなかったということがわかったのは、もっと後のことである。(25)

時とともに、疲労と耐えがたい痛みがカーロを衰弱させた。しばしば吐き気を催し、脚の感覚がなくなることもよくあった。脊柱が崩壊しつつあったのだ。事故から一年後、彼女の全身は再びギプスに覆われていた。(26)

最終的に症状は軽減し、再び歩けるようになったものの、カーロの身体は完全には回復しなかった。生涯にわたって後遺症に悩まされ、さまざまな治療から解放されることはなかった。腰椎は癒着し、衝撃や動きを吸収してくれる骨と骨の間の軟骨が失われた。また、事故の際に数か所を骨折した右足がうまく治癒せず、これもまた慢性的な疼痛《とうつう》を生じていた。何度も手術が行われたが、それも効果がなかった。彼女は年齢を重ねるにつれ、痛みのために体力が消耗し、他のさまざまな病気にもかかりやすくなっていった。最後に右脚は細菌感染を起こし、切断を余儀なくされた。その一年後彼女は死亡した。まだ四七歳だった。

フリーダ・カーロは、レジリエントだろうか。研究で扱う症例のように正確には、その問いに答えられない。研究で用いるのと同等のデータがないからだ。だが、入手可能な多くの伝記的資料、たとえば絵画、写真、手紙、日記、新聞の切り抜き、友人の回想録などの中で、カーロは紛れもない回復力を示して輝いている。あれだけの苦難を経験したにもかかわらず、彼女の手紙にも日記にも、トラウマ症状をうかがわせるようなものはみじんも見当たらない。長引く抑うつの兆候も、明らかな不安症状も見えない。カーロの伝記を執筆したヘイデン・ヘレーラは、カーロの資料を調べていて、彼女の人生に対する意欲の強さに「衝撃を受けた」という。人生を耐え抜くのではなく、楽しもうとする意欲である。[27] カーロは疲れを知らない人のようだ。だが詳細に見ていくと、彼女が「フレキシビリティ・マインドセット」を形作る三つの信念を見事に体現していたことがわかる。苦難に満ちた彼女の人生を通して――少女時代からすでに――楽観性の萌芽、逆境を乗り越える力に対する自負、直面する試練に集中する姿勢などを見ることができる。[28] これらの信念が互いに影響し合って増幅し、人生がどんな試練をもたらしても、自分は必ず適応してやっていけるという適切な確信を常に持つことができたのである。

六歳でポリオに感染した当時は、まだ治療法も知られていなかった。この病気は多くの場合命とりだった。彼女は九か月の間寝たきりだったが、それでも最終的に回復した。ただ、右脚は元には戻らず、やせ細って左脚に比べて少し短いので、歩く時には足をひきずった。それを調整するために、特別の靴が必要だった。

カーロはやせた右脚が恥ずかしかった。「私はひどいコンプレックスを覚えるようになり、右脚を隠すために、包帯をぐるぐる巻いて、膝まである厚いウールのソックスを履いていました」と彼女は回想している。[29]

しかしその羞恥心にもかかわらず、あるいはそれがあったために、自分は問題に対処する方法を見つけられるという彼女の信念は揺るがなかった。その信念に裏打ちされて、試練に取り組む姿勢が身についていった。医者と父親が、身体を鍛えるために運動を勧めた時も、そのアドバイスを迷わず受け入れた。サッカーや水泳に挑戦し、レスリングやボクシングまでやった。こういう活動、ことにレスリングやボクシングなどは、その時代には、良家の娘がするのはみっともないと考えられていたが、そのためにいっそう挑戦することが面白かったようだ。[30]

またこの時期、自分には空想の才があることを発見し、その能力を使えば日々の苦難に対処しやすくなると知って、彼女は非常に嬉しかった。

「その頃、私には想像上の友達がいました」と彼女はのちに、インタビューの際に語っている。「ガラス窓からよく外を眺めていました。それからガラスに息を吹きかけて曇らせ、そこに小さな窓を描きます。そしてそれを通って外へ出ていくんです。うちの向かいには、ピンソンという名の牛乳屋がありました。その看板の『Pinzon』の『O』の字を抜けて、そこから地球の真ん中に向かって旅をします。そこには友達がいて、一緒に踊ったり遊んだりします。もし誰かに呼ばれたら、私は木の後ろに隠れてくすくす笑うんです。本当に楽しかったです」。彼女はさらにこんな話もした。「また、石造りのテラスに下りる小さい階段に腰を下ろしていることもよくありました。台所の前にパンを焼く窯があるんだけど、その窯から小さい男の子たちやピンクの服を着た女の子たちが出てくるという空想を巡らせていました。その子たちは何人か連れだって出てきて、そのうち消えてしまうんです。そういう空想が、大きな喜びを与えてくれていました」[31]

何年かのち事故で脊髄を損傷し、回復後に再び体調が悪化した時、カーロは以前よりもさらに長時間、ベッドでじっとしていなければならなかった。彼女のような活動的で好奇心の強い精神にとって、そんなことは考えられなかった。ポリオにかかった時は運動が回復を助けたが、脊髄損傷の回復期には安静が求められる。無為感に打ちのめされて深い抑うつ状態に陥っても不思議はなかった。しかしカーロの楽観性と自信は、彼女をこの新しい試練に向き合わせ、素晴らしくフレキシブルな解決法に導いた。彼女はこの後生涯、それを拠り所にすることになる。それは絵を描くことだった。

「石膏のギプスに覆われてベッドに寝ていることに心底飽き飽きしていました……そこで何かしようと思ったんです。父の油彩絵の具を少々もらい、座ることのできない私のために、母が特注のイーゼルを誂《あつら》えてくれました……そして私は描き始めたんです」[32]

彼女は目に映るものを何でも描いた。自分の脚。体幹ギプス。見舞いに来てくれた友人。そしてその後、自分の姿が見えるようにと家族がベッドの上に鏡を取りつけてくれてからは、自分自身を描き始めた。

窮地を脱するこの最高の方法を見つけたことで、彼女は自らの対処能力に自信を深め、もともと抑えきれないほどあった楽観性をますます高めた。これは医者たちにとっては頭の痛いことだった。「静かにのんびり過ごすように」という彼らの指示を、カーロがいつも無視するので、医者たちは苛立っていたのである。[33] だが身体的制約を克服したいという彼女の切迫した気持ちは、誰の目にも明らかだった。

負傷がついに癒えた時、カーロはすぐさま以前のようなエネルギッシュな生活に戻った。学校には戻らなかったが、多くの友人たちとの付き合いを再開し、パーティーや政治集会や文化イベントなどに参加した。

ディエゴ・リベラが、彼女の人生に欠かせない存在になったのはこの時期だ。すでに世界的に知られた画家であったリベラはパリ在住だったが、その頃メキシコシティに戻って壁画を描いていた。実は彼は数年前、まだ学校に通っていたカーロに会ったことがある。彼が絵を描いていると、カーロがそばに来て、見ていてもいいかと尋ねたのである。その時すでにカーロには「ちょっと並外れた威厳と自信が感じられ、目の中に燃える炎があった」と彼は回想している。カーロはのちに、真剣に絵を描き始めてから、再び大胆にリベラに接近した。今度は自身の絵を三枚持っていって、彼に見せたのである。その生意気な大胆さは彼の心を打った。彼はこの娘に「感嘆」し、一週間後カーロの家を訪ねてその他の絵を見ている。彼はその時のことを回想して、自叙伝にこう書いている。「その時にはわからなかったが、フリーダはすでに私の人生における最も大事な存在になっていたようだ。そして二七年後に亡くなるまで、そうあり続けるなんて、その時は思いもよらなかった[34]」

リベラとカーロは間もなく、長い時間を一緒に過ごすようになった。リベラの自叙伝によると、ある日カーロの父親がリベラを呼び出してこう言った。

「君は私の娘に関心があるようだが」

「ええ」と私は答えた。「そうでなかったら、わざわざコヨアカンまで会いに来たりしません」

「あの子は悪魔だよ」

「わかっています」

「そうか。忠告はしたからな」彼はそう言って立ち去った。[35]

だがリベラにとっては、カーロのこういう大胆でいたずら好きな性格こそが、最も惹きつけられる点だったのである。それから間もなく、彼らは結婚した。カーロが脊髄を損傷してから、わずか四年後のことだった。

彼らは人目を惹くカップルになった。リベラは、身長一八〇センチを超す大男で、太っていた。カーロは小柄でやせ型で、きつい顔立ちをしていた。彼らはたちまちのうちに、文化的・政治的活動の渦の中心に位置するようになり、「象と鳩」というあだ名でメディアにもてはやされた。そして、作家、芸術家、政治家などの著名人たちが、しばしば彼らとともに写真に納まった。[36]

カーロとリベラの結婚生活は、活動的で裕福で充実していた。二人は街に出て抗議デモに参加したり、旅行をしたり、パーティーを開いたりした。そして、互いを思い合っていた。だがどちらも非常に情熱的な人たちなので、時に夫婦間に波乱が起きることもあった。喧嘩《けんか》もするし、しばしば相手を裏切ることもあった。特にリベラの浮気癖は有名だったが、カーロの方もまた浮気をした。最も有名な相手は、ソ連から亡命してきた革命家のレオン・トロツキーと、彫刻家のイサム・ノグチである。

カーロは歳を重ねるうちに、人生におけるこうしたさまざまなほころびとも、何とか折り合いをつけられるようになっていった。だが彼女の健康状態は次第に下り坂となり、絶え間ない苦痛と疲労感に苛《さいな》まれるようになっていった。

一九五〇年、四三歳になった彼女は日記にこう書き記している。「もう一年間も体調不良が続いている。脊柱の手術はすでに七回に及んだ……またいずれ歩けるようになるのだろうか。いまは石膏のコルセットを着けている。ものすごく煩《わずら》わしいけれど、これが背骨を支えてくれて痛みを感じなくてすむ。ただこの忌々《いまいま》しいほどのだるさ。そのために、しばしば絶望感が襲ってくる(37)」

カーロは人生で何度か自殺を考えた。抑うつからではなく、容赦のない肉体的苦痛がもたらす絶望感からだ(38)。

「もう少し身体が元気だったら幸せだったのに、ということは言えるかもしれない」と彼女は認めている(39)。「私は別に病気じゃない。ただ身体が壊れているだけ。でも絵が描ける限りは、ぜひ生きていたいと思う(40)」

赤いブーツ

身体の状態は期待通りでなかったが、カーロの「フレキシビリティ・マインドセット」はそれからも、人生の試練に立ち向かう力を育み続けた。彼女は自らを表現する新たな道を、自信をもって次々に開拓し、それらが自分にも周囲の人たちにも明らかな喜びを与えた。それらはまた、フレキシブルな解決法として、彼女を長引く苦難に耐えさせ、時にそれを忘れさせてくれた。

メキシコの作家、カルロス・フエンテスは、オペラハウスでカーロと衝撃的な出会いをしたことを次のように回想している。

私はその夜、ベジャス・アルテス宮殿（メキシコ国立芸術院）にいた。オペラの演目はワーグナーである。ところが序曲の演奏中、劇場内に突然大きな騒音が響き、オーケストラは演奏を止めてしまった。観客はみないっせいにバルコニーを見上げた。きらびやかな宝飾品を身につけたフリーダ・カーロが、堂々と女王の威風をもって入場してくるところだった。ネックレス、指輪、ブレスレット、髪飾り。それらすべてがジャラジャラと音を立て、まるで大聖堂のすべての鐘が箍《たが》を外していっせいに鳴り始めたかのようだった。それは、カーロの身体の弱々しさと、病み衰えていくという事実すべてから、人の目をそらさせようとしていた。彼女はその身体に、宝石とドレスと、彼女の人生というオペラによって、命を与えていたのだ！　ステージの上で演じられていたのはワグナーだったが、バルコニーにはフリーダ・カーロがいた。そしてその夜、少なくとも彼女は、間違いなくワーグナーに勝っていた。(41)

試練を引き受ける能力が、彼女の楽観性をより強いものにした。あるいは、忍び寄る悲観性を押し留めたと言った方がいいかもしれない。苦痛は時とともに耐えがたいものになっていったからだ。しかしそれはただ、カーロにとっては究極のチャレンジだった。彼女は、自分の障害に関する人々の予想を裏切ることに喜びを感じていたのである。

「八か月間ほど、フリーダと近しい間柄だった」とイサム・ノグチは書いている。「二人でよくダンスに行った。フリーダはダンスがとても好きで、踊ることに情熱を持っていた。彼女はともかく、できないことをやりたがる。できないことがあるとすごく腹を立てた[42]」

カーロの人生で最も辛かったのは、脚を切断しなければならないと聞かされた時だった。手術の直前、何人かの友人が彼女を訪ねた。心配そうな表情の彼らを見て、彼女は「おしゃべりや冗談で彼らを元気づけようとした」という。その友人の一人、美術史家のアントニオ・ロドリゲスはこう回想している。「この素晴らしい、美しい、楽観的な女性を前に、僕たちは涙が出そうでした。彼女が脚を失うと知っていたからです[43]」

脚の切断は彼女にとってきわめて辛いことだった。障害を持つ者にとって生活は容易ではない。ましてカーロの時代の社会は、障害者を支える態勢がいまのように整ってはいなかった。楽しみや興奮を求める彼女のような人にとって、片方の脚がないということは屈辱に近い。手術後しばらくは、さすがの彼女も打ちひしがれた。気力を失い落ち込み、自殺を口にさえした。だがそういう状態は長く続かなかった。

彼女は、与えられた木製の義足にことのほか腹を立てた。こんなみっともないものを着けるのは屈辱的だというのだ。醜いだけでなく、それを着けて歩くのは非常に難しかった。だが長い苦難の道をここまでくる間に、彼女の楽観性はほぼ不滅となっており、間もなく勢いよく息を吹き返した。彼女はまた新たなチャレンジを見出して、それに意識を集中した。いつもの自信を取り戻した彼女は、自分は必ず解決法を見つけられるとわかっていた。そして素晴らしく独創的な方法を見つけたのである。彼女は、鮮やかな赤い革のハイヒールブーツを作らせ、それを金色の絹《きぬ》の刺繍と小さな鈴で飾らせた。ブーツは義足を隠しただけでなく、彼女の派手でカラフルな衣装にもぴったりで、それに彼女が何より欲していた動きやすさをもたらした。最初にそれを履いた時、彼女は飛び上がらんばかりに喜んだ。「友人たちの前でくるくると回って見せ、新たに得た自由な身体の動きを見せびらかした」と友人の一人が書いている。作家のカルロタ・ティボンはのちに、カーロがまるで体操のようなメキシコのハット・ダンス「ハラベ・タパティオ」を踊って見せてくれたことを回想している。カーロは、満面に誇りをみなぎらせ、「この二本の脚、なんて素晴らしいの！　なんてよく動くのかしら！」と言ったという。(44)

今回の成功もまた、人生のどんな試練にも自分は立ち向かえるし、これからも大いに楽しく生きられるという彼女の自信を強化するものだった。彼女が大満足したのももっともだ。その赤いブーツは本当に、それだけで芸術作品である。それは今日もまだ保存されており、メキシコシティにあるフリーダ・カーロ美術館で見ることができる。(45)写真で見ただけでも、感嘆の念が湧いてくる。七〇年も前に作られたものだが、時代に先駆けた発明品であり、彼女が最初に履いた時と同じように、いまなお美しい。

自分自身を再構築する

カーロの意識を、困難から絵を描くことに向かわせたのは、何といっても「フレキシビリティ・マインドセット」だった。彼女は自分の並外れた作品の中に、最大の試練に対処する最大の解決を見出した。

彼女はかなり後まで、正統派の画家としてはあまり認められなかったのだが、カーロの絵は不朽のレガシーになった。彼女の絵は独創的な新しい手法で描かれ、明快で人を惹きつける。口承文芸的要素、人物、何かの象徴、動物そして医療器具までもが含まれる夢想的なリアリズムである。時に茶目っ気を感じさせるが、非常に気味が悪いものもある。しかしそれらの絵はカーロにとって、辛さと折り合うために不可欠であり、困難に耐えて暮らすしかない彼女の唯一の道となった。

カーロはある時、こんなことを言っている。「あの事故が私の人生を変えてしまってから、いろいろなことが起きて、私は誰もが当然と考えているような望みすら果たせなかった。満たされなかった望みを描くことは、私にとって何より当然のことなのです[46]」

フレキシビリティとは、本質的に変容と再構築のプロセスである。絵を描くことが、身体が期待を裏切るたびに自身を再構築させてくれた。カーロの絵は、逆境を乗り越える努力の中で、どのようにフレキシビリティが機能するかという驚くべき実例を示している。親しい友人の一人で写真家の、ローラ・アルバレス・ブラボはこう言っている。「フリーダは自らを生み出したただ一人の画家です[47]」。実際にカーロの絵の幾枚かは、誕生の象徴的意味を深く掘り下げたものである。

リベラが米国内で数か所の壁画製作を委託された時、カーロも同行したが、彼女はその間に妊娠した。身体的制約があっても、彼女はぜひとも子どもが生みたかった。医者たちも、帝王切開による出産ならば可能だろうと彼女に希望を与えた。二人はリベラが壁画を描いていたデトロイトに滞在していたが、ある夜、カーロは激しい出血を起こした。直ちに病院に搬送されたが、赤ん坊の命を救うことはできず、カーロ自身の命さえ危ないところだった。大量の血液を失ったため、体力を取り戻すまで、その後一三日間も入院しなければならなかった。彼女は初めひどく取り乱し、深い悲しみに陥った。

しかしこの時もまた、彼女はこの試練に向き合った。そして絵を描くことが、そこから救われる道を開いてくれた。

彼女の伝記作家であるヘイデン・ヘレーラはこんなふうに記述している。「流産の五日後、フリーダは鉛筆を手にし、上半身の自画像を描いた。絵の中の彼女はキモノを着て、ヘアネットをかぶっている。そして顔は涙にぬれて腫れ上がっている。悲劇のさなかにあってさえ、彼女はユーモアを見出していた[48]」

カーロは失った自分の赤ん坊をどうしても描きたかった。病院に医学書を見せてほしいと頼んだが、断られた。病院側は、そういう本を患者に見せることはできない、患者の心を乱すからだと言った。「フリーダは怒った」とヘレーラは書いている。「でもディエゴ［・リベラ］が中に入って、医者に、『この人は、通常の患者じゃない。フリーダはそれをもとに何かを成し遂げる人間だ。芸術家なんだ』と言ったそうだ[49]」

結局、リベラが自分で医学書を手に入れて、それをカーロの所に持ってきた。彼女は鉛筆で何枚か胎児の習作を描き、自分の流産に関する絵を何枚か描いた。それから同じ年の後半に、それと同じテーマで、さらに緻密な絵を二枚描いた。「ヘンリー・フォード病院」と題されたそのうちの一枚には、病院のベッドの上に横たわって出血している自分の裸体を描いた。ベッドはあたかも空中に浮遊しているように見え、その背景にはデトロイトの街が描かれている。彼女の身体は、血の色をした六本のチューブにつながれ、それらのチューブはそれぞれ、胎児、子宮、カタツムリ、蘭の花（リベラが持ってきてくれた）、骨盤、医療器具など、何らかの象徴につながっている。もう一枚、「私の誕生」と題された絵は、彼女自身の誕生の場面を描いている。ベッドに横たわる女性の産道から、カーロの頭部が覗いている。

カーロは友人や家族など、もっと一般的な肖像画も描いているが、きわめて独創的なこれらの自画像が、間違いなく最も完成度が高い。自画像の中の彼女の目は、絵を見る者の視線をまっすぐに捉えて離さない。口は閉じているが、彼女のきわめて緻密な描写は、詳細なストーリーを語っているように見える。自画像の多くは、驚くほど美しい。神秘的なものもあれば、不安を掻き立てられるものもある。彼女はしばしばそれらの絵に、象徴的なものをいっぱい書き込む。それはサルや鳥などのこともあるが、自分の病気に関わる要素も多い。最も有名な自画像の一つ「折れた背骨」は、寒々として不毛で非現実的で、中世の雰囲気すら漂わせている。その中の彼女は半裸の身体に、当時否応なしに着けさせられていた医療装具をまとい、まるで拷問にかけられているかのようだ。そして荒涼とした光景の中に立っている。何本もの釘が身体に打ち込まれており、目からは涙が流れている。胴体は、あごの下から腹部まで中央が縦に裂け、背骨の代わりに埋め込まれた頑丈な鋼鉄の芯棒が見える。彼女の表情は悲しげで冷めている。

だがカーロの自画像の持つ烈《はげ》しさに目を奪われると、それが彼女を蘇らせ、力を与えているという事実を見落としてしまう。自画像の一枚一枚が、彼女の苦闘の異なる側面を表現している。苦痛、苦悩、愛、好奇心、心惹かれるものなどを表現することによって、彼女はそこに新たな自信と楽観性を見出して生きていくことができた。それぞれの絵が「これが私の人生。これが私の挑戦。私がどう乗り越えたか見てちょうだい」と言い放っているように見える。

これらの絵の印象は強烈だ。だがレジリエンスという考え方と同じように、これらの絵も非常に明白でありながら同時に捉えるのが難しい。人生の終わり近く、片脚を切断しなければならないという事態に直面した時、彼女は日記帳に二本の切断された脚の絵を描いた。脚はローマ時代の彫像の一部のように自立しているが、上部の先端からは切断された血管が生々しく立ち上がる。ページ全体が血のような薄赤い色に塗られている。だが奇妙なことに、絵全体の印象はそれほど陰惨なものではない。これを言い表すもっと適切な表現は「茶目っ気」ではないだろうか。ここでもカーロの楽観性、不屈の自信、人生の試練を引き受けようという姿勢を垣間見ることができる。それらは相互に作用して、どんなことが起きようが、自分は幸せに生きる道を見つけてみせる、という一つの確信に凝縮している。この絵が描かれたページの下部に彼女はいたずらっぽくこう書いている。「脚なんてなんで必要なの？　私には翼があるのに(50)」

誰でも手に入れることができる

フリーダ・カーロが人の心を惹きつけずにおかない人間だったことは疑いようがない。そしてマレンの生き方もまた、カーロとはまったく違うが同様に心惹かれるものがある。この二人の物語をここに紹介することにした理由は、「楽観性」「対処の自信」「チャレンジ志向」など、「フレキシビリティ・マインドセット」を形作る信念が、困難に適応する道を見つける心の持ちようにつながることを、二人の例が見事に示しているからだ。ただ、このような並外れた人たちのストーリーを紹介することには懸念もある。「フレキシビリティ・マインドセット」が、こういう特別な人たちだけのためのものであり、生来の素質で決まっていて、大多数の普通の人たちには手が届かないものだと受け取られかねないからだ。だが、幸いなことにそうではない。ほとんどの人たちはレジリエントだし、まずまずフレキシブルである。そういう傾向が特に強い人ももちろんいるが、「フレキシビリティ・マインドセット」の三つの信念は、誰でも身につけることが可能であり、やってみたいと思いさえすればいつでも活用できる。

ただこれら魅力的な人々の逸話に頼ることには、もう一つのリスクがある。彼らの感動的な偉業に触れると、「フレキシビリティ・マインドセット」さえあればいいのだとか、適応能力に対する自信さえ培えば、問題の大部分は解決だという間違った思い込みにつながりかねないことだ。実際の例も研究結果も、確信がどれほど不可欠なものかを明らかに示しているが、それだけでは不十分で、そのあとにもう一つの段階を踏まなければならない。直面する試練に自分自身を適応させるための道を探ることだ。ここまで、特にマレンやフリーダ・カーロの話から、フレキシブルな解決法の例を数多く見てきた。だがまだ見ていないのは、彼らがいったいどのようにしてその解決法に辿り着いたかということ、そのプロセスである。この後は、次の構成要素、というより一連の構成要素、フレキシビリティのプロセスについて見ていく。

パートIV 基本的な仕組み

第7章 フレキシビリティ・シークエンス

みなさんもこういうことを、これまで何度か聞いたことがあると思う。何かをしようという気持ちになったなら、次は、どんな行動を、どういう状況において、どのタイミングで取るのが正しいかを考えなければならない。これが理にかなっていることを、私もこの後の章で、みなさんに納得のいくように説明するつもりだが、昔から言われていたということは、誰かがこういう考え方を以前に思いついていたことは間違いない。少なくとも私の知る範囲では、古代ギリシャ人たちはフレキシビリティについて知っていたようだ。私は古典の専門家ではないが、アリストテレスの、道徳に関するこの画期的な文章を読んで、まさにこれだと思った。「誰でも怒ることはできる――それは容易なことだ……しかし、正しい相手に向け、正しい量の怒りを、正しいタイミングで、正しい目的のために、正しいやり方で発することは……容易ではない(1)」

アリストテレスの言うことは正しい。フレキシビリティをもつことは――特に混乱やトラウマ的ストレスに直面している時には、容易ではない。もちろん、そこで何もしないという選択肢も常にある。困難が過ぎ去るのを、受け身のまま待つのである。できるだけ関わらずに済ませようとする。「時がすべての傷を癒す」という格言があるが、これは確かにいくらかの真実を含んでいる。だが時間は、多くの場合そう急いで過ぎていかない。ただ苦痛が消えていくのを待っていては、それ以上悪くならないまでも、気力が尽きかねない。正面から不安と向き合い、前に進むためにするべきことをする方が、ずっと苦悩も少なく効果的である。

　繰り返すが、フレキシビリティというのは、新しい考え方ではない。今度は、古代ローマの哲学者セネカの言葉を引用しよう。セネカが次のような教訓を語った時、彼の頭にあったのはそのことだと思う。「我々はフレキシブルでならなければならない……好機がもたらした状況への移行を、目的や状況の変化を恐れずに行わなければならない。幸運はしばしば何らかの譲歩を強いるものであるから、それに頑なさをもって対すると、不安や不快感が生じることになる[2]」

　幸いそのためのプロセス、つまり「自分をフレキシブルにする」ためのプロセスは、暗闇で手探りをするようなものではない。秩序立ったプロセスであり、実際に多くの研究によってこのプロセスの本質が明らかにされている。ここからは、この「フレキシビリティ・シークエンス」にどういうものが含まれるのか、より詳しく見ていくことにしよう。

　シークエンスの最初のステップは、「文脈感受性（コンテクスト・センシティビティ）」だ。自分がどんな状況に対応しようとしているのかを知らなければ、効果的に対応することはできない。状況の文脈に対する感受性を高めれば、そこからヒントを読み取り、自分に何が起きているのか判断し、それに対して何をするべきか考えることができる。答えが見つかったら、つまり何をすべきかがわかったら、おのずから次のステップ「レパートリー」に移ることができる。ここでは何をすべきかだけでなく、自分に何ができるかを考える。何ができるかは、どんなツールが使えるか、どんなレパートリーを持っているかによる。その次は、三つ目の最終段階「フィードバック・モニタリング」である。ここでは、修正プロセスに取り組む。これは非常に重要なプロセスであるにもかかわらず、普段あまり重視されていない。どれほど有能な人でも、時にミスはするものだ。判断を誤り、期待通りの効果が出ない戦略を選んでしまうことが、実際によく起こる。この「フィードバック・モニタリング」は、それまでの対応を調整したり変更したりするステップである。

フレキシビリティ・プロセスの二大構成要素である、「フレキシビリティ・マインドセット」と「フレキシビリティ・シークエンス」は、時にその境目がはっきりしないほどに連携して働く。「フレキシビリティ・シークエンス」独自のプロセスをより明快に示すために、そしてそれがどのように「フレキシビリティ・マインドセット」の力を借りてさらに発展していくかをわかりやすく示すために、ここでもう一つのストーリーを紹介したい。ポールという男性が、厄難に遭遇した後に示したフレキシビリティの全プロセスを、細かく見ていこう。

自分を責める

ポールはご機嫌だった。今日は長い一日だったが、良いことがあったのだ。彼は退社後、マークとローラのアパートに寄ってみようと思い立った。彼らはポールの古い友人である。自分が行くことは知らせていなかったし、いまはあまり都合のいい時間ではないかもしれない。彼らには幼い子どもが二人いるし、たぶん夕食の支度の最中だろう。だがポールは長居するつもりはなかった。ちょっと顔を見せるだけと思っていた。

幸い子どもたちは、たまたまローラの母親の家に泊まりに行っていた。マークとローラは自由な時間を楽しんでいて、ポールの来訪を喜んでくれた。彼らは一緒に少々酒を飲み、それからゆっくりと食事を楽しんだ。

ポールが最終的に二人の家を辞してのんびり歩き出したのは、夜も更けてからだった。タクシーを拾うつもりだったが、大変気持ちの良い夜だったので、歩くことにした。さっきまでは雨が降っていた。シカゴは、雨の後はいつも快適になる。「空気がきれいで清々しい」とポールは思った。「舗道に映る街灯の光もきれいだ」

歩きながら彼はいつしか、いましがた友人たちと交わした会話を思い出していた。ローラは息子について愉快な、しかしちょっと悲しい話をしてくれた。それはポールの心を打った。自分も子どもがいたらいいのにと彼は思った。だがそれは難しいとわかっていた。これまでに多くの女性と付き合ってきたが、さまざまな理由でうまくいかなかった。いまもガールフレンドがいて、彼女とはうまくいっているが、彼女はすでに妊娠可能な年齢を過ぎているだろう。どちらにしても彼女は、子どもを持つことに関心がないと明言している。

道を曲がって、公園に沿った通りを歩き始めた時も、ポールはまだそんなことを考え続けていた。それから二、三ブロックほど歩いたところで、ポケットの中の携帯が震えた。マークからのメッセージだった。「寄ってくれてありがとう。会えてよかったよ！」それからもう一回メッセージが来て、

「けど、カバンを忘れていったよ」。ポールはその場で足を止めた。引き返すべきだろうか。カバンには明日仕事で使う書類も入っている。これが不運の始まりだった。そこまでは本当に気持ちの良い夜だったのだ。彼は一瞬考え、それからまた歩き始めた。そしてマークにメッセージを送った。「明日の朝寄ってもいいかな。君たち何時頃起きる?」それからちょっと考えて、付け足した。「いや待って。ごめん。子どもたちいないんだものね」

ポールはマークの返事を待った。携帯の画面が暗闇の中で光る。それから彼は踵《きびす》を返して公園の中に入っていった。

「夜中に公園を横切った。それだけです」とポールは言った。「ここに越してきた頃は——だいぶ前のことですが、もっとずっと危険でした。でもいまは違います。ずっと安全になりました。もちろん絶対に何も起きるはずがないと思っていたわけじゃありません。事件が起きることはたまにあります。でもまあ大体において安全だったんです」

公園内の遠くの方に、他の人たちが歩いているのが見えた。人が出ているのだからたぶん安全なのだろう、と彼は思った。

彼はもう一度マークにメッセージを送った。「明日の朝、寄ってもいいかな?」三〇秒後、マークから返信があった。「明日ね。オーケー。俺いるから」

ポール、「サンキュー。中身いじるなよ。お偉方に見せる書類なんだ」

マーク、「オーケー。そりゃいいこと聞いた」

アハハ、とポールは声に出して笑い、返事を打ち込み始めた。

その瞬間、彼の頭部を何かが激しく殴打した。彼は前につんのめった。何が起きたのかわからなかった。後ろを振り返ろうとした時、右側から何か別のものに殴打された。

「一瞬息ができなくなり、その場に倒れ込みました」

舗道にうずくまったまま見ると、数人が彼を取り囲んでいた。

「真っ暗で、何も見えません。わかっていたのは、これはやばいということだけです」

ポールは何かを言おうとした。

それからわき腹に強烈な蹴りが入った。

「息ができませんでした。やめてくれとか何とか言おうとしたんだと思います。はっきり覚えてません。たぶん『待て、頼むから俺を傷つけるな。欲しいものは何でもやる』と言おうとしたのだと思います」

「言葉は実際には出なかったのでしょう。息もできなかったし、あっという間の出来事でした」

続く一撃で、彼は地面にうつぶせに倒れた。

顔が舗道の荒い表面で擦りむけるのを感じた。彼は必死に何かを言った。

「あの声が忘れられません。あいつらがわざと甲高くした裏声で、僕をからかったんです。僕の言葉をマネして『お願い！　僕を傷つけないで！』と。いま思い出しても、吐き気がします。思い出すだけで拷問のようです」

それからまた、わき腹を蹴られた。耐えがたい痛みが全身を貫いた。

ポールの頭の中をさまざまな思いが駆け巡った。

それから何か硬いもので、顔の側面を殴打された。

「これ以上はあまり覚えていません。その場から消えてなくなりたかった。その場にもういたくなかった。でも消えることもできない。耳鳴りがしました。それを覚えています。頭が岩というかコンクリートの塊になったようで、耳がわんわんと音を立てていました。それから音が消えました。たぶん気を失ったのだと思います」

＊

ポールはやっとのことで目を開けた。自分がどこにいるのか、どのくらいそこにいたのか、よくわからなかった。遠くで人の声がした。その声を必死に辿ろうとしたが、それはかすかになって、それから消えてしまった。ポールはまた意識を失った。

再び目を開けた時、だいぶ時間が経ったようだと思ったことを覚えている。

「光の感じが変わっていたので、そんな気がしました」

叫び声を上げようとした。だが、状況が摑めないことが恐ろしかった。

「口を開けたけど、声が出ないんです。声を失ったみたいに、何の音も出てこない」

しばらく経って――どのくらいの時間が経ったのかわからなかったが――犬の鳴き声が聞こえた。

少し意識がはっきりして、自分が地面に横たわっていることに気づいた。

寝返りを打った。

「シャツがべっとり濡《ぬ》れていました。水たまりにでも倒れていたのか、あるいはそこら中が血だらけだったのかもしれません。急に怖くなりました。本当に恐ろしかった」

彼は声を上げて叫んだが、何の反応もない。

身体をねじって持ち上げると、肩とわき腹に鋭い痛みが走った。頭がずきずきし、吐き気がする。

それから、やっと何とか立ち上がることができた。顔を触って眉をしかめた。血が固まっているのがわかった。

彼は、数ブロック先の明かりに向かって、よろよろと歩き出しながら、ポケットを探った。携帯も財布もなくなっていた。

「辺りはまだ暗く、何時かもわかりませんでした。でも自分がいる場所は大体見当がつきました。近くに病院があることもわかっていました。歩けるくらいの距離です」

彼は不安そうに辺りを見回した。誰もいない。

彼は血まみれのまま、恐怖に怯えながら歩き出した。

「動くと身体中がひどく痛かった。映画に出てくるゾンビみたいな姿で歩いていたと思います。そして恐怖がずっと付きまとっていました。また誰かが……あいつらが、まだそこらにいるのではないか。自分が来るのを待ち伏せているのではないかと。あの同じやつらはきっとまた僕を襲うと思っていました」

「公園の端までやってきたけど、何事も起きなかった。誰も現れなかった。通りを渡りながら後ろを振り返りました。誰かがつけてくるのではないかと、ぐるぐる回るみたいな歩き方をしていました」

誰もいなかった。

彼は歩き続けた。歩き方は少し安定してきた。公園から一ブロックほど離れると、思考も少しまともになった。手を伸ばして頭と顔に触れてみた。腫れて血が出ていることは間違いないが、おそらくそれほどひどくはない。病院は遠くない。そこまで行けば安全だ。応急処置をしてもらえるだろう。

それから突然、彼を襲った男たちのあざけりが脳裏に蘇った。

「あの声が耳について離れなかった。あの甲高い裏声が」

ポールはあざ笑うような表情になって、その声をまねた。「お願い！　どうか僕を傷つけないでお願い！」

彼は身体をブルッと震わせた。

「あの声をいまも完全に覚えています。あの声が僕を切り苛むんです」

「あの夜ほど、嫌な気分だったことはない。自分がすごくちっぽけで惨《みじ》めな人間に思えて。本当に屈辱的でした。そして自分を責めました。なぜ公園の中に入ったのかと。それにあんな……あんな臆病な態度を取ったことも、全部自分のせいだと」

＊

ポールの怪我は、恐れたほどひどいものではなかった。額の右目の上を何針か縫う必要があり、顔に擦過傷《さっかしょう》と身体中に打撲傷があった。しかし骨折はなかったし、脳震盪《のうしんとう》も起こしていなかった。神経科医は、気をつけるべき症状のリストをくれ、それらが出なければ大丈夫との診断だった。

ポールがやっと自分のアパートに帰った頃、日が昇ってきた。彼はぼろきれのように疲れ果てていた。だが眠る前に、緊急に対処しておかなければならないことがいくつかある。まずオンラインで銀行に通知し、クレジットカードを停止させた。それから運転免許証再発行の方法を調べた。どれも面倒なことだったが、気が紛れたし、不思議に心を落ち着かせてくれた。銀行口座は無事だったようで、ほっとした。彼はいくらかのコントロール感覚を取り戻すことができた。

次に、オンラインで自分の携帯電話を探した。何も出てこない。おそらくやつらは、あの携帯に価値がないと判断して破壊したのだろう。これもよかった。しかし携帯電話のことを考えたとたんに、あの忌まわしい記憶が蘇ってきた。自分を襲った男たちが、笑いながら携帯を石に打ちつけている様子を想像した。

「雑念を払ってしっかり考えなくてはと思いました。自分の身に起きたことを周りの人に伝えなければならないとわかっていました。でもそれが……すごく屈辱的で」

彼が何とかできたのは、職場にメールを入れて病気で休むと連絡したことだった。それからマークにもメールをして、カバンは取りに行かないと伝えた。理由は書かなかった。ガールフレンドのキャリーにもメールを書き、しばらくは連絡がつかないと思うと伝えた。だが襲撃のことは書かず、ただ携帯をなくしたと書いた。

「頭がくらくらして、少し吐き気がしました」

「どうしても襲撃のことが頭から離れません。何度も何度も頭の中でシーンを再現して、あいつらのことを、そして自分の取った態度のことを考えてしまう。あいつらの目に映った自分の姿を想像するんです。地面にうずくまって、怯え、許しを請う自分の姿。泣きそうな声で『僕を傷つけないで』と懇願する自分は、どれほど惨めに情けなく見えただろうか」

このイメージが消し去れたらと、彼は思った。でも、そんなことがどうしたらできるのだろう。

文脈感受性

「フレキシビリティ・シークエンス」の最初のステップ「文脈感受性（コンテクスト・センシティビティ）」は、必要不可欠なスキルであり、シークエンスの中で最も重要なものと言える。その特定の瞬間に何が起きているのかを的確に判断し、どう対処すべきかを教えてくれるものだからだ。このステップがどういうものかは、これまで見てきた「フレキシビリティ・マインドセット」の構成要素――「楽観性」「対処の自信」「チャレンジ志向」を通して、みなさんはすでにその感じを摑《つか》んでいると思う。この三要素は一緒に働いて、我々を動機づけ、状況が要求する行動に取り組む力を与えてくれる。「文脈感受性」は、状況の詳細、特定の文脈のニュアンス、直面する課題に、より具体的に注目することによって、このプロセスをさらに堅固なものにする。このステップで行うことは基本的に「自分にいま何が起きているのか」「何が問題なのか」「これを乗り越えるために何をしなければならないか」などの自問である。

ほとんどの人はある程度、状況に対する感受性を持っているが、他の能力と同様、これにも個人差がある。だが不思議なことに、人はこのような状況評価の能力があるにもかかわらず、しばしば状況を十分に考慮しないことがある。たとえば、悩みや気がかりや不安などを感じているのに、なぜそうなのかよくわかっていない。そんな時は、「いったい自分は何について悩んでいるのか」と自問するだけで、いま起きている事態に焦点を合わせられる。ただし、その自問をしたうえで、さらに状況からヒントを読み取れなければならない。そして明らかに、人によってはこの能力が不足している。つまり比較的「文脈感受性」が低い人たちがいるのだ。

「文脈感受性」が低い人たちは、心理的葛藤を覚える傾向が高く、しばしば精神の健康状態全般が良くないということが、研究によって明らかにされている。[3] 私自身の研究では、この問題を調べるために、実験参加者たちにさまざまな架空の状況を記述した文章を読んでもらった。たとえば、エレベーターの中に閉じ込められたとか、旅行から戻ってみると自宅が空き巣に入られていたといった状況である。そして参加者たちに、記述の中から、脅威のレベル、対応の緊急性、自分の力が及ぶ範囲など、さまざまなヒントを見出して状況を評価するように依頼した。[4] その結果わかったことは、状況のヒントを評価する能力が人によって違うということだ。たとえば、抑うつや不安を抱える人たちは、その状況が本当に危険なものかどうか、緊急の対応が必要かどうかを判断するのがより困難だった。ただこの両者の相関関係を説明するのはそれほど簡単ではない。心理的問題を引き起こす理由は無数にあり、抑うつのある人たちも時には、状況のヒントをきちんと読み取ることができる。実際に、ある研究では、抑うつがある人たちのうちで「文脈感受性」が損なわれていない人の場合は、「文脈感受性」が非常に低い人たちに比べ、時間とともに抑うつが改善していくことが多かった。前者の人々は「回復の軌跡」を示すことが多く、後者の人たちはその後も長く抑うつが続くことが多いと予想される。[5]

「文脈感受性」の中でも特に重要なのは、状況のヒントの中に変化を見出す能力である。[6] この能力は、私の同僚、エイナト・レヴィ＝ジジらの研究チームが、簡単なコンピュータゲームを使った実験で見事に実証してみせた。[7] このゲームでは、画面にいくつかの箱が一つずつ現れる。箱はみな違う色で、そこに一般的な品物の絵が描かれている。たとえば緑色の箱にテレビの絵、黄色い箱に帽子の絵といった具合だ。箱が現れたら、それを開けるかどうか判断しなければならない。開けてみて中にお金が入っていたら、ポイントをもらえる。しかし中に爆弾が入っていたら、ポイントを失う。これを何度かやるうちに、参加者は、箱の色と描かれた品物の組み合わせによって、開けていいものといけないものがわかってくる。ここで大事なのは、参加者がゲームに慣れて上手になってきた頃に、新しいバリエーションが導入される点だ。それまでの箱の色と品物の組み合わせに加えて、何の予告もなしに、新しい色と品物の組み合わせが現れる。たとえば、緑色の箱にテレビの絵はそれまで通りポイントが加算されるが、赤い箱にテレビの絵ではポイントを失う。このゲームで勝つための唯一の方法は、状況が与えるヒントのこうした微妙な変化に敏感であることだ。

最も興味深い発見が得られたのは、もとは悪い結果を意味するものだった箱の色が、のちに良い結果を意味するものに変わった時である。たとえば、青い箱に帽子の絵は初め、爆弾が入っていることを意味していたのだが、後には青い箱に車の絵は、お金が入っていることを意味するようになった。この研究によって、もともとネガティブなものだった箱が、のちにはポジティブなことを意味するようになるという変化についていける能力は、脳の海馬の大きさによって予測できることが明らかにされた。これは驚くべき発見である。海馬は、認識、記憶、状況把握を司る脳の非常に重要な器官である。またエイナトらはこの研究で、慢性的ＰＴＳＤの症状を持つ人たちにとっては、この「ネガティブがポジティブに変わる」という文脈変化を学ぶことがとりわけ困難だったという事実も確かめた。これもまた納得のいく話だ。慢性的ＰＴＳＤの特徴の一つは、ほぼ安全で良好な状況にあっても、過去のトラウマ的状況がまだ続いている感覚を持つことだからだ。

状況にどう対応するかはまた、生活や人生の目標といったより広い文脈にも関わっている。(8) フリーダ・カーロが脚を切断した後の、新しい義足との葛藤の中にもそういう関わりを見出すことができる。彼女は義足を嫌悪した。自由な動きを妨げるだけでなく、ひどく醜いものに思えたからだ。そのことが彼女を苛立たせ、また悲しませた。だが単にそれだけが問題なのであれば、彼女はおそらく感情的な苦痛を和らげる方法を見つけようとしただろう。しかし義足がもたらしたものは当座の困難にとどまらなかった。彼女の人生のより大きな目標、つまり自由に動き回ること、華やかに自分らしく装うこと、それに何より踊ることに支障をきたしたのである。彼女は、この人生の大きな目標を中心に据えた文脈の中で、何をしなければならないかと考えて、当座の問題と長期的な問題の両方を満足させるクリエイティブな方法を見出すことができた。

ポールの場合は、自分の長期的目標について考えることはほとんどなかった。あえて尋ねられれば、いまの仕事は気に入っているので、ここでキャリアを進めたいと言うくらいだった。彼はまた、自分は社交的で友情を大事にする人間だと考えていた。いつも夜遅くまで仕事をしてきたが、もっと友人と会う時間を作ろうと努力もしていた。また、女性と長く安定した関係を持ちたいと望んでいた。この点に関しては、これまであまりうまくいかなかったが、キャリーとの関係はいい方に向かっているようだ。彼女は子どもが欲しくないと断言していて、それが彼にとっては残念な点だった。しかし関係はうまくいっており、ポールはこれがずっと続いてほしいと願っていた。

＊

トラウマになりかねない出来事に遭遇すると、その「差し迫った脅威」のために、他のすべての目標は背後に押しやられてしまうことが多い。ポールも襲撃後の数日間、長期的目標としていたことなどは、このトラウマ的ストレスに覆い隠されて消えてしまった。友人や同僚に連絡して、襲撃のことを話さなければならないとはわかっていた。しかし誰にも、言う勇気が持てなかった。職場の同僚や友人だけでなく、キャリーにさえ言えなかった。そうなると、顔には目立つあざがあり、縫合した傷もあるので、誰にも会うことができない。何とか新しい携帯を注文し、アパートに配送してもらったが、その設定をする気力さえなかった。キャリーは何度かメールをしてきて、「あなたみたいなテクノロジーに強い人が、まだ携帯の設定をしてないの？　いったいどうしたの？」と聞いた。彼女は彼に会う機会を作ろうとしたが、彼は言い訳を並べて避け続けた。だが、こんなやり方は長く続かないと自分でもわかっていた。

「問題は、僕が自分自身を情けなく感じていたことなんです」

ポールは、まだ不安と屈辱感を拭えずにいた。睡眠も十分に取れなかった。少しうとうとしたと思うと、奇怪な夢を見てパニックになって目が覚める。アパートに閉じこもっていてはいけないとわかってはいたが、外に出ることは危険に身を晒すことのように思えた。もしまたあいつらに出会ってしまったら――。実際には、彼は襲った男たちの姿をろくに見ていない。少なくとも確かな記憶はほとんどない。しかし相手がこちらに気づくかもしれないと不安だった。もしかしたら、こっそり自分を見張っていてひそかにあざ笑っているのかもしれない。あるいは、また彼を捕まえて同じように殴ったり蹴ったりしようとしているのではないだろうか。

襲撃から三日目の夜、ポールは長いこと窓のそばに座って外を眺めていた。もう暗かったが、いつもどおりにたくさんの人が外を行き交っている。急ぎ足でどこかに向かう様子の人もいるが、多くは何の屈託もなさそうに歩いている。自分も少し前まではあの中の一人で、何も考えずに普通に過ごしていたのだと思うと、ポールは辛かった。

何の不安もなく安全に外を歩いている自分の姿を想像してみた時、彼の心は少し動いた。そして自分の状況を振り返ってみた。その時、以前そういう安心感を持っていたのなら、その感覚がいずれ戻ってくるはずだと思ったのである。事態はおのずから元通りに収まるものだ。この何日間かで初めて、彼には希望の光が見えた。楽観性を持ち始めたのである。

その時に彼に「フレキシビリティ・マインドセット」を持っているかと尋ねたとしたら、彼はぽかんとして私の顔を見るに違いない。だが、彼がそういうことを知っていたかどうかに関わりなく、彼は窓の外を眺めながら自分の生き方について考え、自分を励まして問題に取り組むだけのマインドセットを引き出すことができた。

その感覚はつかの間のものだったが、彼はそれを逃すまいとした。そして自分自身に言い聞かせた。「おい、ポール」と彼は声に出して言った。「しっかりしろ。お前はこれを乗り越えられる。お前は賢いやつだ。きっと解決できる」

彼は自信を掻き立て、試練に自分を向き合わせた。

これは、わずかな気持ちの切り替えにすぎないが、この状況を何とかできるという確信を自らに持たせるには十分だった。

「きっと何とかできる」という言葉を、声に出して唱えているうちに、頭の中の霧が晴れていくようだった。自分を取り巻く世界が文字通りその輪郭をくっきりと現してきた。そして次第に、状況の文脈的ヒントを読み取る感受性が、鋭くなってきた。

「近所の様子を窓から眺めていて、思ったんです。ここは実に良い所だと。すべてが生き生きとしていて、活発で。そりゃもちろん、時には悪いことも起こります。犯罪とかは常に起こる。大都会ですからね。でも大体において、この辺りは良い所です。僕が越してきてからもずっと非常に安全で、これまで安心して暮らしてきました。いままで通りに安心して暮らせないはずがない」

これは単純な事実にもかかわらず、ポールには天の声のように思えた。これがきっかけになって、次々に新しい考えが沸き起こった。

「ただ窓から外を眺めていただけですが、急にひらめいたんです。僕を襲ったあの男たちがいったい誰なのか、僕にはまったくわかりません。あいつらも僕を知らなかった。この地域の住人ですらないと思う。あいつらは僕を見かけたとしても、たぶん気がつかないと思います。すごく暗かったし。今後道ですれ違っても、僕だとわからないでしょう。第一、あいつらは僕のことなんか気に留めてやしない。ただ居合わせた人間を襲ってものを奪っただけだ。僕がたまたまそこにいて携帯を見ていた。

悪い時に悪い場所に居合わせたんです」

「その瞬間、すべてが単純なことに思えました。あいつらが戻ってきて、僕を探してまた襲うだなんて、自分でストーリーを作り出していただけでした。やつらは欲しいものはもう奪った。あの後何をしたか知らないが、何もしなかったかもしれない。僕のことなんか思い出しもしないでしょう」

ポールは、なすべきことに取りかかった。まず、いま自分の心を占めている恐ろしい考えや感情を制御することに集中した。自分の住む地域は安全だと頭ではわかっていたので、もう一度そう感じられるようになりたかったが、まだ完全には確信が持てなかった。疑念がまだ振り払えなかった。次の一歩を踏みだすためには、少なくともその疑念を消すことができるだけの効果的な方法を見つけなければならない。それができたら、再び外に出て、また世界とのつながりを取り戻せるのではないだろうか。彼にはそれがやさしいことではないとわかっていたし、その方法も明確ではなかった。でも少なくとも、いま自分が何をしなければならないかはわかっていた。

レパートリー

困難な状況の中からヒントを読み取る能力は、「フレキシビリティ・シークエンス」の中の重要な一部である。これができると、シークエンスの次のステップ、「レパートリー」に進む。ここでは、自分のツールボックス、つまり「対応策レパートリー」の在庫調べをする。そして、「自分は何をするべきか」というこれまでの問いは、「自分には何ができるか」という問いに変化する。

これまで見てきたように、ほとんどの人は状況からヒントを読み取る基本的な能力を、少なくともある程度備えている。だがなかには、そういう「文脈感受性」が特に強い人がいる。「対応策レパートリー」の場合も同様である。たとえば、状況対処や感情制御などに関しては、ほとんどの人が基本的スキルを持っている。しかしなかには、そういうスキルがとりわけ優れている人たちがいる。その人たちは、すぐに使える状況対処や感情制御のためのツールが人より多い。つまり戦略のレパートリーが非常に豊かなのである。

ただここで大事なのは、単に戦略をたくさん使えば効果的に対処できるわけではないということだ。使用可能な戦略などは、実際には無限にある。[9] 最も一般的な例を挙げれば、先の章でも述べたが、「感情を表現する」「感情を抑制する」「気晴らしをする」「起きたことの意味を再評価したり変更したりする」「問題解決戦略を作成し計画する」「状況そのものを修正する」などである。だが研究の結果が示すように、最も頻繁に使われる戦略が最も成功するとは限らない。[10] それぞれの試練の特殊性により、それら以外の方法が功を奏することもよくある。「希望的に考える」「受動的に状況を受け入れる」「何もしない」「自分をだます」「逃避する、あるいはその問題から離れる」「情報を集める」「酒やドラッグに救いを求める」「不平不満を言う」「誰かにそばにいてもらう」「自己憐憫《れんびん》にふける」「食べ物やセックスに慰めを求める」「人を避ける」「人に救いを求める」「誰かのせいにする」「運動で発散する」「ユーモアや娯楽でいい気分になる」など、およそ人が思いつきそうなことすべてが含まれる。これらのなかには、まったく健全なものもあるが、そうでないものもある。そういう不健全な方法は、もうお気づきのように、「アグリー・コーピング（なりふり構わぬ対処法）」と呼ばれるものだ。

要は、多くの戦略を、ほんのわずか使う場合も含めて、効果的に使うことができれば、特定の状況に合う選択肢をそれだけ多く得ることができるということだ。

戦略のレパートリーを探求し始めた頃、私は「感情を表現する」と「感情を抑制する」という、二つの相反する戦略を効果的に使う能力を測るための実験を行った。まず実験参加者たちに、パソコン上で何枚かの写真を見てもらう。そのうち何枚かは非常に不快な写真で、別の何枚かは気持ちの良い写真である。そして参加者に、写真に対する自分の感情的反応を評価してもらう。参加者たちがこれに慣れた頃、隣室にいる別の参加者たちに、写真を見ている人たちの様子をモニターで見せ、表情から感情的反応を推察してもらう。また隣でモニターしていることは、写真を見ている参加者にも伝える。さらにパソコン上に、感情の表出に関する異なる指示がさまざまなタイミングで現れることも説明する。時には、写真を見てどんな感情を持ったかを隣室の観察者がより容易に把握できるように、どんな感情であれできるだけ十分に表情に表すようにという指示が出る。これは「表出条件」だ。また時には、隣室の観察者たちがこちらの感情を推測しにくいように、感情をできるだけ隠すようにという指示が出る。これは「抑制条件」である。またもう一つ「対照条件」というのもあり、写真を見ている参加者に、カメラを一時停止すると伝える。この間は観察者に見られることがないので、普段通りに写真を眺めればいい。この「対照条件」を加えたのは、普通に写真を眺めた時にどのくらい表情に表すかは、人によって違うからだ。普段の状態を見ることによって、彼らが感情表現を、普段よりもどのくらい多めにあるいは少なめにできるかを観察できる。

実験の結果は、私が予想した通りになった。参加者には、写真を見た時の感情そのものを変えるようには言わなかった。そしてその通り、三つのどの条件の場合にも、彼らは同レベルの感情を報告した。我々が指示したのは、感情をどのくらい表すかを変えることである。そしてほとんどの人はそれができることがわかった。私はこのスキルを「表現のフレキシビリティ」と呼ぶ。当然ながら、このスキルにもさまざまな個人差が見られた。一部の人たちは他の人たちより、感情を表現することも抑制することも上手にできた[11]。

では、この「表現のフレキシビリティ」を戦略のレパートリーの中に持っていることは、有用だろうか。そしてトラウマ的ストレスに対処するのに役立つだろうか。私がこの疑問にどう答えるべきかを真剣に考えていた頃、9・11のテロ攻撃という運命的な出来事が起きた。私はもともと、二〇〇一年の夏にこの「表現のフレキシビリティ」の研究を行う計画を立てていた。学部生の精神医学の長期研究にこのテーマを含めるつもりだったのである。同時多発テロ事件が起きた時、その研究は始まったばかりだったが、後回しにせざるを得なくなった。だが数週間後に再開した時、自分たちがやっているこの研究は、トラウマ研究なのだと気がついた。9・11の事件が起きた後に測定した学生たちの「表現のフレキシビリティ」が、彼らがトラウマ的ストレスに対処するのに功を奏しているということが、明確に表れていたからだ。「表現のフレキシビリティ」が豊かだった学生たちは、二年後に再び評価を行った際にも、精神がより良い健康状態にあった。この研究からはまた、感情の表出と抑制のどちらか一つに長《た》けているだけでは、防御効果が薄いということも確認された。つまり、レパートリーという概念自体が示すように、戦略そのものよりも、必要に応じてそのいずれかを取り出して使える能力の方が重要なのである[12]。

これらの発見から、興味深い疑問が湧いてきた。「表現のフレキシビリティ」が、トラウマ的ストレスの対処に役立っている場合、本人はその能力があることを自覚しているのだろうか。前にも述べたが、ある研究で、ほとんどの人は自分が実際にどんな対処戦略を使ったかを自覚していないということが明らかになった。では、人々に「あなたはどんな戦略が得意ですか」と尋ねたら、結果は変わってくるだろうか。私は直感的に、その答えは「変わる」だろうと思った。何が得意かを知っていることは、それをどのくらいよく行うか知っていることとは、異なる種類の自己認識である。何かをどのくらいの頻度で行うか考えるには、特定の出来事をいくつも思い出して、その頻度を推測する必要がある。しかしあることが得意かどうかを考えるためには、それをうまくやり遂げたことを知っているだけでいい。この考え方を実際に確かめてみたところ、感情表現を効果的に強めたり弱めたりする能力の自己評価は、実験の中で実際にそれがうまくできることと対応していることがわかった。[13]

私のチームのさらなる研究も含め、いくつかの研究がこの同じアプローチを発展させ、対処と感情制御に関するその他の戦略についても調査した。本書で先に「フレキシビリティ・パラドクス」について述べたが、その際にも、これらいくつかの研究に言及したと思う。この一連の研究を通して一貫して現れたのは、一つの基本的教訓だった。それは、特定の戦略そのものよりも、それが状況のもたらす困難にどのくらい効果的に対応できるかの方が重要だということだ。[14] さらに、対処や感情制御のための戦略さえあれば良いレパートリーというわけではないことを、やはり心に留めておかなくてはならない。どんな行動も手持ちのリソースも、それを効率的に使うことができ、特定の状況の要求に応えられるのであれば、立派なレパートリーと言えるのである。

ポールは気持ちを紛らわせることが上手だった。自分でも本当にそうだと思っている。単純な作業でも、それに完全にのめり込めるのである。

「何か別のことに没頭しようと思いました。頭をそれでいっぱいにすれば、忌々しい事件のことを考えずにすむのではないかと」

*

彼はまず酒を用意して腰を下ろし、愉快な映画を見た。特に細かく計画を立てたわけではないが、少なくとも何らかのプランがあるというだけで、気分が上がるのを感じた。

「特にいい映画じゃなかったけど、まあまあ楽しめました。酒をたくさん飲んだのもよかったかも知れません」と彼は振り返った。

気晴らしは効果があっただろうか。

「ええ、ありました。まあしばらくの間ですが。映画を見て笑えたのがよかったです。実際に、嫌なことを少し忘れられましたから。だけど翌日には、また嫌な気分が戻ってきました。でも……どう言えばいいかな……少なくとも、僕は一つ行動を起こした。それで気分がすっかり良くなりはしなかったけど、それ以前と何かが変わりました。変な話ですが、気分は最悪なのに、何かコントロール感があったんです。嫌な気分でいるのは、自分がそういう選択をしたんだという感覚です。頭の中の状態を、わずかだけど自分で変えた。少なくとも自分は何かやっている。前に進んでいる。これからも前に進むつもりだ。そう思ったんです。その気持ちは断固としたもので、ほとんど怒りに近かったかもしれません。気づいたら僕は、こぶしを握り締めていました」

この言葉には、ポールの自信とチャレンジ志向が表れていた。そしてその日はそれからも、断固とした自信をもって、モチベーションを保ち続けた。室内でできる運動もした。ジャンピング・ジャック、腕立て伏せ、腹筋運動など、できる限りのことをやった。また、音楽を大音量でかけて、汗だくになるまで室内を跳ねまわった。

「身体を動かすのは効果がありましたよ。いい気分でした。『よしこれでいくぞ』と思っていました」

彼はまた、ネットサーフィンで気晴らしをした。それもしばらくはよかった。ただ、犯罪のニュースを目にした途端に凍りついた。

「本能的な反応でした。たちまち緊張で固まってしまった。でもそれも、最初だけです。それまで犯罪についての知識がほとんどなかったので、自分のような目に遭った人はどうなるんだろう、こういう経験をした人はその後どうするのだろう、どういう反応を示すのが普通なのか、誰でも僕のような思いをするのだろうか。そんなふうに考え始めたんです」

ポールにはもう一つ特技があった。リサーチである。それから彼は、これらの疑問の答えを見つける作業に取りかかった。たとえ答えが見つからなくても、気晴らしにはなる。だが残念ながら、ネット上には襲撃を受けた男性に関する情報があまりないことがわかった。男に、よる暴力行為の情報はいくらでも見つかるが、その被害者はほとんどが女性である。これは、男性が襲われないからではない。暴力事件の統計を見れば、米国内外を問わず、性的暴行を除くあらゆる暴力犯罪において、男性は女性よりも被害者になる比率がいくらか高い。だが、男性被害者が暴力犯罪に対して心理的にどう反応したかという情報は、驚くほど少ない。その理由は数多くあるだろうが、最も可能性が高い理由は、男性が男性に対して行う暴力行為は、日常的な出来事として扱われたり、軽視されたりして、通報すらされないことが多いからだろう[15]。

だが実は、そういう調査も存在する。それによれば、暴行を受けた男性の典型的な反応は、ポールの経験ときわめて似通っている。被害を受けた男性の最も一般的な反応は、自己非難、屈辱感、自分が軟弱で男らしさに欠けるという感覚、などである。被害を受けた男性は多くの場合、それが生活に重大な影響を与えていても、襲撃の事実を認めたがらず、公表したがらない。外出が困難になり、偏執的《パラノイア》になることも多い。他人への猜疑心《さいぎしん》が強まり、再びひどい目に遭うのではないかと恐れるのである[16]。

ポールはいろいろ調べてみたが、残念ながらそういう論文を探し当てられなかった。だがたまたま、いくつかのウェブサイトに、男性の被害者が書き込んだ文章を見つけた。それは彼自身の経験と響き合うものだった。

「僕はそれを夢中で読みました。読む速度がまだるっこしいと感じるくらいでした。仲間を、自分と同じ思いを味わった人たちを、ようやく見つけたと思いました」

「些細なことに思えるかもしれないけど、その時の僕にとっては、自分の反応がごく普通のものだったというのは、重大なことでした。自分は（くすくす笑って）特別情けない人間じゃなかった。このありがたさは、本当に言葉で言えないくらいです。信じられないくらいでした。僕はそれらのストーリーをダウンロードしました。そして何度も何度も、すっかり頭に入るまで読み返しました。そうやって自分に確信させたんです」

　ポールはだんだんと楽観的になっていった。自信も膨らんできた。パソコンに向かう時間は楽しい気晴らしとなった。それに加え、ネット上から貴重な洞察や安心材料も得られた。しかしこういう調べ物をしているとどうしても感情的になる。彼は心が楽しむことをしようと思った。そしてまた、映画にでも没頭しようとした。だが今度は、あまりうまくいかなかった。頭の中に新しい情報がたくさん入ってきたいま、自分がいまだにアパートに引きこもっているという事実を無視できなくなったのである。彼はあれ以来一度も外に出ていなかった。

「僕は大きく深呼吸して、立ち上がりました。『こんな気分は消え失せろ！』」ポールは笑った。「本当にそう言ったかどうか覚えてませんが、そんな気持ちでした。『ちきしょう！　俺は外に出るぞ！』という感じですね」

　アパートのドアを開けた時には、緊張を覚えた。しかし彼は恐怖に打ち勝つのだと決心していた。そしてその決心を保ったまま廊下を歩いて階段を下り、表の通りに出ていった。

フィードバック・モニタリング

　ポールが、窓から外を眺めて自分の住む地域は安全なんだという直感を得てから、突然断固とした決意を持って外に出るまで、およそ二四時間が経過していた。この間に彼は、自分のレパートリーの中にある多くのツールをひとしきり試した。まずさまざまな方法で気を紛らわせようとした。それから問題に注目してじっくりと考えた。自分が取るべき行動を計画した。酒を飲んだ。状況をリフレーム（異なる視点で捉え直すこと）したり再評価したりした。運動をした。不安や辛い気持ちを意図的に抑えようとした。これらの戦略は大体において効果があったが、効果がないものもあった。それでもポールは、前に進むことができた。だがそれは、単にレパートリーの中のツールを試したからではない。この二四時間、試した行動の効果を常にモニターして、行動を修正し、アップデートし、必要に応じて変更したからである。

ポールはこの間、「フレキシビリティ・シークエンス」の第三ステップ、「フィードバック・モニタリング」をやっていたのである。最初の二つのステップ、「文脈感受性」と「レパートリー」は、一番使いやすいツールを使いながら、試練に向き合うことに集中させる。この二つのステップは非常に有効だが、それだけで目的地までは到達できない。「フィードバック・モニタリング」の段階を通って、やっと目標を達成できるのである。ここにきて問いかけはまた別のものになる。「何をすべきか」や「何ができるか」という問いかけに注目する時期は過ぎ、これまでやってきたことは果たして効果があったか、と問わなければならない。つまり「自分はこの試練にきちんと向き合ったか」「それはうまくいっているか」「対応の仕方を調整する必要があるか」「何か別の戦略を試すべきか」などと問いかけるのである。その上で他の戦略も試してみて、それでも状況が改善しなければ、おそらく状況が変化したのだと考えられる。その場合にはシークエンスの第一ステップに戻って、状況の文脈を査定し直す必要がある。

このような判断は、感じ取ったヒントに基づいて行われる。フィードバックの最良の材料は常に自分の手元にある。それは自身の心身の状態である。多くの場合、特にトラウマになりかねない出来事を経験した人の場合、目標は気分を回復させること、不安、恐怖、悲しみをより減らすことである。こういう判断は理論的にはシンプルなものに思える。自分と向き合い、心の状態に注意を向けて、気分が改善しているかどうか判断すればいい。しかし残念なことに、この評価はいつもそれほどシンプルでも簡単でもない。

周りの状況に対する心身の反応は、多くの場合、無意識のうちに起こる。身近な良い例は、身体が体温を調整する方法である。人間の身体はこの点で実によくできている。「温度受容器」と呼ばれる数百万もの温度感受性細胞が全身に配備されているのである。これらの受容器からの情報は、脳幹の上部にある視床下部と呼ばれる非常に重要な組織に集められる。この視床下部が、基準よりも寒すぎると判断すると、震えや血管収縮など、身体を温める効果のある生理的反応を起こすように信号を送る。また基準よりも暑いという情報があれば、身体を冷やせという信号を送り、その結果我々は汗をかいたり、血管が拡張したりする。このような生物学的な事象は、ほとんど無意識のうちに行われるので、きわめて効率的である。身体がこれを自動的にやってくれるおかげで、我々はもっと他の重要なこと――肉食獣に食われないようにするとか、地下鉄のホームから転落しないようにするなど――に注意を向けていられるのである。

しかし一方で、体内の温度を生物学的な方法のみによって制御するのは、代謝の観点から見ればコストが大きい。簡単に言えば、生物学的プロセスはカロリー（熱量）を必要とし、それは大変高くつくからだ。その負担を軽減するために、またプロセスをより有効なものにするために、動物は進化の過程で、体温調整のための新たな方法を獲得した。それが、暑すぎるとか寒すぎるという意識的な感覚である。これらの感覚は必須ではないがきわめて有用なものだ。人間を含む動物たちに、意識的な行動を取らせることによって、容易かつ効率的に体温を調整できるからである。我々は暑すぎると感じれば、セーターを一枚脱いだり、窓を開けたり、扇風機やエアコンをつけたりすることができる。

おそらくこれと同じ有効性が、脅威や恐怖の感覚の発達を促したのだろう。体温調整と同様、脅威に対する生物学的な反応はほぼ無意識に起こる。潜在的脅威に直面した瞬間、実際に何が起きているのかよく認識しないうちに、脳はすでに迅速に脅威に関わる皮質下の神経回路を活性化させ、いわゆる「闘争・逃走（戦うか逃げるか）反応」と呼ばれる生物学的反応を次々に起こさせる。脅威の神経回路が活性化するのに、恐怖を意識する必要はない。つまり、恐怖を感じるかどうかは必須ではない。そして実際に恐怖心を感じることができるのは、この反応の連鎖のかなり後になってからだ。脅威の神経回路が活性化した後、そのアウトプットが背外側前頭前皮質や島皮質など、より高次の皮質領域からの情報と統合されてからである[17]。だが恐怖の感情もまた、不可欠でなくとも有効である。暑すぎるという感覚がセーターを一枚脱がせるのと同じように、怖いという感覚は脅威に対応するように人を促す。恐怖の元となるものに注意を釘づけにし、生き延びるために何ができるかという点に思考を集中させる。

しかしここにやっかいな点がある。恐怖を含めどんな感情も、迅速に役目を果たす限りにおいて適応に貢献する。恐怖心が長引いてしまうと、その元来の目的から離れ、ただの悪い予感や、これから何が起こるのだろうという不安感でしかなくなってしまう。そしてあまりに長期化すると、最終的には不安症やＰＴＳＤのように、むしろ機能を損なう状態となる。こうなると、意思決定能力が著しく阻害され、自分の行動がどういう時に有効なのか、どういう時に有効でないのかといった判断が、不可能でなくとも非常に困難になる。[18]

＊

ポールは襲撃後の数日間、トラウマ的ストレス、恐怖、不安につきまとわれた。それによって、自分を見る目も、取り巻く世界を認識する目も、歪んでしまった。だが、まだそれほど時間が経っておらず、本格的な不安症やＰＴＳＤに発展する前だったために、自分の心理状態から得られるフィードバックを参考に、戦略変更の決断などができた。

こういう能力がどのくらい一般的なものかを知るために、我々は一つの実験を計画した。参加者たちにパソコン上で一連の写真を見てもらう。その中には、良い写真も気分が悪くなるような写真も含まれている。そして参加者たちに、ネガティブな感情が起きた場合には、「認知的再評価」に似たリフレーミングの方法を使ってその感情を鎮めるように指示した。たとえば、写真の状況は見かけほど悪くないかもしれないと考えたり、今後状況が改善していく様子を想像したりするのである。この間に、参加者たちの心拍数、顔の筋肉の動きのパターンなどの生理的反応を計測して、心理状態をモニターする。心拍数や顔の筋肉の動きは、これに先立つ実験において、ネガティブ感情と関連することが実証されている。「再評価」という手法は、ネガティブ感情を鎮めるのに有効な戦略になりうるが、感情が非常に激しかったり強烈だったりした場合には、それほど効果が出ないので、人々はあまりやりたがらない。激しい感情を和らげるには、他の、たとえば気を紛らわすという方法の方が、少なくとも一時的には効果的だ。我々は、このような切り替えができる能力をテストするために、再び実験を行った。そして今回は参加者に、パソコン上に写真が現れた四秒後に音が鳴るので、そのまま再評価の方法を続けてもいいし、気を紛らわす方法に切り替えてもいいと伝えた。予想した通り、大きなストレスを受けていることが生理的反応モニターによって明らかだった参加者は、気を紛らわす方法に切り替えることが多かった。これは、彼らが、心理状態からのフィードバック（内的フィードバック）によって切り替える判断をしたということである。またもう一つ予想通りだったことは、一部の参加者たちが、他の人たちより頻繁に切り替えを行う傾向があったことだ。その人たちは内的フィードバックを、より効果的に使っていたと言える。この能力は、精神の健康状態の良好さとも結びついていた。(19)

その後、我々はこの実験をさらに広げ、外部ソースからのフィードバックを与えるという方法を試してみた。参加者たちに、生理的モニタリング装置から読み取った結果に基づいて、感情のコントロールがうまくいっているとかいっていないとかを、各自に直接伝えると説明したのである。だが実際にはこの外的フィードバックはにせもので、参加者たちはそれを知らない。彼らに伝える情報はアトランダムに出したもので、本人の実際の心理状態とは関係がない。つまり、参加者たちはさらに難しい作業を強いられることになる。この偽の外的フィードバックを使うか、あるいは自分自身の確かな内的フィードバックを使うかを判断しなければならない。その結果、参加者たちは外的フィードバックも時には用いたが、全般的にはやはり自身の信頼できる内的情報を重んじる傾向があった。そして重要なことは、信頼のおける内的フィードバックを最も重視した参加者が、最終的に感情反応を最もうまくコントロールできていたことである[20]。

実験の中で参加者に与えた外的フィードバックはにせものだったが、戦略を修正するのに本当に役立つ外的フィードバックもある。最も意味のある情報はおそらく、他者の様子を認識することから得られるものだろう。人は、自己制御の基本的なスキルなどさまざまな新しい行動を学ぶ時、社会的フィードバックを取り入れることによって、より効果的に学ぶことができる。そういうフィードバックの恩恵が得られない人たちは、社会的状況で適切なふるまいをすることが難しいことが知られている。たとえば自閉症の人たちは、社会的フィードバックを認識するのが苦手なため、状況に合わせて行動を変えられないことがよくある。眼窩前頭皮質に損傷のある高次脳機能障害の患者たちも同様で、社会的フィードバックを用いて状況にふさわしい行動を取ることが困難である。また逆に、抑うつ状態の人々は社会的フィードバックに過剰反応する傾向があり、それが引きこもりにつながる[21]。

＊

ポールは外に出るのが不安だったが、気持ちは揺るがなかった。外にいるのはいい気分だった。近所をしばらく歩き、それから空いているベンチを見つけて腰を下ろした。特に何も悪いことは起きない。ほぼいつもどおりだ。彼はそこにしばらく座ってから、近所の食料品店まで歩いていって、後で食べられるものを何か買うことにした。

「いつもの店員がカウンターの後ろにいました。しょっちゅう行くので、彼とは顔なじみです。入っていった時、彼が僕の顔を見たのがわかりました。僕は自分の顔に、あざや縫合の痕があったことを思い出しました。彼は何か言いました。覚えていませんが、たぶん『それ、どうしたんですか？』といった簡単なことだったと思います。この一言で僕の心は乱れ、突然激しい不安に襲われました。僕は、ドジをして転んだとか、そんなことをぼそぼそ口にしたようです。でも何にしろ、彼は不審な顔もせず、笑ってくれました。こちらも笑い顔を見せ、それでオーケーでした。心の中では怯えていましたが、何とかその場を切り抜けられたんです」

ポールは達成感を味わいながら店を出て、家に向かって歩き出した。それから、次の角の辺りに若い男たちが集まっているのに気がついた。彼を襲った男たちによく似ていた。少なくとも彼にはそう見えた。

「『やばい、やっぱりだ』と僕は思いました。男たちはただそこに立っていただけでしたが、僕はやつらが自分を見張っていたに違いないと思ったんです」

パニックがこみ上げてきた。

「どうしよう、と思いました。一瞬迷ったけど、急に足を止めたらあいつらが変に思うに違いない。僕は『止まるな、行け、このまま歩け』と自分に言い聞かせました」

彼は必死で不安を表すまいとした。男たちに近づいたその時、高齢の女性が脇の店から出てきて、ゆっくり彼の前に歩いてきた。ポールは彼女を避けたために、気づくと一人の男のすぐ目の前に立つ結果になった。ところが驚いたことに、男たちはみな丁寧な物腰で後ろに下がり、ポールのために道を開け、それからまた何もなかったように会話を続けたのだった。通り過ぎてから、ポールはそっと肩越しに振り返った。彼らはこちらに何の注意も払っていなかった。

「本当にほっとしました。安心したのと同時に、自分を誇らしくも思いました。どうということはなかったんです。『またこの街に戻れた。ここがまた自分の暮らしの場になった』という感じでした」

ポールはもう少し外にいようと決めた。しばらく歩き回り、それから最初のベンチに戻ってまた腰を下ろした。

この自分の変化に浸りながら、あの襲撃からすでに四日が経過していることを思った。まだ友人たちにも自分の身に何が起きたのかを話していない。ガールフレンドのキャリーにさえ電話していない。

「そう、これが難題でした。彼女はきっと怒るだろうと思いました。僕に無視されたと思っているでしょう。当然です。何一つ言わなかったんですから」

ポールは、難度の低いところから取りかかった。まず上司に襲撃の件を説明した。これはメールでやった。その方が言いやすい気がしたからだ。マークとローラを含め、友人たちにも同じ方法で伝えた。そして次のメールを書いている時、電話が鳴った。上司からだった。ポールは一瞬ひるんだが、電話に出た。上司が心から心配して励ましてくれたことも、楽に話ができたことも、ポールには嬉しい驚きだった。その後も、友人たちが次々に、メールを返してくれたり電話をくれたりした。

「みなの反応は本当に早く、波が押し寄せてきたみたいで、追いつけないくらいでした。気がつくと一時間も、みなと話をしたりメールを交わしたりしていました。どんなに嬉しかったか、言葉で言えないくらいです。誰もがみな僕のことを案じてくれて、ようやくこの辛さから解放されたと感じました。いろんな感情が交錯していて、明確には思い出せないのですが、この事件が自分の責任だとか、自分には何か欠陥があるとか考えることをやめられたのは、この時だったと思います。この災難が僕自身のせいだと思っているような人は、誰一人いなかった。誰もが本当に優しく僕を気遣ってくれて。僕は『自分が悪かったんじゃない。なんでそもそもそう考えたんだろう』と思いました」

確信を得られた彼は、最後に一番難しい仕事にかかった。キャリーに電話をしたのである。

「思った通り、彼女は機嫌を悪くしていました。なぜ電話をくれなかったのかと、初めは怒りました。でも彼女は優しかった。親切ないい人なんです。彼女は泣いていました。電話を通して、彼女の愛を感じました。それを感じ取れたことが、僕には何より最高のことでした」

電話やメールをすべて終えてからも、ポールはしばらくそこにじっと座っていた。

「大きな息をついて、身体中の力を抜きました。『ここにずっと座っていたけど、何も起きないじゃないか。何もかも大丈夫なんだ』と思いました。心配することもすっかり忘れていたようです。実際に安心感を覚えていました」

記憶を上書きする

ポールは自分を悩ませ続けたストレス源を変容させた。襲撃の記憶を書き換え、自分にとって受け入れやすいものにしたのである。

我々は記憶について、それは安定した事実で、経験を永久に記録する変更不可のスナップ写真のようなものと考えがちだ。だが実は、記憶は修正可能である。最初に記憶が作られる時には、経験を構成するさまざまな要素、つまり光景、音声、思考などが、脳の神経経路に固定化される。その記憶を呼び出す時には、それらの要素が再活性化する。ただそのプロセスは、記憶を単に納戸から取り出すような単純な作業ではない。脳は記憶を積極的に再構築するのである。これは生物学的プロセスであり、さまざまな要因の影響を受ける。たとえば、各要素がどのくらい強力でアクセス可能か、記憶が呼び起こされた時の状況、思い出す時に何を考えていたか、あるいは何をしていたかなどに影響される。これらの要因によって、何を思い出すかも変わってくるし、その記憶がその後神経経路に再固定化される時に、どんな形で蓄えられるかも変わってくる[22]。

ポールは、襲撃事件の基本的な詳細をはっきり覚えていた。だが彼は、この厄難に取り組むためにさまざまな戦略をフレキシブルに使って、微妙に異なる物語の中に自分を置くことができた。彼はもはや自分を、「自身の愚かさによって襲撃を呼び込む羽目になった情けない臆病者」と見てはいない。記憶を改訂して上書きし、いまは自分を「災難に遭遇した罪なき一市民」であると見ている。そして被害を受けた後の自分の反応は、自然で当然なものだったと考えるようになった。同じ状況に置かれれば、大半の人が同じように反応するだろうということを理解したのである。

9・11の後の調査においても、これと同様の記憶の進展が生じた例が多く見られた。タワーが攻撃された時にその内部や付近にいた被害者たちは、当初その経験をまざまざと覚えていた。そして、そののち慢性的PTSDの軌跡を辿った人たちは、長期にわたってほぼ同じ記憶を繰り返し思い出した。しかしレジリエントの軌跡や回復の軌跡を辿った人たちは、しだいに悲惨な詳細を思い出すことが少なくなり、やがてその日は、当初考えていたほどひどい日ではなくなっていった[23]。

トラウマになりかねない出来事の記憶の修正は、実験によっても確かめられている。たとえばある研究では、実験参加者たちにむごたらしい映像を見せ、一日後にその映像をできるだけまざまざと思い出してもらった。次に一部の参加者たちに、自分にとって大事な親しい人――つまり「身近にいて自分を支えてくれる人、助けが必要な時にいつもあてにする人、非常に近しくこれまでもいつも助けてくれた人」とともにいて、安心感を覚えている自分を想像してもらった。このような想像をした参加者たちは、トラウマ映像の記憶をより良好なものに捉え直す傾向があった。それから一週間、愛着の対象を思い浮かべた参加者たちの映像の記憶は、そうでない参加者たちと比べ、生々しさも不快さも時間を追って低下していった。[24]

＊

ポールの、トラウマ的ストレスに対する勝利はその後も持続した。しかし苦労が完全に終わったわけではなかった。人々との交わりを開始すると、暮らしの変化は急激だった。キャリーは早速その日の夕方にやってきた。二人は楽しい時間を過ごしたが、彼の気分にはまだ波があった。幸い上司が、慌てて仕事に戻らなくてもいいと言ってくれたので、彼はもう二、三日休みを取ることにした。その間に彼曰く「外に出る練習をした」のである。

やがて仕事に復帰し、生活が元のリズムに戻ると、襲撃の記憶の上書きは単に部分的なものにすぎなかったのだということを、ポールは思い知らされた。夜道を一人で不安なく歩けるようになるには、それから長い時間が必要だった。道を歩いていても、つい肩越しに恐る恐る後ろを振り返ってしまう。

襲撃を思い出させるものが、辛い記憶と屈辱感を呼び起こさなくなるまでには、さらに長い時間がかかった。彼はできる限りこれらの反応に抗った。それらは決して完全に消え去りはしなかったが、時間とともに弱まっていくようだった。

この時期、ポールは「フレキシビリティ・シークエンス」を、数えきれないほど繰り返していたものと思われる。本人にそういう自覚があったかどうかはわからない。襲撃直後数日間の痛烈な苦悩の記憶は、鮮明で詳細なものだが、通常の生活に戻った後は、以前と同様に忙しく、その後の記憶はどうしてもあいまいなものになってしまう。

そこで、いくつかの興味深い疑問が残る。ポールは自分のフレキシビリティを自覚していただろうか。もし彼が当時フレキシビリティについてもっと知識があったら、襲撃された経験をさらに完全に書き直したり、苦悩の期間をもう少し短くしたり、プロセス全体をもっと簡単に行えたのだろうか。フレキシビリティについての知識は、こういう状況に陥った人の役に立つだろうか。

フレキシビリティについて研究している間ずっと、私は、こういうスキルを学ぶことは誰にとっても非常に重要なことだと感じていた。レジリエンスに関しては、それを身につける方法を人に教えるというのは、とても困難なことに思える。レジリエンスは複雑で、これまで述べてきたように、正確に予測することが困難だからだ。よくリストアップされている「レジリエンスを促進する特質」を培う努力をすることは可能だが、そこから先にはたいして進めない。だがフレキシビリティには、我々が働きかけることのできる部分がある。フレキシブルになる方法を学んでも、必ずしもレジリエントになれるとは保証できないが、その確率が高まるのは確かだ。「レジリエンスを促進する特質や行動」を動員して状況にできるだけうまく働きかける方法、つまり、特定の瞬間にどの特質や行動が最も有効に働くかを判断し、さらにそれらを使いながら修正や微調整を行う方法を教えてくれるからだ。

我々は研究の結果、ほとんどの人が「フレキシビリティ・マインドセット」の構成要素、すなわち「楽観性」「対処の自信」「チャレンジ志向」を、あるいは少なくともそれを養う能力を持っていることを確かめた。研究結果はまた、ほとんどの人が、「フレキシビリティ・シークエンス」の各部分、すなわち「文脈感受性」、ツールの「レパートリー」、「フィードバック・モニタリング」のスキルを、一定程度持っていることも示している。「フレキシビリティ・マインドセット」と「フレキシビリティ・シークエンス」は、同時に働く傾向がある。つまり一方の能力を持つ人は、他方の能力も持つことが多い[25]。だが興味深いことに、ほとんどの人は——少なくとも実際の例からは——それらの方法を体系的に使っているとまったく自覚していないか、ごくかすかにしか自覚していないように見える。確かにマインドセットもシークエンスも、どちらも未確定要素が多い。しかしそれらの構成要素は学ぶことが可能だ。実は、これらのコンセプトが「学習可能」だということが、そもそも私がこれらの研究に惹きつけられた主な理由である。それはまた、この本を書こうという気持ちになった動機でもある。

では、よりフレキシブルになることを、どのように学べばいいのだろうか。自覚のあるなしに関わらず、大多数の人がすでにある程度フレキシブルであることはわかっている。したがって、もっと基本的な疑問から入るのが一番だろう。そもそも人間は、どうやってフレキシブルになったのかということだ。

第8章　フレキシブルになる

高校卒業後の数年間、私は国内を旅行し、果樹園や農場などで短期の仕事を見つけて働いていた。一つの農場ではヤギを飼育していて、乳搾りが私の仕事だった。ヤギについての知識は皆無で、知っていたのは、彼らが気難しく強情なことで有名だということだけだった。少なくとも私が乳搾りをしようとしたヤギたちは、その評判通りだった。乳搾りより取っ組み合いをしていた時間の方が長かったような気がしたが、それでも最後には何とか仕事をやり遂げた。

ある日の朝、小屋へ入っていくと、一匹のヤギが出産をしているところだった。その後、母ヤギが生まれた子ヤギの体に残った羊水を舐めてきれいにすると、驚いたことにその子はめえーと大きな声を上げ、ぴょんと立ち上がって歩いていった。多くの哺乳類にこういうすごい能力が備わっているということを、私はのちに学んだ。これらの動物は「早成性」で、つまり生まれた時から周りの環境に立ち向かう準備ができている。人間はそれとは反対の「晩成性（altricia）」だ。この言葉はラテン語の *alere*、つまり保護し、支援し、乳を飲ませるという意味の語に由来している。生まれたばかりの人間の赤ん坊は、ほぼ完全に無力であり、一人で生きられるようになるまでの長い子ども時代を、世話をされて過ごさねばならない。実際、人間の成長はあらゆる点で時間がかかる。人間と最も近い霊長類の動物たちに比べても、ほぼ二倍の子ども時代と思春期が必要である。脳の発達が完成するのに、なんと四半世紀もかかる！

人間の成熟がこれほど遅いのにはいくつかの理由がある。脳のデータを集めたある画期的な研究が、最も説得力のある説明をしている。この研究は、七〇〇種もの動物を対象に、その成熟に必要な期間と大脳皮質に存在するニューロンの数との関係を調べたものだ。この論文の著者、スザーナ・エルクラーノ゠アウゼルは、「大脳皮質にあるニューロンの数が多いほど、身体的成熟だけでなく精神的にも自立可能な状態になるのに、長い時間がかかるというのは理にかなっている」と述べ、さらにこう付け加えている。「より多くのニューロンをもつ種にとって、この余分な時間が、環境と関わる中で経験から学ぶためのゆとりを与えている」

大脳皮質のニューロンの数はまた、その種の平均的な寿命も予測する。人間の場合もまた、それは理にかなっている。エルクラーノ゠アウゼルが言うように、人間の大脳皮質は「単なる認知や、計算や、論理的な判断を行う能力をもたらすだけでなく、複雑でフレキシブルな行動を可能にしている」からである。大脳皮質は我々に「適応性」という能力をもたらしている。これが状況に順応して、ストレスにどう対応するか、それらをどう予測するかを学ぶのである。そしてまた、我々の身体の生理的反応を、現在の行動、感情、次に起こると予想される事態に適合させてくれる[1]。

＊

人間の赤ん坊は、この精巧な発達プロセスを、ごく初歩的な自己調整力しかない状態からスタートさせる。最初は、泣くことと微笑むことによって、周りの人に基本的な「社会的シグナル」を送ることくらいしかできない。これらのシグナルも初めはほとんど区別がつかない。主に空腹とかお腹が張るなど生理的不快感に対する反応であり、外界とはほとんど関係がない。しかし乳児期の間も、脳が発達するにつれて次第に周囲の環境に反応するようになり、発するシグナルの種類も増えていく。誕生から一、二か月もすれば、意図的な「社会的微笑」が見られるようになる。世話をしている大人はこういう赤ん坊の表情に大いに反応する。そしてその反応によって、赤ん坊の表現行動がさらに形作られていくのである。だが、社会的コミュニケーションがみなそうであるように、影響は双互に及ぶ。新生児研究者のエメシェ・ナギーは、「赤ちゃんは両親の行動を操作する驚くべき能力を、瞬く間に獲得する」と述べている(2)。

ここから、状況からヒントを読み取ってそれに反応する能力、つまり「文脈感受性」が、子ども時代を通して着実に発達していく(3)。さらに脳の発達に伴い、外の世界との相互関係もまた広がっていく。実行機能ができてくると、何かを計画したりモニタリングしたりすることもできるようになる。子どもたちは次第に、ルールと行動の結果を理解して行動するようになり、やがて、それらのルールや結果は状況によって変わるということもわかってくる。順調にいった場合は、こうして「文脈感受性」の土台が築かれ、子どもたちは学校に上がる年齢までに、さまざまな状況がもたらす制約に合わせて、使うべき戦略を変更できるようになる。

これが順調にいかずに「文脈感受性」の発達が遅れると、問題行動が現れることが多く、それは早い段階で現れることもある。ある研究では、さまざまな状況において、二歳児の恐怖の表情と泣き方を調べた。ほとんどの子は、状況の違いによって、少なくともある程度は行動を修正した。つまりその状況の脅威の度合いに応じて、反応を変えるのである。しかしなかに何人か、最も脅威の少ない状況においてさえ極度の恐怖を表すなどの「制御不全」を示した子どもたちがいた。こういう「文脈感受性」の低さは、長引く生理的ストレスにつながっていた。また別の研究では、四、五歳の幼稚園児を対象に、情動行動において示される「文脈感受性」の低さと、重大な社会的コストのつながりを確認した。幸福感などのポジティブ感情をより多く表す子どもは、一般に仲間からよく受け入れられる。しかし、他の子と対立した時など、文脈的に不適切な状況で幸福感を表す子どもは、受け入れられにくく、教師からも社会的スキルが不足していると評価されていた。これは、予想がつくと思うが、怒りや攻撃的感情など、逆の場合についても言える。激しい怒りを表すことの多い子どもは、一般的にあまり仲間から好かれない。だが他の子どもとの対立の場面など、文脈的に適切な状況で怒りを表す子どもは、仲間から嫌われることはない(4)。

基本的な状況対処や感情制御のレパートリーも、同様の経過を辿って発達する。赤ん坊はまず、初歩的な動作で気を紛らせて不快感を調整することを学ぶ。たとえば不快なものと逆の方に顔を向けたり、より好ましいものや映像をじっと見たりする。また、特定の方法を使って――泣いたり、顔を違う方に向けたり、目を合わせたりして――世話をしてくれる大人から有益な反応を引き出そうとする。よちよち歩きの幼児は、さらに複雑な身体の動きができるようになるので、不快な状況を自身の行動によって直接変化させることを覚えていく。幼稚園に入る頃までには、何かに没頭するとか、ゲームをするなど、外界の何かを操作するという新しい気晴らしの方法を手に入れる。学齢期になると、戦略レパートリーはさらに広がっていく。思春期になると、ストレスから気持ちをそらすテクニックはさらに巧妙になり、それには思考の方向を変えるなど内面的なものも含まれる。このような発達期間は、同時に、子どもが当てにできる支援が拡大していく時期でもある。身近な保護者に加え、教師や友人たちが、子どもの生活において大きな役割を果たし始める。子どもは、認知能力が拡大するにつれ、状況が示すヒント――いまの状況がどの程度コントロール可能か、身近な大人がその権限を持っているかなど――に基づいて、得られる支援のなかから適切なものを選ぶことを覚える。認知的コーピングのスキルは、思春期の初めに急速に伸びる。この時期は、内面的問題解決や、状況の再評価などの認知再構成法によって、自分で直接対処することが容易になるからだ[5]。

「フレキシビリティ・シークエンス」の第三ステップ、「フィードバック・モニタリング」にも、明確な発達の指標がある。問題解決と内省的学習（リフレクティブ・ラーニング）に必要な基本的スキルは、子ども時代の早い段階から現れる。幼稚園に行く頃には、たいていの子どもが、問題解決戦略を必要に応じて修正できるようになっていて、前に試した方法があまり良くないとわかれば新しい方法を試そうとする。幼稚園児たちの、別の問題解決法を発見する能力は、感情制御の方法を考え出す能力と同時に発達する。学齢期になると、子どもたちはすでに「メタ認知」、つまり自身の思考プロセスの認識が明らかに可能である。思春期を迎える頃になると「メタ認知」は十分に確立しているので、それに伴い、意図的な「認知の再構成」や「修正的内省」などによって戦略転換を行う能力も定着する[6]。

これらすべてを身につけ、さまざまな要素をうまく調和させられるようになるのに、二〇年という時間がかかる。人の発達過程は長い道のりである。すべてうまくいった場合には、発達理論の専門家であるエレン・スキナーとメラニー・ジンマー=ゲンベックが言うように、「拡散から差別化へ、不調和から統合へ、自己中心から協調へ、事後対応から積極的な自律的制御へ」と発達する。成人して発達の最終段階に達すると、一般的には「周囲の状況の重要性を評価し……高まった感情を制御して、可能であれば環境を変化させる行動を選択し、その調整の成否に関するフィードバックを得る」ためのツール、つまりフレキシビリティの構成要素を手にしている。(7)

向こう側

ジェッドにとって、事故の夜の最後の記憶は、ガールフレンドのメーガンに「向こう側でまた会おうな」と言ったことである。その向こう側がどれほど遠いものになるのか、想像もしていなかった。手術が繰り返され、損傷部位の調整が行われ、先の見えない不安な日々が何年も続いた。信じられないような過酷な日々だった。しかしジェッドは決して諦めなかった。苦難を乗り越え、非常に良い精神状態を保っていた。

そういう兆候は、わずかながら初めから見えていた。事故の夜、病院に運び込まれた際の混乱状態の中でも、ジェッドは自分の「フレキシビリティ・マインドセット」を引き出すことができた。私は彼を知って数年になるが、彼は揺るぎない「フレキシビリティ・マインドセット」の持ち主であると、確信をもって言える。彼は困難に対し、大体において楽観的である。自らの対処能力に関して、謙虚な自信のようなものを持っていて、人生がもたらす試練に速やかに集中して立ち向かう。もちろん、彼が迷いを持つことがないといったら誤りになる。だが彼は「ずっとわかっていたんです」と言った。ものごとは「最終的に正常に戻るものだと」。

彼は元来の資質の中に「フレキシビリティ・マインドセット」を持っていたので、「フレキシビリティ・シークエンス」に取りかかる準備ができていた。彼は、状況から読み取れるヒントに注目した。そして常に、自分が何をすべきか少なくともある程度わかっていたので、それに集中することができた。また自分は何が得意か、自分のレパートリーにはどんなツールがあるかも承知していた。そして彼は、非常に社交的な人間だった。チャーミングで誰に対しても温かい。しかも必要があれば、周りの人の支援を躊躇なく受け入れることもできた。気分転換もうまく利用した。自分の困難に対する見方をリフレームして、ポジティブな点に注目した。またジョークを言うのが好きで、ユーモアのセンスがある。アプローチの方法を多様なものにし、うまくいかなければ別のやり方を試すこともできた。

回復はかなり進んだが、退院はまだ先というある時点で、彼は入院患者用のリハビリ施設に移ることになった。同室の患者も脚を失った男性で、彼の場合はジェッドとは逆の脚だった。何だか皮肉な取り合わせだ。ジェッドもそう思ったという。彼は私に、ルームメイトと一緒に撮ったとても良い写真を見せてくれた。反対の脚をなくした二人が、完璧な対称形をなして微笑みながら並んで立っている。ある日ジェッドは、新しい靴を買わなくてはと思った際に、一足買ってルームメイトと分け合えばいいことに気づいたと、笑顔で私に話してくれた。少々ブラックなユーモアではあるが、何かほっとする気持ちになる話だった。

ジェッドがこの悲惨な出来事を乗り越えることができたのは、何よりも家族や友人、とりわけ母親と姉とメーガンの支えがあったからだ。

「数回の手術は苦痛でもあり、精神的にも苦しかったです」と彼は言った。「消化器官が元通りにちゃんと動くようになるのかさえ不明でした。僕はメーガンのことを考え続けました。彼女の人生はすっかり狂ってしまった。これは彼女が予想していた人生じゃない」

ジェッドとメーガンは、事故の日まで二年ほど一緒に暮らしていて、関係は強固なものだった。ジェッドは近いうちにプロポーズするつもりだった。だが事故が何もかも一変させた。これから先のことはすべてが白紙だ。ここまでジェッドは、生き延びるという至上目標だけに集中していた。この間にメーガンは、自分自身の道を行くこともできた。そうしたとしても、誰も彼女を責めはしない。しかし彼女はそうしなかった。ジェッドに寄り添い、彼の母親や姉と一緒に、ずっとサポートチームの中心にいた。

「彼女たちの支えが、僕を前に進ませてくれました。母と姉とメーガンです。いつもそばにいてくれました。僕が昏睡状態から目覚めた時も、病院で昼も夜も見守ってくれたんです」

「意識を取り戻したあの瞬間を振り返ってみると、衰弱しきった肉体と、薄いベールほどの意識しかなかったと思います。肉体の損傷と強い薬のために、かろうじて生きていたようなものです。でもメーガンがそこにいました。意識の中に彼女が入ってきた。まるで光のように心地よい意識が差し込んできたんです。姉と母もそこにいました。みんなが支えてくれていることを身体が感じました。彼女たちは、まさに僕がこの世に戻る橋だったんです」

ジェッドは長期にわたる喉の挿管からの回復期にあり、その時点ではまだ話すことができなかった。メモを使って会話をしていたのだが、彼はまだその時のメモ帳を持っている。ある時彼は、メーガンと母親と姉にあてて書いた当時のメモを見せてくれた。「ほんとに素晴らしいチームだ。今後どんなことが起きても、またこのチームに頼むことにするよ」と書かれてあった。

確かにこのチームは、何があっても決してひるまなかった。ジェッドは回復し、二年後メーガンと結婚した。

だがそれでもまだ、彼の苦労が完全に終わったわけではなかった。

「体調には波があり、時々具合が悪くなることもありました。実際に大丈夫と思えるようになったのは、少なくともそれからさらに一年後です。その頃ようやく苦しい時期を越え、自分の人生のことを集中して考えられるようになりました」

ジェッドにとってそれは、シティ・カレッジで勉強を再開することを意味していた。そして最終的に心理学の修士課程を修了した。だがそのゴールを達成するとすぐ、彼はさらに野心的な目標、博士号取得をめざした。

私が最初にジェッドに会ったのは、博士課程に応募してきた彼を面接した時である。事故から五年が経っていた。私はすぐに、彼を我々のプログラムに採用することを決めた。そして彼は速やかに仕事に慣れた。最初から能力を発揮し、瞬く間に私の研究チームにとって不可欠の存在になった。その一年後には、メーガンとの間に子どもが生まれ、万事が良い方向に向かったのである。

ジェッドのこの感動的な成功は、我々を当初の疑問に立ち返らせた。人は自分のフレキシビリティを自覚しているのだろうかという疑問である。ジェッドは自分が使えるツールについてはよく承知しており、それらを効果的に使えるだけのフレキシブルな姿勢も持っていたが、フレキシビリティという概念が存在することは、ほとんど知らなかった。だが、それを知らないことは問題だろうか。彼は悲惨な事故を生き延び、心身にさまざまな後遺症を経験しながらも、いま彼の人生は軌道に乗っている。自分がそれをどうやって成し遂げたかを知ることは果たして重要なのだろうか。実は、これからお話しするが、それは重要だった。ただしちょっと工夫が必要である。フレキシビリティの自覚は、詳しく調べてみると、それほど明快なものではなかった。

意識と無意識

ほとんどの人は、人生の困難に立ち向かう時というのは、意識的かつ意図的にそうするものだと考えている。多くの心理学者たちも同様である。ある有力な発達心理学の研究チームも、「コーピング(対処)」の定義を、「ストレスのかかる出来事や状況に対応し、感情、認知、行動、生理機能、環境を調節するために行われる、意識的で意志に基づく努力(8)」としている。

しかしこの定義は、どんな場合にも当てはまるだろうか。コーピングは、常に意識的で意図的なものだろうか。心理学者たちがそう信じる理由の一端は、コーピングのプロセスを研究する方法からきている。心理学では実験の形で、参加者に一定の方法で自分を意図的に制御するように依頼する。また質問票を使って、コーピングの経験について、いつどのように対処したかを直接尋ねる。人が常に自分のコーピングについて意識的に自覚しているのであれば、それについて詳しく知っているはずである。だが前にも述べたように、ほとんどの人は自分が普段どのようにコーピングをしているかについて正確に答えることができない。

フレキシビリティは、おそらくさらに摑みどころがないだろう。自覚せずにフレキシブルでいることは、不可能でないまでも難しそうに思える。しかし話を聞いてみると、多くの人が、「フレキシビリティ・シークエンス」のようなものを使った自覚がなかったし、そういうものが存在することも知らなかった。これは、意識せずにフレキシブルでいられるということだろうか。

＊

「無意識」という言葉を聞くと、いまだにジークムント・フロイトの理論を思い出し、根源的衝動や欲求が溜まっている謎めいた場所を思い浮かべてしまう人が多い。だが心理学はフロイトの時代から大きく進歩している。膨大な量の、心理学、神経科学、生理学、精神医学の研究が行われた結果、人の脳がどのように、意識的にあるいは無意識的に情報を処理するかが明らかになってきた。前にも述べたように、脳の中で起きることはそのほとんどが意識的な自覚がまったくないままに起きる。しかし人間は意識的な存在であり、何かを意識的に考えた時には、さらに多くのことが起こりうる。フレキシビリティに関して言えば、最も重要なのは、情報を利用する方法を変えられるということだ(9)。

心理学者たちは、こういう情報変更の基本的要素についてはかなり前から知っていた。一九七〇年代に、膨大な量の研究が集中的に行われ、それらは最終的に「自動的処理と統制的処理」に関する研究と呼ばれるようになった。「自動的処理」は、たいがいは素早く起こり、当人は注意を向ける必要も、意識的に制御する必要もない。そしていったんそれが起こると、途中で止めることも無視することも難しい。たとえば、車を運転していて赤信号を見ると、自動的にブレーキを踏む反応が生じる。たとえ信号が変わったことに気づくのが遅れて赤信号を突っ切ることにしたとしても、ふだんブレーキを踏むのに使われる脚の筋肉にはピクピクした感覚が自動的に生じる。一方、「統制的処理」は、常に意識的な意図によって起きる。「統制的処理」は、意識的な注意を多く必要とするため、「自動的処理」に比べ、よりゆっくりで、努力を要し、制約がある。また途中で止めることも比較的簡単で、「自動的処理」によって中断させられることもある。(10)

「自動的処理」は、少なくともその開始時点では無意識と考えていいように思う。しかしこの場合の無意識は、古典的フロイト派が使った「無意識」とは意味するところが違う。フロイト派学者たちの言う「無意識」は、思考や行動が心の奥深くに追いやられていて、それらを意識上に引き出さない限り、形を変えて人を苦しめるというものだ。だが「自動的処理」は、多くの研究結果が明らかにしているように、一般的にそれとは逆の道筋を辿る。まず意図的、意識的な思考や行動として始まり、時とともにあるいは回数を重ねることにより、最終的に自動的で無意識的なものとなるのである。

また車の運転の例に戻ろう。人は生まれつき車を運転する能力を持っているわけではない。実際には、運転というのは非常に不自然で複雑な行為である。まず特定の行動をいくつか学習し、次にそれらを同時に行うことに慣れなければならない。たとえば、手と足のさまざまな動きを統合させ、その一方で、目視によって距離を判断し、他の車や障害物が周囲にないことを確認しなければならない。最初はこんなことはまったく不可能に思える。高校の運転実習で、シミュレーションによる練習をしたことをいまでもよく覚えているが、スクリーン上に歩行者やその他の物体が現れても、ブレーキを踏み損なったことが何度もあった。失敗するたびに、つまり自分の車が画面上でものをなぎ倒して進んでいくたびに震え上がったが、やがて多くの新米ドライバーと同様に、最終的には私も運転を習得した。

たいていの人は練習を重ねることによって、運転が自然に身につく。そうなれば、同乗者と会話をしたり、ラジオを聴いたりしながらも、速度をチェックし、周囲の車に目を配り、障害物があればブレーキを踏むことができる。つまり、ほとんどのプロセスが自動的になり、時には眠っている間でさえできる。研究の結果によれば、人は運転の最中に、少なくとも瞬間的には、眠ることがあるというのだ[11]。ただありがたいことに、無意識のまま長く運転することは不可能である。他の複雑な一連の行動と同様、運転もどんなに「過剰学習」していても、意識的なモニタリングを必要とする。たとえば、時々スピードを確かめる必要があるし、角を曲がるとか、他の車を追い越すなど、特定の判断ポイントでは意識的な行動を取らなければならない。また、予期せぬ障害物や道路上の異変などに気づいて対応する心構えを、常に持っておかなければならない。

これと同様の偶発性は、当然「フレキシビリティ・シークエンス」にもある。これまで見てきたように、人はシークエンスを構成するスキルを生まれながらに持っているわけではない。各スキルを一つずつ意識的かつ意図的に、そしてしばしば苦労しながら習得しなければならない。多くの子どもにとって、状況から得られるヒントを読み解き、衝動や感情を制御し、行動を修正し調整していくというのは、骨の折れるプロセスである。これらはまさにスキルであり、最初は親や他の大人たちからきちんと指導されなければならない。またその過程で多くの試行錯誤が必要だ。だがやがて成長して、脳が発達してくると、これらのスキルを使うことは次第に容易になる。その一部は、時を経るに従い自動的に行われるようになる。しかしいままで見てきたように、個々のスキルだけではそれ以上のことは難しい。最高のコーピング（対処）戦略や、状況のヒントを読み解く抜群の能力でさえ、効力には限界がある。フレキシビリティには、異なるスキルを組み合わせ、効果を追跡しながら、それらを調整したり変更したりするプロセスが含まれる。そしてこのプロセスには、少なくともある程度の意識的モニタリングがなくてはならない。それがなければ、我々の適応能力はたちまち道を外れてしまう。

*

人は、絶え間なく進展する文脈の中で生きている。普通の一日の出来事、たとえば食事をする、近所の人にあいさつする、メールをチェックするなどの状況は、ほとんどがごくありふれたもので予想がつく。そういう状況で何が起きそうか、それにどう対処すべきかのヒントなどは、あまりに当たり前で、たいていはほとんど気づくこともない。あるいは少なくとも、自分が気づいていることを知らない。もちろん、すべての状況がそれほどわかりやすいわけではない。初めて経験する状況や普通ではない状況に置かれていることに気づいた時には、思考プロセスを集中させ、行動のヒントを与えてくれるものに意識的に注意を注がなければならない。だがそういう時でさえ、我々は大事な情報を見落としたり、得られたヒントを勘違いしたりしがちだ。

ちゃんと注意を払っているのに状況の文脈を十分読み取れない理由は主に、一定の時間内に意識的な認識を行う能力には限りがあるからだ。膨大な数の研究がこの事実を裏づけている。このことはみなさんも簡単な実験で確かめることができる。では、「1754」という数字から、3ずつ引き算してみてほしい。その間、目は閉じない。ゼロまで行き着かなくてもいいので、ほんの数秒間試してみてほしい。難しいけれども、決して不可能ではないだろう。では次に、まだやる気があればだが、今度は目を閉じて試してみよう。さっきよりやさしいはずだ。目からのインプットがないので、意識的に注意を払うものが減るからである。意識的注意力をより多く、引き算の方に振り向けられる。

では、また別の作業を試してみよう。いま読んでいるページの中からすべての動詞を抜き出してみてほしい。文法が得意でない人には多少難しいかもしれないが、不可能ではないだろう。ではこのページの動詞を抜き出しながら、同時にさっきの引き算をやってみてほしい。これはまったく不可能である。この両方の作業、つまり動詞を見つけることと引き算をすることは、どちらも意識のリソースを必要とし、我々にはこの両方の作業を同時に行うのに十分なリソースが備わっていないからだ。

身のまわりの文脈的ヒントを意識的にスキャンして解読しようとする時も、これと同じである。他にまったく何もしていなければ、このプロセスは難しいものではない。しかし他のことで意識が多忙な時——たとえば何かの問題を解決しようとしていたり、次に起きることを予想していたり、心配をしていたり、他の人としゃべっていたりする時には、それ以外のことに割ける意識のリソースが少ないために、重要な文脈的ヒントを見逃してしまいやすい。

状況からヒントを読み取るなど、「フレキシビリティ・シークエンス」の一端が自動で処理されることはある程度有利である。その最も妥当と思われる理由は、意識的行為に限界があることだ。自動的処理はスピードも速く容易である。このおかげで、身のまわりに起こることがらに関して、効率的に判断ができる。実際、子どもたちはかなり早い段階から自動的な文脈認識を行っていることが確認されている。そしてその自動的な文脈認識は、成長期を通して発達していく[12]。

だが、自動的処理に頼りすぎることには、潜在的なリスクがある。自動的処理が常に正確とは限らないからである。我々は、たとえ状況のヒントに意識的に注意を払っていても、いくらかは自動的もしくは無意識的にそれを処理するものだ。そして先に「ヒューリスティック・ショートカット」のところで見てきたように、それが重大な誤解につながるおそれがある。そういう誤りは、早く決断しなければと焦っている時にことに起きやすい。そして、危険やストレスに直面している状況というのは、多くがそういう時である。

ヒントの自動的な認識が意識的な判断を誤らせることを示す典型的な例が、「ストループ・カラーワード・テスト」というよく知られた実験である。この実験で参加者たちが行う作業は、一見単純なものだ。参加者は、違う色で書かれたいくつかの言葉を一つずつ見せられる。たとえば「家」という言葉が赤い文字で書かれている。次の「犬」という言葉は青い文字で書かれている。参加者たちは、文字の色をできるだけ早く正確に答えるように指示される。いたって簡単な作業だ。ただしそれは、言葉が「家」や「犬」のように、特別な意味のない普通の単語の場合である。だが単語が、色の名前だったらどうなるだろう。この場合には自動的に、言葉の意味という追加情報がヒントとして与えられる。文字が読める人にとって、読むという行為は熟練したスキルなので、自動的に処理されるからだ。書かれた色の名前が文字の色と一致している場合（青という字が青い色で書かれているなど）は、文字の色を答えるスピードが自動的にアップする。だが、言葉が違う色で書かれている場合（青という字が赤い色で書かれている）は、相反する情報を受け取るために、答えるスピードが明らかに落ちる。矛盾を解決するために余分の時間と努力が必要となるからだ。その作業は多くの場合、ある程度の意識的注意によって行われる。

このようにヒントが無意識のうちに干渉することは、現実社会でも起きている。そういう憂慮すべき例が、人種の自動的なステレオタイプ化の研究によって明らかにされた。こういう研究の標準的な手法では、実験参加者たちにパソコンの画面上で二枚セットの写真を次々に見せる。一枚目は常に顔写真である。参加者たちは、一枚目の顔写真は無視して二枚目の写真に注目し、それが銃かそれ以外の道具かを、できるだけ早く正確に答えるように指示される。実験の目的は、そこに人種的ステレオタイプが働くかどうかを確かめることだ。参加者は全員が白人である。最初に現れる写真は白人ないし黒人男性の顔で、わずか五分の一秒しか映らない。肌の色がかろうじてわかるくらいの時間だ。だが脳にとっては、自動的処理を行うのに十分な時間である。実験の結果は衝撃的だった。白人参加者たちは、黒人男性の顔がちらっと映っただけで、白人の写真の場合よりも速やかに二枚目の写真の銃を見つける。さらに問題なのは、黒人の顔が映った時に、ただの道具を銃と見誤る傾向が大きかったことだ。自動的処理の影響はこれほど強力である。見知らぬ黒人男性の顔を一瞬見ただけで、自動的に人種的ステレオタイプが呼び起こされ、その人を銃と結びつけてしまう。ステレオタイプは非常に強く、白人参加者の状況認識を「危険」という方向に向けてしまう。人種的バイアスはまた、白人男性に対しても確認できた。ただしこの場合は、バイアスが逆方向に働き、白人男性の顔が一瞬映っただけで、状況認識は自動的に「安全」というヒントを出していた[13]。

「フレキシビリティ・シークエンス」のうちの「レパートリー」に関しても、自動的処理が行われることが確認されている。そしてここでも同様に、自動的に誤りが起きる危険がある。ある研究において、参加者のうち一つのグループには、認知的再評価を無意識のうちに使うように、あらかじめ情報や刺激が与えられた。またもう一つのグループは、再評価の手法を使うようにと明確に指示された。自動的に再評価を行うように導かれたグループは、はっきり指示されたグループと同様に、ストレスの高い作業にもうまく対処できた。作業を行っている間の生理的反応も、他グループと同様に低いレベルだった[14]。

これらの結果を見れば、少なくともある状況においては、人が自動的に特定の制御戦略を使うことができるのは明らかだ。だが実際に、どのくらい頻繁にこのプロセスを使うことができるのかは、はっきりわかっていない。さらに重要なのは、フレキシビリティの観点から見て、自動的な戦略には明らかな限界があるということだ。これまでも見てきたように、再評価も含めどんな戦略も、常に適応可能というわけではない。たとえば、ストレス源に対してある程度のコントロールが可能な場合には、感情的反応を再評価によって取り払うことは、あまり効果がなく、有害にもなりかねない。問題解決の戦略に効果的に取り組めなくなるからだ。他の多くの戦略も同様に、それぞれマイナス面がある。

たとえば、脅威の感情を自動的に抑え込めば気分は良くなるだろうが、前にも述べた通り、状況によっては脅威を意識的に認識することこそが生存につながる。

これが、「フレキシビリティ・シークエンス」の三つ目のステップ「フィードバック・モニタリング」がきわめて重要である理由だ。一つの戦略があまりうまくいかない場合に、身体あるいは周囲からのフィードバックが、戦略の修正ないし切り替えを行うべきだと教えてくれる。だが、その戦略が自動的に生じたものであれば、モニタリングや修正プロセスは実行されないだろう。実際に、ある一連の実験によって明らかにされたのは、自動的に始まった戦略が精神的苦痛を和らげる効果があったとしても、当人はその変化に気づかないということだった。[15] 使われている戦略が効を奏しているのにそれに気がつかないと、その人は別のもっと効果のない方法にうっかり変えてしまいかねない。また、この自覚のなさが特に問題になるのは、自動的に生じる戦略がその状況において適切でない場合だ。何かが自分のためになっているかどうかが認識できないと、それを修正することも、意図的に続けることもできない。状況によっては、戦略修正プロセス自体を自動化することも可能だという研究結果もあるが、[16] それが可能かどうかに関わらず、いま明確にわかっているのは、フィードバックによる修正のほとんどが、意識的な判断によるということだ。つまり、当人が意識的に注意を払う必要がある。予期せぬ困難に見舞われた場合などは、特にそうである。突然重大なストレスに襲われた時には、自分の状況に意識的に注意を向けることが絶対に必要となる。

悪夢ふたたび

ここでもう一度ジェッドの話に戻ろう。これまでさまざまな辛苦を乗り越えてきたが、気の毒なことに、彼にはさらなる試練が待ち受けていた。今回の試練はさまざまな点で、これまで以上に辛く厳しいものだった。長く尾を引いていた一つの問題から始まったのだが、彼も最初のうちは何とかやり過ごせると思っていた。

脚が切断されると、その脚から生じるすべての感覚は当然失われるはずだ。しかし患者はしばしば、失われた脚がまだそこにあるような感覚を持ち続ける。しかも悪いことに、激しい苦痛を伴うことがある。かつてこの「幻肢痛」は心理的な現象と考えられており、幻覚の一種で、心理的介入によって治療できると思われていた。しかし幻肢痛は、実際の生理的な痛苦である。脚が切断された時、それまで脚から脊髄を通って脳に感覚情報を送っていた神経線維も切断される。だが、これらの神経は破損していても、残った部分から脳への経路はその後も存在している。すると脳は、残った神経からのあらゆる刺激を、切断された脚からの信号と解釈してしまう。さらに神経は破損していて正常に機能していないので、しばしば過剰に興奮することがある。また時には、損傷部位に神経腫と呼ばれる小さい腫瘍ができる。この神経腫が痛みの感覚をさらに悪化させるのである。[17]

ジェッドがこの幻肢痛を感じ始めたのは、事故の直後、まだ病院にいる頃だった。

「最初に意識を取り戻した時、脚が完全な形でそこにあるように感じました」と彼は言った。「奇妙な感覚でした。膝を曲げて脚が病院のベッドを突き抜けているんです。そして足首から下が逆を向いていました。これは空想じゃありません。左脚がないことはわかっていました。でも脳がそういうシグナルを出して、すごく奇妙な感覚ですが、幻の脚がついているように感じてしまう。たとえば身体の一部に意識を集中するとその存在を感じますよね。そこにあることを脳が知っている。そんな感じです。筋肉や骨でできた脚じゃなく、ホログラムみたいなものです。足が反転していること以外は、脚がそっくりそのまま感じられるんです」

容体が回復してきてからも、この幻肢の感覚は消える気配がなかった。だが少なくともその時点では、これを消す方法はなく、慣れるしかなかった。そして彼は次第に慣れていった。

「ただ、体重の四分の一が失われたために、ベッドから下りる時や、ベッドの上で身体を動かしたり寝がえりを打ったりする時にバランスを崩すんです。片脚がないことはわかっているのに、脳はいまだにそれがあると思っているらしい。適応することを学ぶしかありませんでした」

「本当に奇妙でした。感覚がものすごく神経質なんです。こんなふうにしか形容できません。たとえばゴキブリを見ると、股関節全体に灯が点いたようになります。まるでクリスマスツリーの白いイルミネーションみたいに。神経がそうさせるんです」

時が経つにつれ、幻肢痛は改善する兆候を見せた。この回復の仕方は、時に不思議な経過を辿る。ジェッドの場合も、他の脚を失った患者たちと同様に、幻肢が短くなっていった。まるで失われた足首から先の部分が脚に沿って上方に移動していくように感じるもので、「テレスコーピング」と呼ばれる現象である。

「最初の数年間は、足の五本の指すべてが常に感じられました。それから、足がゆっくり上がってきて、しばらくの間は、大腿骨の先、膝の辺りに足がついていて、その時もまだ足の五本指の感覚がありました。テレスコーピングは、一般的に良い兆候です。神経回路の再編が行われて、身体の深部感覚の再マッピングが起きているからだと思います。現在、意識を集中して感じられるのは、ここ（脚の付け根を指して）に残っている幻の足の指が二、三本だけです。それはいまでも感じられて、指を曲げることもできます」

だが脚の鋭い痛みは、減ってきているとはいえ続いており、それがだんだんと深刻な問題になっていった。

「時間が経つにつれ、少し良くなってきました。でもまだ時に、激しい痛みが断続的に起きます。そのために二、三日間まったく眠れなくなる。寝ようとしている時に痛むのが一番困るんです。起きている時は、痛みがかなりひどくても、ヘッドホンで音楽を聴いたりゲームをしたりして気を紛らわすことができる。でも寝る時は気の紛らわしようがなく、身体に意識が集中してしまう。本当の身体の痛みとして感じられるんです。横になっていると痛みがどんどん増してくる」

幻肢痛についてはいまだによくわかっていない。ジェッドは痛みを和らげる方法を知りたくて、さまざまな痛み治療の専門家に相談した。彼らはいろいろな治療法を試した。神経の末端を焼灼《しょうしゃく》する、神経をブロックする薬剤を注射して患部を麻酔する、患部を凍らせて神経を殺す、数回にわたる硬膜外注射をおこなうなどの方法である。この硬膜外注射というのは、患部近くの脊髄を包む硬膜の外に電極を差し入れて神経回路の働きを抑制するものである。どの方法もすべて危険を伴う。患部は脊椎の傷つきやすい部分のすぐそばだったからだ。そしてどの方法も、痛みの軽減にはあまり効果がないように思えた。

それから、二〇一六年の春、事態は急激に悪化した。

ジェッドはさらに別の専門家の提案で、FDA（アメリカ食品医薬品局）が認可したばかりの新しい手法を試すことにした。普通の硬膜外刺激療法の場合、電極は脊髄の硬膜外腔に留置され、神経の伝達を遮断して痛みを抑える。この方法でしばしば効果が出ないのは、損傷部位に特定して働きかけるものではないからだ。新しい方法は、損傷した神経に的を絞り、より近くに電極を差し入れる。ただしこれは、従来の療法よりもっと危険である。脊髄から出ている「脊髄後根神経節」というきわめて重要で繊細な部分をターゲットにするものだからだ。この治療法がまだ始まったばかりであることも、危険性を高めていた。ジェッドの医者はこの時、まだ一人の患者にしかこれを試したことがなかった。

ジェッドの一回目の治療はうまくいかなかった。電極を差し入れた位置が高すぎて、効果がなく、痛みは治まらなかった。数か月後、彼らは再び試みることにした。

今度は、大失敗だった。電極を差し入れるために使った針が、脊髄硬膜に小さな穴を開けてしまい、それが硬膜下血腫を生じさせた。血が脊柱内にしみ出して血の塊を作り、囊胞《のうほう》となったのである。さらには脳脊髄液が漏れ出した。ジェッドは奇妙な神経症状を覚えるようになった。最初は、煩わしいものの何とか我慢できるように思えた。だが症状は次第にひどくなっていき、彼はこの時期を苦しみながら耐え忍んだ。

この時期のジェッドについて記憶に残っていることがある。彼を含む研究室のメンバー数人と、ダウンタウンのクラブで開かれたコンサートを聴きに行った夜のことだ。席の数が少なく、私たちは立ったまま聴くしかなかった。クラブ内は暗く、ジェッドの顔も点滅するステージの照明でかろうじて見えるだけだったが、彼が辛そうな様子をしていることに気づいた。彼自身もその時、自分に何が起きているのかわからず、脊椎に行った新しい治療と関係があるのかもわからなかった。彼は我慢していたが、やがて先に帰っていった。

それからしばらく後、ジェッドは研究室で一人で仕事をしていた。その症状を自覚し始めたのはその時からだ。「とんでもなくおかしな症状が現れたんです。身体の中を熱感と冷感が上がったり下がったりするような、神経作用のあらゆる奇妙な感覚が起こりました」

その時を境に、症状は一気に悪化した。

「その頃、僕は病院で実務研修をしていたんです。そこで突然猛烈なめまいに襲われました。それ以来、働くことはおろか、起き上がることすらできなくなりました。寝ているしかなくて、それが数か月続きました。それが始まりでした。ともかく恐かった。突然、何もかもがダメになっていくのは本当に恐怖でした。目もよく見えない、身体のバランスが取れない、心臓の具合もおかしい。何もかもです。本当にひどい状態でした。頭痛が、それも猛烈なやつが、間断なく続く。それから吐き気。いまにも吐きそうな気分が続く。救命救急センターに行ったんですが、そこでは脳卒中を疑われました」

五日間検査のための入院をして帰宅したその数日後、メーガンが二人目の子どもを出産したことも事態をいっそう難しいものにした。本来ならば何よりも嬉しい出来事を、不可解な体調悪化がもたらした混迷によって心から祝えなかった。さらに苦しかったのは、医者たちが何一つ決定的な診断ができないことだった。医者が出した指示は、血管収縮作用があり、脳脊髄液の漏れ出しを止める可能性があるカフェインを取るようにということと、できる限り横になっているようにと、それだけだった。

「少なくともそれで、痛みやめまいなどすべての症状がいくらか改善しました。なくなりはしなかったけど、横になっている限りは我慢できる程度でした。でも立ち上がるたびに、激しい症状が全部いっぺんに戻ってくるんです。そうなると途端に何一つできなくなります。寝ているしかありません」

この症状悪化は、彼にとって破壊的な衝撃だった。それまでに数々の辛苦を乗り越え、ようやくそれから自由になれたと思った矢先に、再びただ生きるためだけの闘いをしている。これほど気持ちをひどく落ち込ませる状況があるだろうか。

「どう言えばいいだろう。落ち込んだというのとも違うんです。自分に喜びを与えてくれたもの、自信を与えてくれていたもの、習得した技能、日常の普通の暮らし、そういうものすべてが手からすり抜けていく感じです。怒りを覚えますよ。本当に最悪の気分です。将来の見通しは真っ暗でした。先がまったく見通せないのですから」

今回はジェッドも本当にどうしていいかわからなかった。自分を取り巻く世界が抜け落ちて離れていく。気持ちが下向きの渦に引き込まれていくのを止めるすべがなかった。彼は何よりも、ある問いに対する答えを必要としていた。すべては「なぜ自分は大丈夫なのか」を知りたいという強い思いから始まったのだが、それはいまも変わらなかった。まだその疑問は部分的にしか解明されていない。だがいま、この問いの意味は、当時よりはるかに大きい。より満足のいく答えがすぐに見つからなければ、この状況は彼を消耗させてしまうだろう。

パートV

リピート・アフター・ミー

第9章 自分自身に語りかける

ウェンディ・リヒテンタール博士は、日々多くの悲嘆と混乱を目にしている。彼女はニューヨーク市のメモリアル・スローン・ケタリングがんセンターで勤務する心理学者である。そこの患者の多くは、予期せぬ不運に見舞われて苦悩を抱えている。彼女は、そういう患者たちを支援するための新しい方法はないものかと常に模索していた。

私がウェンディに最初に会ったのは数年前、彼女がまだペンシルベニア大学博士課程の学生だった時だった。私はそこで講演を行い、そのあと彼女と言葉を交わしたのである。その時すでに、科学的な方法によって困難な臨床の問題に取り組みたいという彼女の情熱に打たれた。我々はその後も連絡を取り合い、最終的に彼女はニューヨークに移ってきた。

二、三年前、私は「フレキシビリティ・シークエンス」に関する論文を発表した。ただしその時点では、この用語をまだ使っていなかった。ウェンディは論文を読んで私に連絡をくれ、この戦略こそが自分の患者たちが求めているものだと言った。患者たちはしばしば、自分に何が起きているのか、それに対してどうすればいいのかわからないで苦しむ。すべてが不確定な状況にあって、彼らは「直接的なガイダンスを求めている」のだと彼女は言う。「患者たちは『どうやってこれに対処したらいいのか教えてください。何が最善の方法なんでしょうか』などと尋ねてきます。でも『最善の方法』というものはありません。状況は人によって非常に差があり、日によっても変化するからです」。彼女は、患者たちがそれぞれ自分で、試練を乗り越える道を見つけるように教えるのに「フレキシビリティ・シークエンス」がモデルとして使えるのではと考えた。

それからしばらくして、ウェンディは再び私に連絡をくれ、先だって我々が話したことをもとに、「フレキシビリティ・シークエンス」を患者の一人、乳がんを宣告された若い母親に直接説明してみることにしたのだと言った。その患者は病気の不安に加え、自分が治療を受ける間の子どもたちのことも心配で仕方なかった。彼女は不安に圧倒され、この混迷とストレスに対処する方法を求めていた。ウェンディは彼女に、「こういう状況ではこうすればいいという戦略本はありませんが」と前置きしたうえで、フレキシビリティという考え方が役に立つかもしれないと教えた。つまり、いまの状況で何が起きているのかをきちんと評価し、自分のレパートリーから引き出せる戦略を試し、それがどのくらい功を奏しているかを検証し、効果がないようなら、うまくいく方法に行き当たるまで試行錯誤を繰り返すというやり方である。ウェンディはまた、フレキシビリティの核となる考え方の一つを次のように患者に説明した。「状況は常に変化しているので、昨日うまくいった方法で、今日は目指す効果が得られないと感じることもあるでしょう。こういう未知の領域を進むためには、アプローチをフレキシブルにすることが、一番有効だと思います」。患者の反応は、明らかにポジティブなものだったとウェンディは言った。「彼女はメモを取り始め、これは本当に役に立ちますと言ってくれました」

一つの例で判断することは難しいが、ウェンディはそれ以後も探求を続け、このシークエンスを患者に適用する方法を微調整していった。最近彼女は、重大な検査結果が出るのを待っている患者たちにとって、この「フレキシビリティ・シークエンス」を理解していることがとりわけ有効だということに気づいた。こういう時期はストレスがきわめて高い。ほとんどの患者の場合、「自分にできることは何もなく、解決するべき明らかな問題もなく、ただ待っているしかない」状況だからだ。

「フレキシビリティ・シークエンス」は、より扱いやすいいくつかの部分に分けて考えることができる。まず状況の文脈、つまり状況が自分に強いていることは何かを考える。するとそこに解決すべき問題があることが明らかになる。それは、自分がこの状況に参ってしまわないようにするということだ。次に、ではそのストレスにどう対処するかという問題がある。明らかな方法は、何か気晴らしを用いて検査のことを考えないようにすることだ。ウェンディもそれに賛成だが、そのことをどう患者に伝えるかが重要なのだと言う。フレキシビリティの概念に従って、彼女は患者たちに、「気持ちをそらせることやその他の回避行動だけが、唯一のアプローチではないし、常に最良のアプローチでもありません」としっかり伝えるようにしている。

「私は、言い方がとても重要だと思っています」とウェンディは言う。「単に『気持ちをそらせる』とだけ言ったら、不安を感じることがよくないようなニュアンスが含まれてしまいます。患者にそう思ってほしくありません。ただ、感情に向き合って対処することが重要な時に、それができる力をつけさせたいのです。そこで『気持ちをそらせるもの』と言う代わりに、私は『あなたは何か夢中になれることがありますか、気持ちを惹きつけるものは何ですか。あなたにとって意味があることや大事なこと、気持ちを明るくしてくれるものは何でしょうか』などと尋ねます。不快な思考が意識に入り込んでくることは避けられません。それを考えないようにするというのは不自然です。必要な時に辛い感情に耐えられる能力も、思い悩むことがためにならない時に注意を他に向けられる能力も、どちらも貴重な能力です」

自分の不安を表現することもまた大事である。ウェンディは患者たちに、心配事を安心して話せるような状況をいくつか考えてみるように促している。こういう状況で周りの人たちが果たす役割はきわめて重要なので、当然ながら、身近な人と一緒の時という答えが一番多い。しかしここでウェンディはもう一つの点を強調した。それは、患者が辛い思いを打ち明けた時の自身の心理状態と、話を聞いた相手の反応、その両方のフィードバックをモニターすることの重要性である。

「自分がどれほど不安かを人に話そうとすると、『すごく不安なの。とても怖い。すごく不安なの。とても怖い』の反復に陥りやすいんです。これをやっているとそのうち、感情を打ち明けることが何の効果も生まなくなってしまう。ただの反芻《はんすう》となり、支えようとする人たちには負担となります」

ここでもまた、患者は自分のレパートリーを見直し、別の戦略を探し出す必要がある。ただこれはもちろん、生死に関わる状況で苦しんでいる患者たちにとって、言うほど易しくない。ウェンディの説明を聞いた患者たちの反応で最も一般的なのは、「他にどうしていいかわからない」というものだ。

こういう時彼女は、患者が他の可能な手段を探す手助けをする。それは簡単なプロセスとは限らない。たいていの場合、まず乗り越えなければならないいくつかの重大な困難がある。その一つが、多くの患者が自分には他にできることはないと思い込んでいることだ。

「たとえば、『メディテーションをやってみたらどうでしょう』と提案します。多くの患者の返事は『私にはできません』というものです。それで『仏教のお坊さんたちは生涯をかけて訓練していますが、それでも多くの人はうまくできないそうですよ。誰だって何かを完璧にできるということはありません。でも、何かをちょっと試してみることはできます。スキルセットを一緒に作ってみませんか。何でも練習と慣れですから』と励ますんです」

多くの患者にとってもう一つの困難は、直面している状況と向き合うことによって、「実存的恐怖」が呼び起こされることだ。生命を脅かすような病気や負傷はしばしば、人間の命に限りがあるという深い思索を呼び覚ます。

「検査結果を待っている間、患者は恐怖に怯えています。その恐怖は進化論的に説明できるでしょうが、それ以上に、もっと大きな実存的な意味もあります。それは『人生は短い。いまそれを改めて思い知った。その貴重な時間を自分はどう過ごしているのか。残された人生をどう生きるべきか』ということです」

このような実存的な問いは非常に重大なものだが、我々は普段それについてあまり考えない。だが、恐ろしい知らせかもしれない検査結果を待つ時などには、この深遠な問いについて考えずにはいられない。

「どうしても考えてしまいます。考えないようにするのは難しい。でもそれは太陽を見つめるようなもので、長く見つめ続けることもまたできません」と彼女は言う。

ウェンディは、患者たちがこれらの困難を乗り越えて、対処法のレパートリーを広げられるように手助けするため、既存の自己制御戦略のリストを時々参考にする。それらのリストは容易に手に入るし、そこに挙げられた戦略は、さまざまなセラピーの手法によってしばしば推薦される。だが先の章で見てきたように、各リストに載っているスキルや特性のいくつかは、重大な、トラウマになりかねない高ストレスの出来事に対しては、必ずしも有効ではない。こういった効果の限界に関してウェンディに尋ねたところ、彼女の回答は洞察に富んだものだった。

「重大な危機の最中に、明快にものを考えるのは困難です。仕事で患者と接する時、その人が差し迫った状況にあるのでない場合は、時間にゆとりがあるので、どういう対処法が一番いいかを一緒に考えます」と彼女は言った。「患者にさまざまな選択肢を試してもらい、自分にとって最も有効な方法のリストを作ってもらいます。音楽を聴く、散歩する、誰かと話す、本を読んだり映画を見たりして気晴らしをするなど、効果がありそうなものなら何でもいいのです。でも、患者が重大な危機のさなかにある場合や、激しい身体症状があるような場合は、何をしようかと考えるのは簡単ではありません。差し迫った状況では、いろいろと試してみることもできません。患者は現状に圧倒されています。あらかじめ対処法について考えたことがなかった場合には、既存の定評あるリストを見ることから始めるのが有効だと思います」

＊

ウェンディは、同僚で著名な終末期医療と喪失の専門家であるホリー・プリガーソンと共同で、フレキシビリティという視点を、それを特に必要としている人たちに教えるより秩序立った介入を開発した。対象となるのは、ICUにおいて患者に代わって意思決定を行う家族たちである。患者に意識がないか、医療スタッフとのコミュニケーションが不可能である場合に、家族の誰かが代理人となって本人の代わりに意思決定をする。これはきわめてストレスの高い役割だ。本人に代わってその命を終わらせる決断をするという、重大な責任を負うこともしばしばある。当然のことながら、代理人は悲嘆やトラウマ的ストレスに加え、罪悪感、後悔、背負わされた決断に関する強い不安を感じる。またそれに輪をかけて辛いのは、その気持ちをどうすればいいかわからないことだ。意思決定代理人たちはしばしば不安のはけ口として、医療スタッフに対し、患者の治療に関する不要ないさかいを起こすことがあるが、それは状況を悪化させるだけにすぎない。

「その医療チームがどれほど思いやりがある人たちでも、彼らはその患者の治療がどういう道を辿るかも、その結果がどうなるかもわかっています。また患者の家族とまったく同じ感情を共有しているわけではないので、家族が聞きたくない、あるいは受け入れられないようなことを勧めることもよくあります。その結果、いさかいが起きてしまいます」とウェンディは説明した。

以前は、意思決定代理人に対する心理的介入はほとんどが、家族の集まりに緩和ケア専門家を加えた話し合いだった。目的は家族に支援と情報を提供することである。

「そこで話し合われていたのは、ごく良識的なことです」とウェンディは言う。「『今後についてプランを立てましょう。それについて双方が希望を述べましょう。ケアの目標を確認しましょう』という感じです。でもこういう話し合いは、代理人たちの気持ちを落ち込ませるだけでした」

患者の家族に対するこういう介入は、実は、有効だという明確な証拠がまったくない。その後、無作為に選んだ患者の家族を対象に、標準的臨床試験によるテストが行われた。その結果、このような介入は代理人たちの抑うつや不安の軽減に役に立たなかったばかりか、PTSD症状を増やしたことが明らかになった。(1)

ある時、打つ手がないことに苛立った医療スタッフが、ホリー・プリガーソンに助力を求めてきたという。

その時のことをウェンディはこう語った。「ICUの医者たちが、ホリーにこんなふうに言ったそうです。『どうか力を貸してください。ある患者の家族が、もっと積極的な治療を強く主張しているのですが、患者の現状ではその治療はもはや不適切です。でも彼らは喧嘩腰ですごい剣幕なんです。クリニックのスタッフはみな、すっかり怯えています』」

ウェンディとホリーはともに、実情に合った方法で、しかもこの代理人たちの力になれるような方法はないだろうかと考えた。ウェンディは言う。「こういう状況におかれた代理人というのは、ヘッドライトに照らされたシカみたいなものです。医者たちがいろいろ話をしても、彼らは心ここにあらずです。ショックで呆然としている人には、どんな情報も耳に入りません。ありとあらゆる感情が渦を巻いているんです。でもICUでは、どうしても現実的なことがらに向き合わなければならない時があります。そういう時に代理人は、悲嘆などあらゆる感情から、気持ちを切り替えることができなくてはなりません」

ウェンディとホリーは、これは本質的にフレキシビリティの問題だと考えた。そしてフレキシビリティのいくつかの要素を代理人たちに教えるために、三つのセッションからなる短い心理的介入を考案した。[2] 最初のセッションが一番長く、一種の「文脈感受性」の構築から始まる。いまの状況と問題点を、切迫する感情の綱引きの形で簡単に書き出すのである。またこのセッションには、レパートリーを広げるための短い演習が含まれ、代理人たちに、複雑な責務を果たすために使えそうなさまざまなツールを教える。その後、残りの二つのセッションが予定され、それぞれ二週間の間隔を空けて、電話によって行われる。これらは基本的に「フィードバック・モニタリング」で、代理人たちはこの期間に、医療チームに自分の状況を話したり、学んだ戦略を練習したり、必要に応じてそれを修正したりする。

ウェンディとホリーが行った、この意思決定代理人に対する心理的介入は、大きな前進だった。非常にストレスの高い状況においても、フレキシビリティの基本的アプローチのいくつかを教えることが可能だということを、彼女らは実証してみせた。だが、これが容易なものではなかったことは理解しておかなければならない。ストレスに打ちひしがれている場合、その人のリソースはすでに枯渇しており、明瞭にものを考えることさえ難しい場合が多い。より負荷の少ないアプローチでより広い学びを得るためには、大きいストレスがかかっていない通常の状況で練習をして、フレキシビリティの能力をあらかじめ培っておくことが大切だ。

さらに効果を高めるには？

それには、「フレキシビリティ・マインドセット」から始めるのが良いだろう。記憶を新たにしてもらうためにもう一度書くと、「フレキシビリティ・マインドセット」は、互いに関連する三つの信念からなる。「楽観性」「対処の自信」「チャレンジ志向」の三つである。それらが合わさって、自分はすべきことを実行でき、状況にフレキシブルに適応でき、難しい試練を乗り越えられるという、包括的な確信を形作る。

「楽観性」は、さまざまなアプローチによって効果的に高められるということが実証されている。たとえばある実験では、研究者たちは「最高の自己(best-possible-self)」というテクニックを使った。これは参加者たちに「すべてが最高にうまくいっている将来」の自分を想像してもらうという方法である。参加者たちはまず、目標、身につけたいスキル、将来の願望などを紙に書き出し、続いてそれらを手にした自分を想像する。二週間後、この「最高の自己」テクニックを試した人たちは、やらなかった人たちに比べ、いくつかの方法で計測した楽観性がより高かった(3)。

「対処の自信」を高めるにはそれよりも、実際の成功に的を絞った経験的アプローチが必要だ。そういうアプローチの一つに、「肯定的文章を書く」という方法がある。参加者に、ものごとにうまく対処した過去の経験について文章を書いてもらうのである。また、さらに状況に直結したアプローチも効果を上げている。参加者たちが直面する問題に特化して考案した対処行動を、各人に直接指導する方法などである。ラグビー選手たちと、慢性的なぜんそく患者たちという、まったく異質のグループを対象に上記の方法を試したところ、どちらのグループの人々も、対処能力に対する自信が大きく向上した。また別の研究で、非常にストレスが高い状況下でも、対処能力の自信を高めることが可能であることが実証されている。たとえば、集団暴力事件の現場に居合わせてから抑うつ状態が続いている大学生たちを対象に、「統御感」や「対処の自己効力感」を高める目的で考案された作文演習を数日間行ったところ、「対処の自信」がより高まったという。[4]「チャレンジ志向」も同様に向上を図ることができる。たとえば、何か難しい仕事で成功したとするとその時に感じた統御感は、その後の仕事にも持ち越されて成果に影響を及ぼす。教育者たちは、そういう次につながるものを生み出す経験の重要性をよく知っているので、学生と教師の評価がチャレンジや統御感につながるような方法をいろいろと開発してきた。[5]いくつかの研究では、実験参加者たちに、直面しているストレス源をチャレンジと捉えるように指示しただけで、チャレンジ志向に関連する生理的条件が活性化した。[6]

では、「フレキシビリティ・シークエンス」の各ステップはどうだろう。ある一連の研究は、人々が、特定の状況的ヒントに対応して新しい戦略を取り入れられることを実証した。このタイプの学習は「もし……なら実行（if-then implementation）」などと言い表される。もしも何らかの状況的なヒントがあれば、その戦略を実行するという意味だ。このアプローチを用いたある実験では、参加者たちが何枚かの写真を見せられる。そのなかには、ごく普通の写真、非常に心地よい写真、胸が悪くなるような写真（身体の一部が切断された写真や火傷を負った人の血まみれの写真など）が含まれている。参加者のうち一つのグループには単に写真を見せるだけだが、二つ目のグループには「嫌な気分にならない」という基本目標を与えて、それを心の中で反復するように指示する。さらに、最も肝心な三つ目のグループには、「もし……なら実行」の文言を頭の中で唱えるように指示する。それは、

「自分は嫌な気分にならない。もし血を見たら冷静さを保ち、身体の力を抜く」というものだ。実験の結果、この「もし……なら実行」戦略を学んだ三つ目のグループだけが、おぞましい写真に対する感情的な反応を抑えることができた。[7]

また、人々がすでに使っている特定の戦略の効果をさらに高めるということも可能である。私は同僚の研究者たちと行った研究で、先ほどお話ししたフレキシビリティを表現する課題を使って、人々が感情をどれほどうまく調整できるかを計測した。そのうちの一つの実験では、課題を行う時間を以前の二倍に延長し、参加者たちが時間とともにさらに上手になっていくことを確認した。ただ、抑うつ状態にある人たちだけは、向上が見られなかった。他の研究で明らかにされているように、抑うつは学習を妨げるので、これは当然と言っていいだろう。それ以外の人の場合は、複数の戦略をうまく調整して使う能力は、練習によって向上することが確認された。[8]

状況の「再評価」もまた、練習によって上達する。ある研究グループは、実験参加者たちに、何種類かの「再評価」を自らに言い聞かせる練習をしてもらった。たとえば「世の中には悪いことも起こる。自分はそれを乗り越えて先に進まなければならない」、あるいは「どんな状況にも、何かしら良い側面があるものだ。そこに注目することが大事だ」といったものである。次に参加者たちは、非常に不愉快な映像をいくつか見て、見ている間と見終わった後に、それらの文言を自分に言い聞かせる練習をした。それからしばらく時間をおいた後、彼らは、今度はテストとして再び不快な映像を見せられた。練習をせず単に映像を見ただけのグループと比べ、再評価の言い聞かせを練習した人たちは、気持ちの落ち込みを感じた度合が少なく、映像を見ていた間の生理的反応も抑えられていた。[9] また別の研究では、再評価訓練を一回行っただけで、その効果が少なくとも数週間持続したことが実証された。[10]

周りの人たちからの支援など、逆境に対処する際に利用できるリソースは、比較的安定しているものだが、これらも場合によっては意図的に強化できる。慢性疾患を抱えている場合や、禁煙に挑戦している場合など、特定の状況においては、訓練や介入プログラムが支援の質を向上させられることが実証されている。[11]しかし、もっと簡単な方法で期待が持てるものもある。たとえばある研究では、人間関係における「感謝と親切の実践」を行うことにより、その後の人間関係の満足度が高まり、友情が強く感じられるようになることを明らかにした。たとえば、参加者たちに「自分とつながりのある誰かに対し、日ごろ感謝していることや相手への称賛など、ポジティブなメッセージを書いて届ける」、あるいは「自分とつながりのある誰かに対し、親切な行為をする」ように指示するのである。この実験では、周囲のサポートがそれによってどう変化したかまでは評価していないが、人間関係の質の向上が支援のリソースに良い影響を与えたことは推察できる。[12]

セルフトーク

さらに簡単なアプローチで、「フレキシビリティ・マインドセット」と「フレキシビリティ・シークエンス」の力強い相互作用を高めることができる。それは「セルフトーク（自分に話しかける）」と呼ばれる一般的なテクニックである。さきほど「再評価」に関する研究の話をした時、このアプローチに似た方法を紹介した。「世の中には、悪いことも起こる。それを乗り越えて先に進まなければならない」などと自分に言い聞かせる方法である。

セルフトークは、教育、スポーツ、精神衛生などさまざまな分野で適用され、効果的な学習ツールとして認められている。「自己言語化」「内的発話」などと呼ばれることも多い。どういう呼び方をするにせよ、要は、複雑な概念をいくつかの言葉に単純化するという考え方だ。我々はこのセルフトークをごく自然に、自動的に、自分でも意識せずに行っていることが多く、そこに胸いっぱいの感情を込めることもよくある。難しい試験問題に取り組んでいて、突然正しい答えがひらめいた時、バスケットボールで難しいショットを決めた時、作った料理を客が褒めてくれた時などを考えてみよう。こういう時のセルフトークは、たとえばこんな感じだ。「頑張ったかいがあった。すごく不安で自分には無理かもしれないと思ったけど、何とかやってのけたぞ」。ただし、実際のセルフトークはこれよりずっと短い。こういうひとまとまりの思考の短縮バージョンが、意識の中にポンと出てくるのである。簡単で力強い「よっしゃ!」というような言葉だ。ただし、自発的なセルフトークには、好ましくない側面もある。ポジティブなだけでなく、ネガティブにもなりうるからだ。同じ場面を例に取ると、テストの問題が解けない時、バスケットボールでショットをミスした時、客が料理を横に押しやるのを辛い気持ちで眺める時などだ。こういう場合には、自分に「ダメなやつ」とか「やっぱりな……」などと言うかもしれない。

セルフトークは、学習ツールとして意図的に用いる時に最も効果的である。こういうセルフトークは、「目標志向セルフトーク」などと呼ばれる。「自発的セルフトーク」と「目標志向セルフトーク」

には、大きな違いがある。「自発的セルフトーク」は、内在する心理プロセスが自然に意識の表面に表れたものと理解するのがいいだろう。一方「目標志向セルフトーク」は、心理プロセスやスキルの活用を助けるために意図的に行う、制御された内的発話である。そしてこれは、これまで述べてきたようなフレキシビリティの構成要素——評価を調整する、自信を強化する、戦略的意思決定を促進する、努力を増強する、感情を制御する、使う戦略を修正・調整するなど——に深く関わるスキルに効果的に働くことが実証されている。[13]

「目標志向セルフトーク」を特に「フレキシビリティ・マインドセット」に適合するものにした場合、それは肯定的な独り言の形を取る。「フレキシビリティ・マインドセット」の三つの信念を思い出させたり強化したりするような言葉を、自分に繰り返し言い聞かせるのである。たとえば、楽観性の動機づけ効果を高めるために「将来はすべてうまくいく」と言ったり、対処能力に対する自信を育むために「自分にはこの仕事を完成させる能力がある」と言ったり、直面する試練に向き合うために「ともかく、やるべきことをやるまでだ」と言ったりする。

こういう簡単な独り言がそれだけで、人を楽観的にし、自信を与え、試練に向き合わせる力を持つわけではない。独り言は、そう信じる気持ちを持つことによって、楽観性、自信、チャレンジ志向が育つのだと気づかせてくれるのである。みなさんが、自分にはこういう信念があるだろうかと心配なら、セルフトークを自分で練習して「フレキシビリティ・マインドセット」を育てることができる。いろいろな状況に対応する際に、セルフトークを試してみたらどうだろう。特に深刻な難しい状況でなくとも、日常的に出合う普通の試練で使ってみるといいと思う。

「フレキシビリティ・シークエンス」のためのセルフトークは、また違う形を取る。「フレキシビリティ・シークエンス」は、信念ではなく具体的な行動によって構成されていて、それらの行動が順に繰り返される。そのため、シークエンスのためのセルフトークは、問いかけのプロセスとなる。動機づけのための独り言というよりも、心の中の対話であり、自分自身に向けて問いかける形を取るのだ。(14)前にポールがシークエンスをどのように使ったかを説明した際も、こういう自分への問いかけのいくつかに言及したと思う。このテクニックを意図的に使う場合、そして状況が求めているものの本質や、それにどう対応するのが最良かを考える時には、たとえば心の中で自分にこんなふうに問いかけるのである。「いったい何が起きているのだろう?」「自分は何をすべきなのか?」これらの問いにどう答えるかは、各人のレパートリーの中にどんなリソースや戦略があるかによる。したがって次に、「自分にできることは何だろう?」という問いが続く。そして最終的に自分の決断の結果を観察し、次の行動の計画に取りかかり、さらにその後「これはうまくいっているだろうか?」と自分に問いかけるのである。

マインドセットの「セルフトーク」と同様に、シークエンスの「セルフトークの問いかけ」もまた、自分にはさまざまな行動を試して活用する能力があるということを思い出させてくれる。そして問いかけをすること自体が、それらの能力を練習したり培ったりすることの助けになる。シークエンスの中にとりわけ難しく感じるステップがある場合には、練習が特に大事だ。ほとんどの人はシークエンスの各ステップに、大体においてうまく取り組むことができるが、なかには特定のステップで苦労する人たちもいることが、研究の結果わかっている。そういう場合には、難しいと感じるステップで、セルフトークを特に重点的に行うことが、弱点改善に役立つ。

セルフトークの問いかけはまた、「フレキシビリティ・シークエンス」が実際にシークエンス（ひと続きのもの）であることを認識させてくれるというより包括的な機能も果たす。そのシークエンスを有効なものにするためには、そこに含まれるさまざまなスキルを組み合わせ、うまくいっているかどうかを追跡し、その過程で調整や修正を行う必要がある。このシークエンスを意識しながらセルフトークの問いかけをすれば、各ステップを正しく進むことができる。

このようなセルフトークを練習したり試したりしてみたいと思う人は、左の表を見るとわかりやすいだろう。「フレキシビリティ・マインドセット」と「フレキシビリティ・シークエンス」の例をリストアップしたものだ。また、別の選択肢も紹介しておいたので、個人の好みに合うものを選べると思う。

これらセルフトークの選択肢のいくつかは、二人称代名詞、あるいは自分の名前を使うという一般的なテクニックを用いている。このようなセルフトークは「距離を置いたセルフトーク」と呼ばれる。私がこれを自分の名前を使ってするとしたら「私にはこの仕事をやり遂げる能力がある」と言う代わりに「ジョージにはこの仕事をやり遂げる能力がある」、あるいは「ジョージ、君にはこれをやり遂げる能力がある」と言うわけだ。また「私には何ができるだろう」と自問する代わりに、「ジョージには何ができるだろう」とか「ジョージ、君には何ができるか」と尋ねるのである。自分にこんなふうに話しかけるのはなんだか奇妙な感じがするかもしれないが、心理学者のイーサン・クロスは、「距離を置いたセルフトーク」が、感情的な状況に対処するのにきわめて有効であることを実証した。

表1

フレキシビリティ・マインドセット	**セルフトーク**	**距離を置いたセルフトーク**	**他のセルフトークの例**
楽観性	将来はきっとよくなる	(自分の名前)、将来はきっとよくなるさ	これは過ぎ去る。完全に望み通りではないかもしれないが、よくなる。何もかもうまくいく。人生は続くし、先はきっとよくなる
対処の自信	自分には能力がある	(自分の名前) には能力がある (自分の名前)、君には能力がある	自分にはできる。これにちゃんと対処できる。うまくやれる。自分はたいていの問題は解決できる。いつだって解決策を見つけている
試練の評価	私はやるべきことをやる	(自分の名前) はやるべきことをやる (自分の名前)、君はやるべきことをやる	私はベストを尽くす。チャレンジを受けて立つ覚悟がある。必ずなんとかする。私はこれを乗り越える

フレキシビリティ・シークエンス	**セルフトークの問いかけ**	**距離を置いたセルフトークの問いかけ**	**他のセルフトークの問いかけの例**
文脈感受性	何が起きているのだろう 自分は何をすべきなのか	(自分の名前)、何が起きているのだ (自分の名前) は何をすべきなのか (自分の名前)、君は何をすべきなのか	なぜ私はこんな気持ちになるのだろう。この問題はどうしたら解決されるのか。自分はこの状況をどう変えられるだろうか
レパートリー	自分には何ができるだろう	(自分の名前) には何ができるだろう (自分の名前)、君には何ができるか	自分が使える戦略にはどんなものがあるだろう。自由に使えるリソースにはどんなものがあるだろう
フィードバック・モニタリング	このやり方はうまくいっているだろうか	(自分の名前)、これはうまくいっているだろうか	私は問題を解決しただろうか。進歩が見られるだろうか。前より気分が良くなっただろうか。いまのやり方を修正するべきだろうか。何か別の方法を試すべきだろうか。新しい戦略が使えるだろうか

それは、二人称の語りが心理的な距離をもたらし、離れた所から自分を観察したり話しかけたりしている気分にさせるからだ。この距離があることによって、いま起きている出来事の意味をリフレームしやすくなる。ポールが、感情の轍《わだち》から抜け出すために、思考を「フレキシビリティ・マインドセット」に切り替えようとして、この「距離を置いたセルフトーク」を使っていたことを覚えているだろうか（「おい、ポール」と彼は自分に言い聞かせた。「しっかりしろ。お前はこれを乗り越えられる。お前は賢いやつだ。きっと解決できる」(15)）。

これらのさまざまなセルフトークで大事なのは、これまでも繰り返し述べてきたことと同様に、何をやるかではなく、その方法が実際に有効かどうかだ。そのことを念頭に置いて、いろいろなセルフトークを、自身のニーズに合わせて探ってみたらどうだろう。またみなさんが独自の新しいセルフトークを作り出すこともできる。

かすかな光

前章で、ジェッドがきわめて深刻な状態にあったことを書いた。脳脊髄液の漏れ出しという事態は、彼を打ちのめした。どういう方法も彼に平穏を取り戻すことはできなかった。もはや打つ手がなかったのである。

この事態による大きな精神的苦痛もさることながら、らせんを描いて下降していく気分が、これまで長いこと彼を支えてきた「フレキシビリティ・マインドセット」を崩し始めた。この新たな激しい失望の重みが、これまで経験したすべての辛苦の上に積み重なり、彼を押しつぶそうとしていた。それまで差していた明るい光に、いきなり覆いが被せられたかのようだった。光はそれでもいくらかは透けてくる。だがそれは、見えるか見えないかのかすかな光だ。それでももちろん、「フレキシビリティ・シークエンス」を辿る道を思い浮かべることはできたし、自分に何ができるかもわかっていた。しかし、楽観的で、自信に満ち、チャレンジ志向のマインドセットが、モチベーションを与えて背中を押してくれなければ、それはもっとずっと困難な道になるところだった。

将来はきっとよくなる、自分には能力がある、私はやるべきことをやる

だが、ジェッドは決して諦めなかった。差していた光は陰ったけれど、完全に消えたわけではない。彼は闘い続けて、最終的には自分を取り戻すことができた。これができたのは、一つには彼が自分なりのセルフトークを自然に身につけていたからで、それが「フレキシビリティ・マインドセット」を再び点火することにつながっていった。彼は少しずつ、この苦しい状況を「だんだんよくなる過程」とリフレームしていったのである。

「この点については、姉が本当に助けてくれました」と彼は言った。「こんなふうに言うんです。『あんたね、辛いのはわかるわよ。でもお医者さんの診察がもうすぐあるじゃない。その後はまたあれがあるし……』。僕は姉に自分の思いを何でも話します。そうすると彼女は、なんと言うか、そう僕の『認知の歪み』をチェックしてくれるんです。そして、よくなっている点に目を向けるように励ましてくれました」

「『自分はもうよくならない』と考えたら本当にだめなんです。『これはきっとよくなる』とか『少しずつよくなっている』とか『もうすでに前よりよくなった』という考えが、気持ちを持ち上げてくれます。それをどのくらい意識的にしていたのかはわかりません。『状況をリフレームしなくちゃ』なんて自分に言い聞かせたりはしませんでした。でも、辛い状況がいつまで続くかわからなくて、最悪の気分だった時、『いつまでもこれが続くのだろうか』と考えたら、本当に気持ちが落ち込んでしまいました。でも『いまは悪い状態だけど、先には希望がある』と考えれば、自分でその進歩を作り出しているようなものなんです」

何が起きているのだろう、自分は何をすべきなのか

事故とそれに続く左脚切断の後、ジェッドは自分がよく知っているツールとリソースを使ってその状況に適応した。だが、今回の新しい試練は彼にはショックだった。この艱難《かんなん》はいままでとまったく違う、まったくわけのわからないものだった。彼は以前も「フレキシビリティ・シークエンス」を使って対処していたのだが、当時その自覚はほとんどなかった。だが今回新たな試練に見舞われた彼は、前回どうしてあれほどうまく対処できたのかをよりよく知るために、じっくり考えることを余儀なくされた。たとえば、現在の状況が自分に求めるものが前とは違っているということも、鋭敏に感じ取るようになった。そして、自分のいる世界の変化に気づく感覚が鋭敏になるにつれ、その変化の本質がはっきりと見えてきた。

彼は当時を振り返ってこんなふうに語った。「事故直後の回復については、ポイントが二つありま

す。まず問題が明確だったこと。もう一つは、認知力つまり考える能力に明らかな形では影響がなかったことです。胸から上は問題がなかったですからね。もちろん苦痛はひどかったので、それはずっと辛かったですけどね。長い回復期間には、状況が比較的良い時もあれば悪い時もありました。でも、大体において良い方に向かっているという実感がありました。だけど今回のやつ（脳脊髄液の漏れ）の場合、いったい何が起きているのかよくわからないし、治療法もはっきりしない。僕はあらゆる専門医を訪ねました。診察してもらって、いったい自分には何が起きているのか、どうしたらいいのかを教えてもらおうとしたんです。でも医者たちはみな違うことを言う。すぐ手術するべきだと言う医者もいれば、待った方がいいと言う医者もいた。僕は頭が常に霧に包まれたみたいにぼうっとしていて、日々の生活は、身体をちょっと動かすことさえものすごく困難だったんです」

自分には何ができるだろう

ジェッドにとって最も辛かったのは、彼のレパートリー中で最も有効なツールだった「周囲のサポートのネットワーク」に、もはや頼れないと気づいたことだった。

「事故の後にトラウマ症状が起きなかった理由は、一つには周りの人たちの支えがあったからだと思います。勤めていたレストランの仲間、友人たちをはじめ、いろいろな人たちが大勢集まって支えてくれ、おかげで僕たちは危機を乗り切れました。これが一番大きかったと僕は思っています。でも今回の状況の大きな問題は、自分がいつものようでないということだったんです」

「周りの人たちと関わろうとしたけど、できなかった。まったくそんな気分じゃなかったんです。大丈夫な振りをしたくなかった。事故の後の入院中も、見舞いに来てくれる人たちに対して、そういう負担を感じていました。どうしても良い印象を与えようと頑張ってしまう。すごく疲れます。でも当時はそれができたし、そうすることで相手を元気づけることにもなりました。それにみんなが親切にしてくれるので、それに応えなくちゃという義務感のようなものもありました。これが人と人の関係というものだと思っていました。でも今回、僕にできることはただ、身体の動きや行動をできるだけ制限して症状を少しでも抑えるということだけでした。だから人が見舞いに来てくれても応対できない。頭も混乱して、靄がかかったみたいにぼうっとしていたんです」

周りの人々のサポートがプラスに働かないことがあるというのは、想像しにくいことだ。人間は社会的な生き物である。我々は常に他者に依存し、非常に高レベルの協調行動を取る。愛する人々や強い絆を感じる人々と一緒の場合には、その協調行動はさらに強力なものになる。与えるものも期待するものもより多くなる。支えが必要な時や、悲しみを分かち合いたい時などには、普通は身近な人のなかに少なくとも何人か頼れる人がいるものだ。

互いを支えるというのは人間行動の一側面であり、それがレジリエントな結果を明確に予測するというのは驚くに当たらない。実際にさまざまな研究において、周りの人のサポートはおそらく最も信頼性のある予測因子とされている。だが、繰り返し述べてきたように、その効果の大きさ——つまり、周囲のサポートの状況から、当人がレジリエントになるかどうかについて、実際にどの程度予測できるのか——はたいていの場合わずかなものである。それはやはり、これまで何度も見てきたように、この方法も常に効果があるとは限らないからだ。友人や親族との交わりが、有害になることすらある。

またこちらの苦悩が、周りの人を遠ざけてしまうこともある。長期にわたって苦しみが続いた場合、善意の友人や親族たちも苛立ちを覚え、また絶え間ないネガティブな感情に接するのが辛くて、次第に足が遠のいてしまう(16)。

ジェッドは、こういうことが起きる可能性を痛いほど理解していた。人と人の関係においては、たとえ一方的にサポートを与える関係であっても、少なくともある程度の互恵性が必要なのだとわかっていた。だが今度の新しい苦難においては、彼にはまったくそれだけの気力がなかった。また、自分が事故以来、本当に長い期間、周囲のサポートにすっかり頼ってきたこともわかっていた。その必要がいくらか軽減されたと思った矢先に、また以前のような手厚いサポートを求めるのは、あまりに彼らに負担をかけすぎる。彼はこう言った。「周りの人たちに、同情疲れを起こさせたくなかったんです」

ジェッドがそうして引いていくのを、私は間近で見て感じていた。私と彼は、メンターと学生として一緒に研究に携わる間に、近しい関係を築いていた。いろいろな点で強固な友情が築かれていたと言ってもいい。私はいつも学生たちと親しく付き合う。研究室の全員が集まって食事をしたり酒を飲んだりすることもよくあったし、時には街のコンサートに一緒に行ったりした。私はジェッドとは特に親しい関係だった。彼がこれまでの困難を乗り越えてきたことと、それにもかかわらず他の人たちと非常に温かい人間関係を持つことができるという両方の点において、彼を深く尊敬していたからだ。長い間の辛苦も、彼の人間性をすり減らしはしなかった。恨みがましいことも言わない。困難を経たことによって、いっそう常に温かみのある親しみやすい人になったのかもしれない。ジェッドは、その寛容さに触れた誰もが同じ寛容さを返したいと思うような人間だ。私は彼のメンターとしても友人としても、そのことを深く感じた。だが今回の新たな危機に直面してからは、ジェッドが、私を含め周囲の人々からのサポートを望んでいないらしいことは明らかだった。むしろ彼は、意識的にそれを避けていた。最初はよくわからなかったのだが、やがて私も研究室の仲間も彼に会いに行けなくなり、やがてメールのやり取りさえ途絶えてしまった。まるで、彼の頭の中の靄が次第に広がって、彼の周りにすっぽりと覆いをかぶせてしまったかのようだった。ジェッドが自分で言うことはなかったが、彼がそういう状態を必要としていたことは、ある時点からは明白だった。

このやり方はうまくいっているだろうか

ジェッドを真に救ったもの、この新たな危機を乗り越えさせたものは、「フィードバック・モニタリング」を使って気持ちの整理を行った彼自身の能力だった。彼はまず、今回の新しい試練がどういうものかをはっきりさせた（「まったくいつもの自分とは違う」）。自分の最強ツールの一つ「周りの人たちのサポートネットワーク」が、もはや助けにならないとわかっていた（「他の人たちと関わりたいと思わない」）。そして彼は何とか苦痛をしのぐ他の道を見つけた。その一つが人とのつながりをできるだけ絞ることだった。最も身近な家族だけに絞れば、そこから救いを感じられた。

「まるで、膜にくるまって孵化《ふか》を待つ虫のようだと思いました。精神状態は体調に大きく左右されました。この苦痛を耐える唯一の方法が、メーガンと子どもたちと一緒に繭《まゆ》の中に引きこもることでした。彼らが生活のすべてになり、これだけが僕が生きる世界でした。その頃僕たちは、大学の学生宿舎に移ったばかりでした。ちっぽけな狭い箱のようなアパートです。以前住んでいたアパートよりずっと狭いです。姉の夫が仲間と一緒に引っ越しを手伝ってくれました。僕は病院にいたし、メーガンが困り果てていたからです。メーガンは一人で、本当に何もかもこなしていました」

「身体の辛さから気持ちをそらすためにも、何かしたいと思いました。ともかく何かに関わりたかった。でも何もできません。まったく異常な状態でした。ただ立ち上がろうとするだけで、あるいはベッドで起き上がるだけで、たちまち激しい症状に襲われるんです」

「最初の数か月は、生まれたばかりの息子を胸の上に抱いて多くの時間を過ごしました。そうやって昼寝をさせるんです。胸に抱いてほんの少し揺すってやる。そうして一緒に眠りました」

めまいと頭にかかった靄のために、努力を要することは何もかも難しかった。しっかりものを考えたり集中したりすることは、ほぼ不可能だった。

「本を読んでみようと思いましたが、とても無理でした」

ジェッドには、何か気を晴らすものがぜひ必要だった。

「スマホのビデオゲームが気晴らしになることに気がつきました。ともかく自分の気持ちを落ち着かせたかったんです。こういうエンターテインメントをやっている時の受け身の状態が、僕には気楽でした。最初は実際に自分でゲームをやっていたんですが、そのうちに他の人たちがプレイしているのを見るようになりました。これが、僕が始めた趣味です。ちょっと恥ずかしいですけどね（笑い）」

私はその話がいま一つよくわからなかったので、他の人がビデオゲームをやっているのをどうやって見るのかと尋ねた。

「ツイッチですよ」と彼は言い、私のポカンとした表情を見て、少しからかうような笑みを浮かべた。「ツイッチ、ご存じないですか？」

これはオンラインのプラットフォームで、プレイヤーがゲームの実況をリアルタイムで配信し、誰でもそれを見られるのだと、彼は説明した。

「これがいまのところ一番良かったです。ラジオのＤＪの現代版みたいなもので、魅力的な個性の人間が現れると、二万人もの人が彼らのゲームを視聴する。みんながコメントを打ち込む。ストリーミング、打ち込み、チャットがひっきりなしに続いていく。いろんな面白さが全部入っています。そんなわけで、これを始めたんです。まったくの気晴らしです。でもたぶん、これまでで一番の気晴らしだったと思います。つまり最も現実的な救いは、身体の症状から意識を完全にそらしてくれるものでした。それが僕にとっては、ベッドに横になったままビデオゲームや映画を見ることでした」

「僕にはこの気晴らしと、一緒にいてくれる家族がありました。メーガンは本当に素晴らしい。本当にすごい人です。考えると泣けてきます。彼女は闘士です。一度たりとも僕に辛い思いをさせなかった。もちろん彼女も限界に近かった時がありました。そんな時は、この状況はもう決してよくならないのだと思ったかもしれない。二人の子どもと寝たきりの夫を抱えて、どうしてこんなことにと思ったでしょう。まさかこんなことになるなんて思いませんよ。その中で僕たちは二人で必死にもがいて、ようやく少しずつい い方に向かっていきました。でもそれが二年続いたんです。最悪の状況が、丸二年です」

ジェッドはさらに、自分にはもういくつかツールがあったことに気がついた。

「いま思い返すと、気持ちを軽くしてくれることは他にもいろいろありました。まず愛する娘の存在です。とても愉快な子で、活発で元気いっぱいです。ちょっと辛口のユーモアセンスもある。僕はできる限り子どもたちの相手をしました。息子は当時まだ赤ん坊でしたから、僕はおむつを替えました。ベッドに寝ていても、できることは実際にいろいろとありました」

新しい日常を生きる

ジェッドの容体は、いくらかの改善も見られたが、どれもつかの間のものだった。時に進歩があっても一進一退で、苛立たしいほどに不安定だった。二月のある日、医者たちは硬膜外自家血注入療法を試みることにした。これは決して簡単な治療ではない。患者の血液を採取し、脊髄を囲む硬膜外腔の髄液漏出部位のすぐ下部に注入するのである。脊椎に関わる外科的処置は、ジェッドのこれまでの苦難が証明している通り、常にリスクを伴う。だが今回の処置は成功し、彼の症状に顕著な改善をもたらした。ただ残念ながら効果は長くは続かなかった。その後も二度、三度と同じ処置が繰り返されたが、毎回結果は同じで、しばらくは良い状態になるのだが、その後また振り出しに戻ってしまう。

その年の終わり頃には、真の回復はほとんど望み薄に思えてきて、ジェッドは絶望感を覚え始めた。

「気力が尽きかけていました。あれだけいろいろな治療をして、それでもなお寝たきりで、体調は良くならずひどい頭痛に悩まされて……」

温めてきた大きな夢のことを考えるといっそう辛かった。

「元気になること、そしていつか博士号を取ること。断固として持ち続けていたこれらの目標まで捨てなければならないのかと思いました。この二つの目標がだんだん手の届かない所に行くようでした。本当に辛かった。博士号を諦めるのは耐えがたかった。博士課程の面接試験を受けられなかったので、もうすでに一年遅れてしまいました。実務研修はまだ参加していたけど、明らかな成果は何一つありません。研究プロジェクトも、頭がついていかないので、やりかけては中断する、の繰り返しでした」

その後ジェッドは、西海岸に住む著名な脊髄神経外科医に相談するようになった。ジェッドの髄液漏出部位には嚢胞ができていた。この医師は、大規模な外科手術によってそういう嚢胞を取り除く治療法を実践してきた。これにも当然リスクがある。硬膜外腔に血液を注射するよりもさらに危険だ。おまけにジェッドの場合は、飛行機で大陸を横断しなければならないという体力的負担もある。だが他に選択肢がない。その年の春、ジェッドは西海岸に飛んだ。これまでの長く苦痛に満ちた経験のなかでも、今回の治療はもっとも大きな苦難の一つとなった。

「手術後の悲惨だったことと言ったら……。これまで経験したことのないひどい頭痛でした。痛みの感覚がどんどん喧《やかま》しいものになっていくと思いました。手術後、意識が戻ったら、頭全体にワーンワーンと衝撃音が鳴っているんです。それはもう、すごい痛みです。医者はオピオイドとか、その他手術の後に出す鎮痛剤を出しました。多少は痛みが鈍くなったけど、たいして救いにはなりませんでした」

嚢胞を取り除くという点では、手術は成功した。だが残念ながらその他の効果はあまりなかった。

ジェッドの症状は、ほとんどがその後も続いた。特に頭痛などは以前より悪くなった。

ジェッドは失望に打ちのめされた。

「ここまでは予想していませんでした。脳の機能にまで影響する状況になるなんて。でも、これが現実で永久に続くんだ、これと一緒に生きていくしかないんだ、と考えることは僕にはできなかった。僕はそのことを長く考えようともしませんでした」

何が起きているのだろう、自分は何をすべきなのか

ジェッドは分かれ道に差しかかっていた。もう他に試すべきことはほとんどない。この最後の試みが挫折して、現実はついに彼の抵抗を抑え込んだ。実に苦しい時期だった。しかし、今後の見通しを冷静に考えるうちに、ここからは別の試練が始まるという事実を受け入れるようになっていった。

「夏頃だったと思います。ある時、一つの変化が起きました。こんなふうに感じたところから始まったんです。『よし、これで医学が与えうる治療をほぼ全部試した』。どの治療もあまり効果がなかったし、なぜこの症状がいつまでも残るのかもわからずじまいです。でもどこかに転換点を見つけて、この新しい日常を受け入れなくてはならない。『これから先当分の間は、いまの症状が続くことになる。以前に経験したどんな悪いことより、事故そのものよりも、さらに悪い事態だ。この症状のおかげで、何かに集中することも、仕事をすることも、ものを考えることもできないのだから』と僕は思いました」

ジェッドのこういう内省は、ひどく辛いものではあったが、深遠な洞察をもたらした。それはポー

ルの時のように、突然天からひらめきが降ってきて、彼をアパートから押し出してくれたというようなものではなかった。だがそれと多少似た部分もある。ジェッドは、自分のいまの苦難は永久的なもので、おそらくもう治ることはないのだという悟りに近づいていた。そうであるなら――そうでなければいいとどれだけ願ったか知れないが――いまの状況を受け入れて、そこから前に進むことを考えるより他に道はなかった。

「探るべき他の道はもうありませんでした。何が起きているにせよ、これがいま自分に与えられているものだと考えるようになりました。これが僕の新しい基準値《ベースライン》なんです」

彼の洞察は、痛々しいまでに鋭い「文脈感受性」が生んだものだ。この気づきをもとに、彼はこの試練について改めて考え始めた。そして意識的な決断をした。自分の症状がどれほど悪いかに意識を集中し、「治療法」を探すことばかり考えるのをやめなくてはいけない。どう見ても、治すという道はありそうもないからだ。その代わりに、この症状に対処するためのより良い方法を見つけることに集中するべきだ。彼は自分のエネルギーを、「できることを、よりよくやる」ことに向けることにした。

自分には何ができるだろう

ジェッドはすでに、新たな試練の大きさを正しく評価しており、何をするべきかもわかっていた。前回の試練を乗り越えた経験から、自分にどんなレパートリーがあるのかも、おおよそ見当がつく。何がうまくいったかもわかっている。ただ、この新たな試練はこれまでのものと明らかに違う。まったく初めて経験する困難である。正体が摑めず、原因もはっきりしないまま、激しく消耗させられる。そして何よりも、状況が良くなっていかない。ジェッドはこんなふうに話した。「経験したことのない状況がここにあって、それがずっと反復しながら続くんです」。いま直面するこの問題に立ち向かうには、新しい戦略が必要だということが、ジェッドには次第に明らかになっていった。

このやり方はうまくいっているだろうか

ジェッドは、症状が少しでも和らぐような方法を試しては、その効果を検証した。効果があるようならその戦略をレパートリーに加えた。効果がなければそれを捨てるか、あるいは調整して再度試した。

彼が試した一つの方法は、できる範囲において、自分を元の世界に押し戻すというものだった。最初はそろそろと始め、うまくいくようなら、少しずつペースを上げていくことにした。山あり谷ありの困難な道になるということは、自分でも承知していた。しかし進歩は確かに見られ、ゆっくりとではあったが、ほとんど普通の暮らしと感じられるくらいにまで、元の生活を取り戻すことができるようになった。

以前うまくいっていた方法をすべて諦める必要もなかった。実際に、外界とのつながりを再開したことの最大の利点は、周囲のサポートの恩恵が再び得られるようになったことだった。家庭生活もより安定し、少しずつ、家の中を歩き回って家事を担うことができるようになった。人間関係も再び広がった。そして次第に、仲間と一緒に過ごしたり支援を受けたりできるようになっていった。

ジェッドはまた、自分なりのペースを作ることも覚えた。休息時間の計画を立て、一日の終わりや、特にするべきことのない時間帯に、休んでエネルギーを補給するようにした。家族や友人との密な関わりが増えるにつれ、一五分ほど一人になる時間を作り、静かな部屋で横になって痛みを和らげるのが非常に有効だということもわかってきた。

運動も試してみたのだが、最初の試みは悲惨な結果に終わった。負荷のかかる運動はどれも、症状を悪化させただけだった。だがやがて、サイクリングマシンを短時間こぐくらいなら大丈夫だということを発見した。そこでその時間を少しずつ延ばしていった。これはスタミナを増してくれるとともに、やがて気分を持ち上げるのに欠かせない方法となった。彼はさらに、マインドフルネスの瞑想をして自分にとって何が大事かを見失わないように努め、またそれに伴う呼吸法で身体をリラックスさせた。これらの方法は、常に効果があるとは限らなかったが、試行錯誤を繰り返すうちに、どういう時に最も効果が上がるかもわかってきた。

その後、彼を苦しめている一連の症状を専門にしている神経科医がいることを発見し、思いがけない支援が得られた。彼女はジェッドの対処法が正しいことを請け合ってくれ、それが彼の自信を大いに強めた。また、さまざまな症状、特に激しい頭痛を和らげるためのテクニックをいくつか教えてもらうこともできた。ジェッドはここに至るまでに、どんな方法もいつもうまくいくわけではないことを理解していた。彼は医者が提案した新しい方法を、これまで同様に試行錯誤しながら順番に試していった。そして効果のあったものはレパートリーに加え、リストは次第に増えていった。

繰り返しながら前に進む

いまジェッドの進歩は本物だった。ここ数年間の彼の人生は、辛い症状とその治療に振り回されてきた。文字通りめまいがするような数年間だった。だがいま、彼は自らの手にその制御権を取り戻し始めた。車輪を前に進めているのは彼自身であって、彼の病気ではない。

やがて「何もできないほどのひどい頭痛が起きない日」が、時折何日か現れ始めた。彼はそういう痛みの合間を利用して、元のような外界の暮らしに一歩ずつ戻ろうと努力した。そしてある日、私の研究室に戻ってきた。ほんの短時間いて、すぐに帰ることもあったし、奥の小さい部屋で仕事をしていくこともあった。また、研究室のミーティングにも、最初は散発的に、それからやがて安定的に参加するようになった。気分がいい時は、私と仕事や生活の近況などについて話をした。今回の苦難が起こる前のように、一緒に声をあげて笑うこともあった。

彼はさらに慣れてくると、以前関わっていた研究プロジェクトの仕事を再開するようになった。そして研究室に来る回数が増えるに従い、二年前に中断したままになっていた論文についても私たちは定期的なディスカッションができるようになった。ジェッドの進歩はゆっくりだが着実だった。そして最終的に、あらゆる不利な条件を乗り越えて、彼は論文を完成させた。その数か月後、素晴らしいニュースが届いた。彼の論文が刊行されることになったのである。ジェッドにとってこれは最大の快挙だった。彼の努力が、ここでも決定的に肯定されたのである。

彼はまた、二年前に始めた臨床研修員の仕事を再開することができ、さらに大きな前進を果たした。

症状が耐えがたい時には、何日か休まなければならないこともあったが、スタッフたちの理解のおかげで最終的に任期を全うしたのである。それから彼は、今度は神経心理学の分野で、さらに負担が大きい実務研修の仕事に就いた。ローテーションは、丸一日の勤務が週に二回である。彼にとってこれは大変で、一日を持ちこたえるのがやっとという日もあった。「一日の終わり、時計の針が五時を指す頃までに、僕の頭は爆発しそうになります。ろくにものを考えることさえできない。焼けつくような耐えがたい痛みなんです」と彼は言った。それでも彼はこれまで獲得したレパートリーの中のツールを使いながら、少しずつ長く耐えられるようになっていった。そして驚くべきことに、彼はこの任務もやり遂げたのである。

「詳しいことはあまり覚えてません。でも僕にとって、これが本当に大きい意味があったのは確かです。何かに前向きに取り組むこと、社会に加わること、これは本当に大事なことでした。僕はしばらくずっと落ち込んで気持ちをくさらせていました。でもここに戻ったとたん、気分は一変しました。外に出たことが、頭をシャキッとさせて僕を軌道に戻してくれました。本来の自分が取り戻せたような気がして、自分はまた何かの役に立てると思えたんです」

第10章 そして世界的パンデミックが起きた

二〇一九年の秋、本書を執筆中だった私は、春にサバティカル休暇を利用してヨーロッパ旅行をしようと思い立った。列車で移動しながら、執筆したり各地で講演を行ったりするというアイデアだ。妻のポーレットも同行し、彼女もまた移動しながら執筆をする。

私がこの計画を立てていた頃、中国の武漢《ぶかん》では、何人かの住民が奇妙な症状を呈《てい》し始めていた。一二月末には、金銀譚病院が、原因不明の肺炎のような症状に苦しむ患者が数人いると報告した[1]。後にこれは「２０１９－ｎＣｏＶ」と名づけられた。ただその時点では、少なくともニューヨークやヨーロッパでは、特に心配するようなこととは考えられていなかった。だがその後、感染は広がり続け、このウイルスには「ＳＡＲＳ－ＣｏＶ－２」という新たな名前がつけられた。

この名前に、私は注意を引かれた。二〇〇三年、香港のＳＡＲＳパンデミックを生き延びた人たちを対象に、研究を行ったことがあったからだ。ＳＡＲＳは凶暴なウイルス性疾患で、致死率がきわめて高い。被害は主にアジアが中心だったが、最終的に収まるまでに、世界各地にも広がった[2]。

今回のＳＡＲＳ変異種については、多くのことがまだわかっていなかった。しかし感染が中国国境を越えて広がり始めると、そのスピードは加速し、世界もこれを認識し始めた。二〇二〇年一月末には、WHO（世界保健機関）が「国際的に懸念される公衆衛生上の緊急事態」を宣言した。この頃からこのウイルス性疾患は、「COVID－19」という名で呼ばれるようになった。二月後半になるとすでに、確認された感染者数でも死亡者数でも、もとのSARSを上回った。[3] そのうち、我々の旅行先の一つに予定していたイタリアのロンバルディア州でも、感染の急拡大が報じられた。

妻と私は不安を感じた。しかし、いまから思うと愚かだったが、ともかく計画通りに行こうということになった。予定していた講演の一つは、ジュネーブのWHOで行うものだった。WHOが会議をキャンセルしないのだから、ウイルスは収まる方向なのだろうと私は解釈した。それにイタリアは旅の最後の目的地である。その頃にまだウイルスが蔓延《まんえん》しているようなら、いつでもその旅程をキャンセルして早めに帰国すればいいと考えた。

我々は三月三日に出発し、最初の目的地であるノルウェーのベルゲンに向かった。そこではすべてがほぼ平常通りだった。ウイルスのことは話題には上ったが、マスクをしている人もおらず、「ソーシャル・ディスタンス」などという言葉は、まだ使われていなかった。我々は、大学に近い旧市街の、静かな通りに面した居心地の良い小さなアパートを借りた。毎日よく雨が降った。私は講演に忙しく、夜には妻も交えて同僚とともに夕食を楽しんだ。週末には、近くのモダレン・フィヨルドでクルーズツアーに参加し、素晴らしいひとときを満喫した。

しかし不安はじわじわと押し寄せてきた。二二歳になる息子がニューヨークで一人暮らしをしているのだが、アメリカでもウイルスが蔓延し始め、食料品店で品物が不足していると知らせてきた。娘もまた家を離れて大学に通っているが、大学が休校になったという。しかしこの時もまだ、事態は一時的なものだろうと思われていた。大学も一学期すべて休校になったわけではなく、事態が収まるまで一時しのぎにオンライン授業に切り替えるとのことだった。

一週間後、我々は夜行列車でオスロに向かった。これは私の「死ぬまでにしたいことリスト」の一つだった。列車が大好きなのである。寝室を取ったのに、私はその夜一睡もせず、月光に照らされた草原や雪をかぶった山々が、車窓に現れては去るのを飽きもせずに見ていた。そして朝には、疲労は感じたものの、オスロ大学で講演を行うだけのエネルギーは十分だった。同僚たちから、ウイルスの関係で欠席者が多いかもしれないと言われていたが、会場は満員だった。この時もまだ、ウイルスに対する人々の不安は、目に見えるほどではなかった。マスクをしている人もいなかったし、人との間に距離を取ろうとする様子もなかった。だがその後、WHOが、このウイルスが世界規模のパンデミックであると宣言したことを知った。オスロ大学はただちに方針を転換し、翌日すぐに大学全体を閉鎖する準備を始めた。この知らせは現状と不釣り合いに思えて、私は理解に苦しんだ。

我々は翌朝、コペンハーゲンに向かうことになっていた。そこはまだ感染の報道も少なかったが、現地に行けば事情をもっと詳しく把握できるだろうと考えた。だがその日の夜中、デンマークの同僚から送られてきたメールには、来ないようにと書かれていた。国境が閉鎖されるというのである。さらに、米国がヨーロッパからの飛行機の乗り入れ禁止を検討しているというニュースの見出しも目に入った。緊急事態は信じられないような勢いで加速していたのである。我々は慌ててニューヨーク行きの便を取った。そうして、かろうじて帰国できたのだった。

＊

ウイルスというのは実に巧妙な微小病原体だ。新型コロナウイルス感染症はＳＡＲＳに似ているように見えるが、拡散の仕方が違う。ＳＡＲＳは肺で増殖して人にうつる。感染して重症化した患者の呼吸によって人にうつるのである。新型コロナの場合は、やはり呼吸によって感染するが、それは感染者が発症するまで待たないということが、初期の研究から明らかになっていた。感染した直後に、すでに人にうつすことができる。つまりウイルスに感染した人は誰でも、症状の有無に関わらず媒介者となる。[4] これが、このウイルス感染がこれほど急速に拡大する理由だ。このウイルスが広がり始めたばかりの頃は、症状のない人はまったく何も気にしなかったし、感染を防ぐ対策もしていなかった。

我々がアメリカに帰国した時、ニューヨーク市内の生活はまだ平常に見えていた。ヨーロッパからの帰国ということで、二週間アパートにこもっているように要請されたが、私は大げさ過ぎやしないかと思った。そして、通りを行き交い用事をこなしている人々を、窓からうらやましく眺めていた。だがその間にも感染者数は急速な増加を続け、二週間の隔離期間が終わっても、それはもうどうでもよくなっていた。ニューヨーク市全体がロックダウンになったからだ。

ニューヨークのような街は、ウイルスの蔓延には最適の温床だ。膨大な人口が密集して暮らしており、しかも文化的にも人種的にも多様な人々が集まっている。おまけにここは外国から入国する際の主要な玄関口である。年間一億を超す乗客がニューヨークの空港を利用する。のちに追跡調査が明らかにしたように、米国内に拡散したウイルスの大半はニューヨークを経て広がったのである。[5]

我々が帰国してからわずか二、三週間のうちに、ニューヨークの感染者数は衝撃的レベルに達していた。新規感染者六〇〇〇人超、入院患者二〇〇〇人、死亡者八〇〇人。これがたった一日の数字である！　我々のアパートから通りを少し行った所にある病院は、区画全体を立ち入り禁止にして、トリアージのためのテントを設置した。冷蔵設備のあるトラックが病院の外に停まっていて、これが臨時の遺体安置所になっていた。同様の光景が町の至る所で見られた。どの病院も満床で、やがてセントラルパークの中に設けられた臨時の医療テントに、溢れた患者たちが収容されるようになった。

＊

私がこの文章を書いているいまも、パンデミックはなお続いている。ワクチン接種が始まったところで、いつかは日常の暮らしが戻るという希望も見えてきたが、それがいつの話かはわからない。いまはただこの状況に対処し続けるしかない。

このパンデミックの間も、本書で述べてきた重要なポイントが明らかに確認できた。

まず予想通り、早くも「レジリエンスの盲点」が現れた。感染者数が積み上がるにつれ、メディアは律儀に警告を発し続けた。二〇二〇年の五月初めには、ある有力紙が、「連邦政府機関及び専門家たちが、抑うつ、薬物依存、PTSD、自殺など、精神症状の問題がこれから未曾有の高まりを見せるだろうと警告している」と報道した。そして記事は、それらの問題の急上昇に対処する精神保健システムが整っていないと結論づけている。その裏づけとして全国世論調査の結果を示し、「アメリカ国民のほぼ半数が、コロナウイルスが精神衛生に有害な影響を与えていると回答した」と述べた(6)。

このパンデミックが、強いストレスをもたらすのは確かである。しかしこのような恐ろしい予測は、9・11の後に出された「トラウマが蔓延する」という歪曲された予測と、気味悪いほどそっくりだと私には思える。今回も、心理的被害が急拡大する証拠として提示された国民世論調査は、実は現状が微妙に異なるものであることを示している。回答者のなかでコロナウイルスが自分の精神衛生に重大な影響を与えていると感じていた人は一九パーセントにすぎず、大部分の八一パーセントは、影響を多少受けているか、あるいはまったく受けていないと回答しているのである。(7) もちろん、メンタル面に深刻な不安を感じている人が一九パーセントというのは、ほぼ五人に一人であるから、少ない人数ではない。しかしこのウイルスがもたらす困難の大きさとすべてが不確実であることを考えれば、それくらいの数は予測の範囲内ではないだろうか。

これまでのさまざまな研究結果からも、トラウマになりかねないような出来事に遭遇した人たちのほとんどが、当初はある程度のトラウマ的ストレスを感じるものだということが明らかである。だがそれは、その人たちがみな、心に傷を負ったりPTSDを発症したりするということではない。むしろトラウマ的ストレスを感じることが、困難な状況に対する一つの自然な反応であることを示している。新型コロナウイルス感染症に関しても同様である。コロナウイルスは、多くの人に絶え間ない恐怖を与え、困難と試練をもたらしている。こういう状況において、ある程度の不安や懸念を感じるのは当然だ。アメリカ国立精神衛生研究所所長、ジョシュア・ゴードンも、この世論調査の結果について、「いまの状況を考えれば、人々が不安を覚えるのは、起きている事態に対する正常な反応の一端だ」と述べている。(8)

本書の初めに述べたように、トラウマになりかねない出来事に遭遇した人のうち、ほとんどの人は、ストレス反応が長引くことはない。つまり、たいていの人はレジリエントである。言い換えれば、多くの人が、その試練にフレキシブルに対応する方法を見出しながらやっていくうちに、ストレスが消失していく。我々は今回のパンデミックでも、そういうことが起きるのを見てきた。どんな危機的状況もそれが長引くにつれ、多くの人たちは対処法を見つけ、初めの頃に感じた不安や抑うつやストレスは薄らぎ始める。

さらに、すべてがそうであるように、ストレスは人によって受け取り方もさまざまだ。そして、すべての忌まわしい出来事がみな違う顔を持つように、コロナウイルスのパンデミックもまた、多くの点で多様でありさまざまな側面を持つ。特に始まったばかりの時点では、それがどういう種類のストレスなのかを見分けることが難しい。これは心的外傷なのか、慢性的ストレスなのか、抑うつ的な悲嘆なのか、大きな厄災が起こる前兆なのか。さらにやっかいなのが、ストレスを受けた後の経過が人によってまったく違うことだ。

＊

パンデミックが始まった頃、世の中はその話題でもちきりだった。私はこういう分野を専門にしているので当然なのだが、報道関係者からの質問に答えるのが日課のようになっていた。私の典型的な回答は次のようなものだ。

多くの人にとって何より大事なのは、ストレスを最小限に抑えることです。誰もが、このいろいろな不安を伴う新たな現実――感染拡大とそれに伴う感染の不安、家に引きこもるストレス、日常品の不足、愛する人たちについての心配、先行きの不安など――に適応しようとしています。またなかには、実際に病気と闘い、死の恐怖に怯え、大事な人に感染させないかと心配し、この先収入が断たれないかと不安を覚える人たちもいます。これらのストレスを乗り越え、レジリエンスへの道を進むには、刻々変わる状況をよく見極め、自分がすでに持っているツールを何でも使って、それに対処することです。つまり、フレキシブルでなくてはなりません。(9)

このことを人々に納得してもらうのは簡単ではなかった。ウイルスの感染拡大は、初めの頃は特に、わけがわからないためによけいに恐ろしく、メディアが流す悲惨な予測が人々の恐怖をあおるばかりだった。このストレスに負けないための解毒剤として私が勧めたのが、ご推察の通り「フレキシビリティ・マインドセット」である。私は機会あるたびに、この言葉をお題目のように繰り返し説いた。

このパンデミックは生易しいものではありません。でも私たちは、これに対処し、乗り越えることができます。人類はこれまでも、ありとあらゆる逆境に直面し、そのたびに豊かな精神のレジリエンスを発揮して乗り越えてきました。いまもまた、私たちにはそれができるのです。

「レジリエンスのパラドクス」のことを語るのも、同様に重要だった。予想に違わず、ニュース番組などが、レジリエンスにつながる重要な特質や行動をしつこく勧め始めていた。善意からではあっても、こういうアドバイスは時に間違った方向に人々を導くことがあり、結局役に立たないことが多い。私はそれとは別のアプローチに重点を置いて語るようにしていた。

> このストレスに対処するための特効薬はありませんし、万人に有効なベストの対処法などはありません。どんな特質にもリソースにも行動にも、プラス面とマイナス面があるからです。ある状況においてある人にとって有効だった方法は、他の人や、あるいは同じ人でも別の状況や時点においては、効果がないかもしれません。

そして私は、このパラドクスを「フレキシビリティ・シークエンス」によって解決することを強く勧めた。

> まず、いま自分たちに起きていることをしっかり注視する必要があります。そして自分の行動をその状況の求めに応じて調節し、それが効果を表しているかどうかをモニターします。もし効果が出ていないようなら、別の対処法に切り替えます。それを必要なだけ繰り返すのです。世の中はひとときも同じ状態で止まっていません。このパンデミックも同様です。だから調整と再調整をずっと続けていく必要があるのです。

＊

9・11テロの際に悲惨な経験をしたレイナは、その後はレジリエンスを示していた。だが今回の新型コロナウイルス危機に関しては、意外なほどの困難を感じたという。9・11以来、彼女の人生にはいろいろなことがあった。テロの後も、彼女はニューヨーク市に住み続け、仕事と家族の世話を全力でこなしてきた。有能な彼女は、仕事面では成功を収めていた。ただ不幸なことに夫婦関係が破綻し、離婚を余儀なくされた。また同時に深刻な健康問題が生じ、回復した後も免疫機能が弱っていた。それでも彼女はこれらの困難を何とかしのいで、最終的には二度目の結婚生活をスタートさせた。ここまでの道のりは決して平坦ではなかったが、まずまず良い精神状態を保ってこられたと思っている。

だが新型コロナウイルス危機は、彼女に大きな打撃を与えた。病気のために免疫機能が弱っているため、うっかり感染することのないように特別に気をつけなければならない。ニューヨーク市のロックダウンが強化される中、不安が日増しに高まっていくのを感じていた。そして不安はついに耐えがたいものとなり、それをどう抑えたらいいのかわからなかった。この状態はレイナにとって尋常ではなかった。彼女はいつも明瞭な「フレキシビリティ・マインドセット」を持っている人だからだ。楽観的で自信に満ち、どんな試練に対してもフレキシブルに解決法を見つけることができていた。こんな無力感を覚えるのは初めてで、それが彼女を困惑させた。

だがレイナは諦めなかった。自分は必ず最後には乗り越えられると自らに言い聞かせるだけの「フレキシビリティ・マインドセット」は残っていた。そしてその通りに、彼女はやがてフレキシブルな解決法を見出した。それは、いままで考えたこともない新しい方法を試すことだった。セラピストに救いを求めてみようと思ったのである。

これがレイナの「アグリー・コーピング（なりふり構わぬ対処法）」だ。これまで、心理療法などには特に興味がなく、実はそういうものを少々馬鹿にする気持ちもあったという。しかし彼女は助けを必要としていた。そしてそれに気づくだけの自己洞察力を有していた。ただ、パンデミックが猛威をふるっていたあの時点で、セラピストのオフィスに出かけていくことは不可能だった。そこで初対面のセラピストとオンラインで話をすることにした。セラピストは、レイナが自分の選択肢を整理するのを手助けしてくれた。レイナは不安に対処する新しいテクニックを学び、そうしているうちに自信と楽観性が再び力を取り戻してくるように感じた。

話をする中でセラピストはまた、レイナが本当に欲しているのはこの街を離れることだということに気づかせてくれた。レイナは自分では、何があってもこの街を離れない生粋《きっすい》のニューヨーカーだと思い込んでいた。離れることは街への裏切りのようにも思えた。だがセラピストは、一時的に離れるという方法もあると気づかせてくれた。子どもたちはすでに成長し、彼女も夫も、仕事はリモートでできる。彼女は感染に対して脆弱であるために、普通の人以上にストレスがかかり、それが負担になっていた。息抜きが必要なのだ。それなら息抜きをすればいい。

レイナはこの案について夫に相談した。そして二人はニューヨーク市から数時間ほどの場所に家を借りることにした。彼女の人生において、少なくともこの特定の時点におけるこの特定の問題に関しては、これが正しい選択であったことはすぐ明らかになった。このまま郊外に住み続けるかどうかは、また後で考えればいい。その時が来たらまた二人で話し合って答えが出せると、レイナは確信している。

＊

パンデミックのロックダウンに対処するのに、特に適していると思われる戦略が、いくつかわかってきた。それは、「他者のサポートに頼る」「身近な人たちとの絆を深める」「常に情報を取り入れながらも、メディア漬けにならないように注意する」「気晴らしをする」「映画や読書など、笑ったりリラックスしたりできる方法を見つける」などである。なかでも重要なのは、「できるだけ孤立を避けること」だということが、調査の結果明らかになってきている。家族と一緒に何かをして過ごしたり、友人や同僚たちと電話やオンラインでつながりを保ったり、その他どんな方法でもよい。

ここでも、これらの戦略を成功させるカギは「フレキシビリティ・シークエンス」の各ステップにある。その時の状況が求めるものを見極め、その要求に適した戦略を自分のレパートリーの中から抜き出して適用し、効果を確認するために結果をモニターし、うまくいっていればそれを続け、必要があれば戦略変更ないし調整するというやり方である。

パンデミックが長期化を見せる中で、「フレキシビリティ・マインドセット」を前向きに取り入れること、「フレキシビリティ・シークエンス」を繰り返し行うことの重要性が、ますます浮き彫りになってきたように思う。パンデミックはいつまでも終わらないように見える。それは、対処が必要なことがらが限りなく現れてくるということにほかならない。しかもそれらは絶えず変化する。有効に思えた対処法が、人によっても状況によっても違うばかりでなく、パンデミックの拡大に伴い、同じ人でも時が移れば求められるものが変わる。たとえば初めの頃は、すべての人にとって、人とのつながりや絆が何にもまして重要だと思われた。しかし月日が経つにつれ、狭い家の中に家族と閉じ込められている現状が認識されると、今度はプライバシーを保ち、一人で静かにものを考えられるスペースが必要だということがわかってきた。

我が家もそれぞれに試練を経験した。まず九七歳の母が軽い脳卒中を起こし、入院の必要があった。この年齢では感染した場合のリスクも大きいので、我々は非常に心配した。だが私の兄弟のフレッドとアランの行き届いた気配りのおかげで、母はコロナにも感染せず、数日後、無事に家に帰ってこられた。ところが二〇二〇年一一月、感染の第二波が襲った時、フレッドと母の二人が検査で陽性とわかった。フレッドの方は軽症で済んだが、母の容体は急速に悪化した。九〇を過ぎても常に元気で活動的な母だったが、今回は病状が非常に重く、頭を持ち上げることもできないほどに弱ってしまった。救急車で病院に運んだ時、我々は最悪の事態も覚悟した。

辛かったのは、母を見舞うことが許されなかったことだ。また母の衰弱と聴覚の衰えのために、電話での会話も難しい。看護スタッフから、母が生きる気力をなくしているようだと聞かされても、母と話すことも顔を見ることもできない。これは耐えがたかった。母はすでに意識が混乱し、自分の世界に引きこもってしまっていた。励ましてくれる人もなく、病院のベッドでたった一人そんな状態にある母を思うと胸が痛んだ。

だが兄弟たちはじっとしていなかった。私はだいぶ前から、家族の会話に心理学の知見を持ち込まないようにしていたので、私が指導したわけではないのだが、フレッドは定期的に電話会議を設け、兄弟三人が常にフレキシブルな解決策を話し合えるようにしてくれた。我々は病院のスタッフとも定期的に連絡を取り、母とのコミュニケーション法をあれこれ相談した。そして、母の落ち込んだ気持ちを元気づけ、希望を持たせポジティブにする方法はないかと話し合った。またウイルスや治療法に関する新しい情報があれば教え合った。

楽観的になる余地はあった。病院に入って間もなく、母は抗体を多く含んだ血漿《けっしょう》の点滴を受けたのだが、これは効果があったようだ。それからさらに数日後、FDAが認可したばかりのレムデシビルという新薬を投与された。臨床試験の結果は、この薬が回復を早め死亡率を低下させるのに有効であることを示している。我々はこの薬が、母に危機を脱するのに必要な力を与えてくれることを祈った。

不利な条件に打ち勝って、母の容体はやがて安定した。気力もまた持ち直したようだ。数週間後、母はコロナ専用のリハビリ棟に移り、その少し後に、奇跡とも思われた帰宅の許可を得た。感染の後遺症が出るかどうか、いまはまだよくわからない。母の歳を考えれば、何が起きても不思議ではない。ともあれ大事なことは、母が望み通り再び家に戻れたことと、家族がまた母と過ごせるようになったことだ。

＊

パンデミックの間、心身のバランスを保って暮らすために私が頼りにしていたのは、運動だった。

公園での有酸素ランニングや長距離ウォーキングは、外に出る機会を増やし、健康を保ち、頭をはっきりさせてくれた。だがそれから予想外のことに、私自身が二度も入院するはめになってしまった。最初の手術は予定されていたものだったが、二度目は急性虫垂炎の緊急手術だ。どちらも新型コロナと直接関係はないものの、このパンデミックの最中に、患者で混み合う病院に滞在するのは、やはりひどく神経が疲れた。だが何より悩まされたのは、手術そのものより、しばらく運動ができないことだった。手術後は、歩くことさえやっとだったので、走ったり跳び上がったりできるはずがない。私は、自分がいつも人に説いている「フレキシブルでなければならない」というアドバイスを思い出し、それを肝に銘じた。置かれた状況をまず見極める。そして、ストレスを軽減し心身のバランスを保つ運動以外の方法を考える。そしてその方法の効果をモニターする。こうして私もこの時期を乗り切ったのである。

＊

パンデミックの中での怪我や入院について考えるうちに、私はマレンのことを思い出した。彼女は脊髄損傷からの回復中も、トラウマ的ストレスに打ちのめされることはなかった。強い抑うつや激しい不安もなかった。もちろん時には、それらをいくらか感じることもあったが、たいていは安定した精神状態を保つことができた。彼女は降りかかった試練を常にしっかり見つめていた。そして楽観性と自信を失うことなく、フレキシブルに解決法を探っていた。マレンがレジリエントであることは、まったく疑いがない。

私がそのことを言うと、彼女は直ちに同意した。

「そうですね。私もその通りだと思います」

だが彼女は、自分が達成したことに関しては謙虚で、急いでこう付け加えた。「不安や落ち込みを感じたことがまったくなかったと言ったら、嘘になりますけどね」

ただしマレンが自らをレジリエントだというのは、負傷直後の二、三年間のことではない。そうした回復期には、トラウマ的ストレスや抑うつを感じるのが自然な反応である。その後、彼女は決然と問題解決に集中し始める。この強い意志の前に立ちはだかるものはなかった。彼女がレジリエントだというのはこの時以降だ。歩けるようになった彼女は、ケンブリッジ大学に戻って学業を修了した。学校に戻ってからは、身体の不自由さと痛みという人並み以上の重荷を負いながら、学生生活に伴う通常のストレスに立ち向かわなければならなかった。

マレンの右脚は、完全に思い通りには動かなかった。いまもまだ歩行は少々不安定で、片脚を引きずっている。二、三ブロックの距離を歩くことや、一階分の階段を上がるなど、多くの人にとって何でもない行動が、彼女には骨の折れる大仕事である。それでも、常に楽観的な「問題解決型人間」である彼女は、さらにもっと何かを成し遂げるために、フレキシブルな解決法を求め続けた。たとえば、長い距離を歩くことが難しければ、自転車かキックボードを使えばより簡単に動き回れると考えついた。これは彼女の行動範囲を広げただけでなく、体力づくりにも役に立った。

マレンはケンブリッジ大学を卒業すると、アメリカに渡って臨床心理学の博士課程に入学した。その後結婚し、数年前にはかわいい女の子を出産して、アナ＝ソフィアと名づけたそうだ。彼女はいま、終身在職権の教授で医療に携わっており、どこから見ても充実した、人もうらやむ人生を送っている。これら一つ一つの達成には、人一倍の気力と努力が必要だったのは間違いない。マレンは、まさしくレジリエントである。だがスーパーウーマンというわけではない。自らに課した目標に押しつぶされそうになる時もあったという。それでも彼女は前に進み続けた。

新型コロナウイルス蔓延が始まると、マレンは誰もがしたのと同じことをした。つまり状況に適応したのである。試練の多くは、誰もが経験したこととほぼ同じだ。感染しないようにすること、家で子どもの勉強を手伝いながら自分の仕事を続けること、さまざまな手段で友人や家族と連絡を絶やさないようにすること、家計を維持することなどである。

ただマレンの場合は、独自の身体的問題も抱えている。それがこのパンデミックの事態をさらに困難なものにさせたのではと私は思った。そのことを尋ねてみると、彼女の楽観性と臨機応変の対処能力がたちまちその輝きを見せた。

「実際には、他の人と比べて自分が特に大変だということはありませんでした。逆に、怪我の後リハビリ病棟に七か月いた経験があるので、ロックダウンの間家に籠《こも》ることとくらい何とかなるという自信がありました。リハビリ病棟にいた時も、ずっと自分にできることを見つけてやっていましたから。リハビリをしたり、治療を受けたり、誰かに電話をしたり、本を読んだり、オーディオブックを聴いたり、見舞いに来てくれる人に会ったり、他の患者さんとおしゃべりをしたりしてました」

パンデミックで引きこもりを余儀なくされたことも、マレンにとっては、以前の試練の別バージョンにすぎなかったようだ。

「ロックダウンの間、私はアナ＝ソフィアと、小さなプロジェクトに没頭していました。家の中に小さい庭を作ったり、二人で手紙のやり取りをしたり。ロックダウンの夏中、娘と素敵な時間をたくさん過ごしました」

そして、ストレスを感じた時には、それに対処する方法も見つけたという。

「私が住んでいたアパートは、なぜかロックダウンの間もプールを開けていたんです。私は毎日泳ぎに行き、日に二回泳ぐこともありました。これはストレス解消に絶好でした」

＊

ジェッドにとって、このパンデミックは、次々と際限なく降りかかる困難の一つだった。感染拡大が始まる直前、彼はリハビリテーション病院において、一年間の臨床インターンシップを開始したところだった。博士号取得のための最後の必須項目が、このインターンシップだ。このコースはフルタイムで、時間も労力もかなり必要とされる。それでも何とかそれをこなしていたところへ、この感染拡大が起こってすべてが混乱した。他の多くの人と同様、彼も在宅ワークを始めた。患者との面談はオンラインに移行させた。この変化による先行きの不透明さや、不慣れなやり方の大変さなどはあったが、彼はここでもまた、状況に適応していった。

ジェッドがインターンシップを開始したことは、私も知っていた。身体が完全に回復していないことも、いまだに辛い症状があることも承知していた。彼にそのことを尋ねると、「ええ、いくらかはよくなりましたが、いまも症状はあります」と彼は言った。「実を言えば、いまも頭が割れそうに痛いです」

しかしこれまで同様、彼はすべてを冷静に受け止めていた。「この症状とともに生きていくすべを学ぶ、それだけです。これまでもそうしてきました」

この「ともに生きていくすべを学ぶ」というプロセスが、ジェッドにたくさんのことを教えた。彼は事故に遭う前、修士号取得に向けての勉強を始めた頃に、トラウマに関する文献の中で「意味を見つけることの重要さ」について書かれた文章を読んだことがある。彼はそれを試してみた。神と宇宙に関する自分なりの考えを書き出し、自分の生き方を適合させようとした。

しかし、事故とそれに続く苦難を経験して、すべてが根底から覆った。ジェッドは、自分自身を考え直さなければならなかった。

「以前の考えは捨てるしかありませんでした。自分から意識的に捨てたんです。『もうそんなふうには考えられない』って。因果の順序を考え直し『悪いことは起こるものだ』と思うようになったんです。それまでの世界観に代わって、家族や周りの人の愛情や、奉仕——つまり、学問分野、科学、キャリアへの貢献、世の中の役に立つこと、そういうものの方が重要だと考えるようになりました」

生活が安定するにつれ、その新しい考え方を仕事に生かす道が開けてきた。いまも続けている、トラウマ的負傷を経験した人たちと関わる仕事である。自分が直接体験したために、この分野に惹きつけられたのだが、それでも最初はためらいがあったという。本当にこの道に進みたいのか確信が持てなかったのだ。だが彼は時とともに、納得のいくバランスを見出していった。リハビリ病院での仕事は、研究と学問を続ける機会を与えてくれ、彼はそこに知的満足感を見出していた。また同時にこれは、人の役に立つことによって自分が受けた恩を返す機会でもあった。そして何よりも、ジェッドはその仕事に非常に長けていた。自身の経験のおかげで、患者たちが直面している困難を、より深く理解することができるとわかったからである。

「自分の経験を別の目的のために再利用したんです。アルコール依存症患者が、他の依存症患者を支援するために断酒会に寄付するみたいな感じです。自分の経験を生かす道を見つけたんです」

それを説明するために、彼はこんなエピソードを話してくれた。研修を始めた頃、まだコロナ騒ぎが始まる前だったが、新しい患者が一人、彼の病棟にやってきた。患者は見るからに打ちのめされていて、目には涙をため、負傷の現実を受け止められない様子だった。上司はジェッドに、この患者の担当セラピストが休暇を取っていて不在なのだが、患者は誰かに話を聞いてもらいたい様子なので、相手をしてやってくれないかと言った。

ジェッドは松葉づえをつき、患者のいる部屋に入っていった。

「一言二言、あいさつを交わした後、彼は僕の顔を見てこう言いました。『あんたとなら話ができそうだ。対等だからね』。僕はすぐにその言葉の意味がわかりました。でも彼は念を押すように、さらに二、三回同じことを言いました。そして『あの人たちは（と腕を振ってみせ）、俺に質問用紙みたいなものを渡して書き込めという。俺は読みもしなかった。脚も腕も何もなくしてない人間に何がわかる？』と言ったんです」

ジェッドは確かに、非常に大きなものを失った。だが彼が何度も言ったように、彼はまた、あの事故から非常に多くのものも得たのだ。彼の運命を分けたあの夜の事故から始まって――あれからすでに一〇年が経つ――山あり谷ありの回復期を経て、徐々に人生と折り合いをつけ、今回のパンデミックも乗り越えてきた。ジェッドにとってこの長い道のりは、自分を再構築し、降りかかるさまざまな状況に適応してきた発展的プロセスだった。そして、このプロセスのきわめて重要な要素が「フレキシビリティ」だ。

彼は最初、自分がなぜこんなにうまく対処できたのか、はっきりわからなかった。「フレキシビリティ・マインドセット」を用いていたことも、「フレキシビリティ・シークエンス」などというものを実践していたことも、まったく知らなかった。それらの概念を、耳にしたことすらなかった。だが自身のレジリエンスについて自問したことから、すべてが変わった。彼のいまなお続く身体的辛苦が、その変化をさらに押し進めた。この苦痛に満ちた経験が、自分に何が起きたのか、この後どんな事態が予想できるか、どうやってそれとともに生きていけばいいのかということを、彼に真剣に考えさせたのである。

ここに至る道のどこかの時点で、彼は答えを見つけた。自分には、状況にフレキシブルに適応する度量と能力があるということがわかってきたのである。そして次第に、もともと身につけていた対処法と、苦難の過程で見出したさまざまな対処ツールを、より意識的に、意図的に、効果的に活用できるようになっていった。彼が心理学を勉強していたことも、役には立っただろう。だが私は、彼が学んだことのほとんどは、個人的経験から得たものだと思う。そういう意味で、ジェッドにこれ以外の選択肢はなかった。フレキシビリティがどのように働くかを知り、それを考え尽くすことが、彼がこの試練を生き抜く唯一の道だった。入り込んだ闇から、「向こう側」の扉を開いて外へ出る唯一の道である。ジェッドの苦労はいまも続いているが、彼は人生を軌道に乗せ、着実に前に進んでいる。そしていま彼は、今後また何が起きても、必ず「向こう側」の出口から外へ出る道を見つけられることを知っている。

謝辞

私の研究に何年にもわたって参加し、勇気をもって自らの経験を語ってくれた多くの方々に対し、言い尽くせないほど感謝している。なかでもとりわけ感謝したい人が、ジェッド・マクギフィンである。初めて会った時には、彼の話がその後一冊の本の核をなすことになるとは、夢にも思わなかった。そしてまた、彼が私の人生にとって――初めは学生として、次に同僚として、最後には深く敬愛する友人として――こんなに大きな存在になることもまったく予想していなかった。

またマレン・ウェストファルにも、その友情と、自らの経験をオープンに話してくれたことに深く感謝している。経験を語ってくれた他の方たちは、匿名性を保つために、お名前を出して感謝することができないのだが、同様に深い恩義と感謝とを感じている。本書が完成したのは、ひとえにみなさんのおかげである。

本書の中核をなすテーマは、私の中で数年間にわたってゆっくりと膨らんできていた。一人一人お名前を挙げられないほど多くの方たちが、それらのアイデアをいまのような形にまとめることに力を貸してくれた。そのなかでまず感謝したいのが、よき友であり共同研究者であるアイザック・ガラッアー＝レヴィである。高い知性と寛大な心の持ち主で、常に研究の先頭に立ち、たとえ研究の進行が止まってしまっても突っ込んだ議論をすることを厭《いと》わなかった。また、私の著作権エージェントのジム・レヴァインにも感謝している。この本の価値を信じ、最初に提出した企画を、ものになる形にまとめ上げるのに力を貸してくれた。また、ベーシック・ブックスの編集者、エリック・ヘニーは、親しみやすい人柄ながら、鋭く的を射た素晴らしい編集感覚の持ち主だ。彼の指摘は初めから非常に参考になり、最終稿に至るまで、なくてはならないものだった。同様に、キャサリン・ストレックフスにも、その完璧なコピーエディティングと、域を超えた洞察力のある提案に感謝している。

それにもちろん、私の素晴らしい妻ポーレット・ロバーツと、いまは成人した二人の子どもたち、ラファエルとアンジーにも感謝している。彼らとの対話から刺激を受けて、私は多くの有益な洞察を得た。また大胆な研究活動と幅広い書籍の推薦で力を貸してくれたリチャード・マクナリー、変わらぬ友情と万能の才を提供してくれたリサ・フェルドマン・バレット、一番必要な時に支援と励ましをくれたダニエル・ギルバート、知性とウィットと最高のユーモアを持つマッテオ・マルガローリ、多くの議論を通して素晴らしい臨床的洞察を与えてくれたウェンディ・リヒテンタール、長年の友情と、どんな疑問を投げてもすぐにその解明に取り組んでくれるダッチャー・ケルトナー、そしていつも寛大に私の研究を支援してくれるデイヴィッド・オコナーに、心から感謝の気持ちを伝えたい。

その他にも、数多くの友人や同僚のみなさんが、この研究にさまざまな示唆を与えてくれた。ここにお名前を挙げて、謝意を表したい。アメリア・アルダオ、クリス・ブレーウィン、リチャード・ブライアント、クリスティーン・チャヤ、バーナード・チャン、セシリア・チェン、ジム・コーン、トレイシー・デニス゠ティワリー、キャリー・ドノホ、ドナルド・エドマンソン、アイリス・エンゲルハード、クリス・ファグンデス、バーバラ・フレドリクソン、サンドロ・ガレア、ジェームズ・グロス、ジョン・ジョスト、クリス・カニアスティ、ポール・ケネディ、アン・クリング、アネット・ラグレカ、エイナト・レヴィ゠ジジ、ピーター・ルード、ジョシュア・メイルマン、ダグラス・メニン、ジュディ・モスコヴィッツ、ジェニー・ノル、アンソニー・オング、ルス・パット゠ホレンツイック、ベネット・ポーター、デイヴ・スバラ、ノーム・シュネック、ガル・シェップス、タイラー・スミス、レナ・ヴェルデリ、パトリシア・ワトソン、セイモア・ヴァインガルテンのみなさんである。また残念ながらすでに他界された、スーザン・フォークマン、スコット・リリエンフェルド、ウォルター・ミッシェル、スーザン・ノーレン゠ホークセマにも、謝意を表する。

また、コロンビア大学ティーチャーズ・カレッジの「喪失・トラウマ・情動研究所」の、毎年顔ぶれの変わる学生たち、博士研究員、客員研究員のみなさんにも、感謝している。彼らが私の研究所を、新しいアイデアと批判的思考が溢れる活発な場所にしてくれている。特に本書の内容に関して協力してくれた次の諸君に感謝の意を表したい。ロヒニ・バグロディア、ジェフ・バーク、チャールズ・バートン、シュクアン・チェン、カリン・コアフマン、フィリッパ・コノリー、エリカ・ディミニック、スマティ・グプタ、アン゠クリスティン・ハーグ、ローランド・ハート、ワイ・カイ・ホウ、サンディ・ファン、キャスリーン・ラランド、カン・ロン、ジェニー・ロッターマン、マリー・ルンドルフ、フィオナ・マッカラム、アンソニー・マンチーニ、ローラ・メリ、ミーガン・モブス、トニー・パパ、シャーロット・プフェッファー、キャサリーナ・シュルテブラウクス、ズオイン・ズーのみなさんである。そして最後になってしまったが、イタリア在住の素晴らしい同僚で共同研究者の、ヴィットリア・レンゾ、アントニオ・マルガローリ、マリア・クアトロパニ、エマニュエラ・サイタにも謝意を表したい。

February 16–24, 2020, www.who.int/docs/default-source/coronaviruse/who-china-joint-mission-on-covid-19-final-report.pdf. 以下も参照のこと。Derrick Bryson Taylor, “A Timeline of the Coronavirus,” *New York Times*, January 10, 2021, www.nytimes.com/article/coronavirus-timeline.html.
2. “Cumulative Reported Cases of Probable SARS, 1 November 2002–11 July 2003,” World Health Organization, www.who.int/csr/sars/country/2003_07_11/en.
3. K.-S. Yuen, Z.-W. Ye, S.-Y. Fung, C.-P. Chan, and D.-Y. Jin, “SARS-CoV-2 and COVID-19: The Most Important Research Questions,” *Cell and Bioscience* 10, no. 40 (2020), https://doi.org/10.1186/s13578-020-00404-4.
4. R. Woelfel, V. M. Corman, W. Guggemos, M. Seilmaier, S. Zange, M. A. Müller, D. Niemeyer, et al., “Virological Assessment of Hospitalized Cases of Coronavirus Disease 2019,” *MedRxiv*, 2020.03.05.20030502, https://doi.org/10.1101/2020.03.05.20030502.
5. B. Carey and J. Glanz, “Travel from New York City Seeded Wave of U.S. Outbreaks,” *New York Times*, May 7, 2020, www.nytimes.com/2020/05/07/us/new-york-city-coronavirus-outbreak.html.
6. W. Wan, “The Coronavirus Pandemic Is Pushing America into a Mental Health Crisis,” *Washington Post*, May 4, 2020, www.washingtonpost.com/health/2020/05/04/mental-health-coronavirus.
7. J. Aschenbach, “Coronavirus Is Harming the Mental Health of Tens of Millions of People in the U.S., New Poll Finds,” *Washington Post*, April 2, 2020, www.washingtonpost.com/health/coronavirus-is-harming-the-mental-health-of-tens-of-millions-of-people-in-us-new-poll-finds/2020/04/02/565e6744-74ee-11ea-85cb-8670579b863d_story.html; A. Kirzinger, A. Kearney, L. Hamel, and M. Brodie, “KFF Health Tracking Poll — Early April 2020: The Impact of Coronavirus on Life in America,” Kaiser Family Foundation (KFF), April 2, 2020, www.kff .org/coronavirus-covid-19/report/kff-health-tracking-poll-early-april-2020.
8. Aschenbach, “Coronavirus Is Harming the Mental Health of Tens of Millions.”
9. この一節のこれらのコメントその他は、私が以前に行ったQ&Aセッションから引用あるいはパラフレーズしたもの。科学的心理学会のウェブサイトに専門家の解説として掲載されている。G. A. Bonanno, “APS Backgrounder Series. Psychological Science and COVID-19: Remaining Resilient During a Pandemic,” Association for Psychological Science, March 30, 2020, www.psychologicalscience.org/news/backgrounders/backgrounder-1-resilient.html.

of Family Medicine 2, no. 2 (2004): 170–174; N. El-Bassel, A. Ivanoff, R. F. Schilling, L. Gilbert, D. Borne, and D.-R. Chen, "Preventing HIV/AIDS in Drug-Abusing Incarcerated Women Through Skills Building and Social Support Enhancement: Preliminary Outcomes," *Social Work Research* 19, no. 3 (1995): 131–141.

12. B. H. O'Connell, D. O'Shea, and S. Gallagher, "Enhancing Social Relationships Through Positive Psychology Activities: A Randomised Controlled Trial," *Journal of Positive Psychology* 11, no. 2 (2016): 149–162.
13. セルフトークに関しては以下を参照。Alexander T. Latinjak, "Locating Self-Talk in the Knowledge Map of Sport and Exercise Psychology," in *Self-Talk in Sport*, ed. Alexander T. Latinjak and Antonis Hatzigeorgiadis, 1–10 (New York: Routledge, 2020); Julian Fritsch and Darko Jekauc, "Self-Talk and Emotion Regulation," in Latinjak and Hatzigeorgiadis, *Self-Talk in Sport*, 64–76; Ellen L. Usher and Dale H. Schunk, "Social Cognitive Theoretical Perspective of Self-Regulation," in *Handbook of Self-Regulation of Learning and Performance*, 2nd ed., ed. Dale H. Schunk and Jeffrey A. Greene, 19–35 (New York: Routledge, 2018).
14. I. Senay, D. Albarracín, and K. Noguchi, "Motivating Goal-Directed Behavior Through Introspective Self-Talk: The Role of the Interrogative Form of Simple Future Tense," *Psychological Science* 21, no. 4 (2010): 499–504, https://doi.org/10.1177/0956797610364751; P. K. Oleś, T. M. Brinthaupt, R. Dier, and D. Polak, "Types of Inner Dialogues and Functions of Self-Talk: Comparisons and Implications," *Frontiers in Psychology* 11 (2020): 227.
15. セルフトーク、特に距離を置いたセルフトークの読みやすいサマリーは、以下を参照。Ethan Kross, *Chatter: The Voice in Our Head. Why It Matters, and How to Harness It* (New York: Crown, 2020).〔イーサン・クロス『Chatter―「頭の中のひとりごと」をコントロールし、最良の行動を導くための26の方法』鬼澤忍訳、2022年、東洋経済新報社〕; 距離を置いたセルフトークに関するその他の研究に関しては以下を参照。E. Kross, E. Bruehlman-Senecal, J. Park, A. Burson, A. Dougherty, H. Shablack, R. Bremner, J. Moser, and O. Ayduk, "Self-Talk as a Regulatory Mechanism: How You Do It Matters," *Journal of Personality and Social Psychology* 106, no. 2 (2014): 304; A. Orvell, B. D. Vickers, B. Drake, P. Verduyn, O. Ayduk, J. Moser, J. Jonides, and E. Kross, "Does Distanced Self-Talk Facilitate Emotion Regulation Across a Range of Emotionally Intense Experiences?," *Clinical Psychological Science* (2020), https://doi.org/10.1177/2167702620951539; A. Orvell, Ö. Ayduk, J. S. Moser, S. A. Gelman, and E. Kross, "Linguistic Shifts: A Relatively Effortless Route to Emotion Regulation?," *Current Directions in Psychological Science* 28, no. 6 (2019): 567–573.
16. James C. Coyne, Camille B. Wortman, and Darrin R. Lehman, "The Other Side of Support: Emotional Overinvolvement and Miscarried Helping," in *Marshaling Social Support: Formats, Processes, and Effects*, ed. Benjamin H. Gottlieb, 305–330 (Thousand Oaks, CA: Sage, 1988); J. C. Coyne, "Depression and the Response of Others," *Journal of Abnormal Psychology* 85 (1976): 186–193, https://doi.org/10.1037/0021-843X.85.2.186; E. D. Diminich and G. A. Bonanno, "Faces, Feelings, Words: Divergence Across Channels of Emotional Responding in Complicated Grief," *Journal of Abnormal Psychology* 123 (2014): 350–361.

第10章　そして世界的パンデミックが起きた

1. "Report of the WHO-China Joint Mission on Coronavirus Disease 2019 (COVID-19),"

「最高の自己介入」については以下を参照。Y. M. C. Meevissen, M. L. Peters, and H. J. E. M. Alberts, "Become More Optimistic by Imagining a Best Possible Self: Effects of a Two Week Intervention," *Journal of Behavior Therapy and Experimental Psychiatry* 42, no. 3 (2011): 371–378, https://doi.org/10.1016/j.jbtep.2011.02.012.

4. 以下を参照。N. Garnefski, V. Kraaij, M. Benoist, Z. Bout, E. Karels, and A. Smit, "Effect of a Cognitive Behavioral Self-Help Intervention on Depression, Anxiety, and Coping Self-Efficacy in People with Rheumatic Disease," *Arthritis Care and Research* 65, no. 7 (2013): 1077–1084; M. A. Martin, C. D. Catrambone, R. A. Kee, A. T. Evans, L. K. Sharp, C. Lyttle, C. Rucker-Whitaker, K. B. Weiss, J. J. Shannon, and the CHIRAH investigative team, "Improving Asthma Self- Efficacy: Developing and Testing a Pilot Community-Based Asthma Intervention for African American Adults," *Journal of Allergy and Clinical Immunology* 123, no. 1 (2009): 153–159.e3; C. Laureano, H. W. Grobbelaar, and A. W. Nienaber, "Facilitating the Confidence in Coping and Psychological Well-Being of Student Rugby Players," *South African Journal of Psychology* 44, no. 4 (2014): 483–497, https://doi.org/10.1016/j.jaci.2008.10.057; S. R. Liu and M. Kia-Keating, "Improving Confidence in Coping Among Distressed Students After Exposure to University Mass Violence: A Pilot Online Intervention," *Journal of College Student Psychotherapy* 32, no. 3 (2018): 199–219.
5. 以下を参照。M. Boekaerts, "The Adaptable Learning Process: Initiating and Maintaining Behavioural Change," *Applied Psychology* 41, no. 4 (1992): 377–397; M. Gregoire, "Is It a Challenge or a Threat? A Dual-Process Model of Teachers' Cognition and Appraisal Processes During Conceptual Change," *Educational Psychology Review* 15, no. 2 (2003): 147–179.
6. J. Tomaka, J. Blascovich, J. Kibler, and J. M. Ernst, "Cognitive and Physiological Antecedents of Threat and Challenge Appraisal," *Journal of Personality and Social Psychology* 73 (1997): 63–72.
7. 以下を参照。I. S. Gallo, A. Keil, K. C. McCulloch, B. Rockstroh, and P. M. Gollwitzer, "Strategic Automation of Emotion Regulation," *Journal of Personality and Social Psychology* 96, no. 1 (2009): 11; T. L. Webb and P. Sheeran, "How Do Implementation Intentions Promote Goal Attainment? A Test of Component Processes," *Journal of Experimental Social Psychology* 43, no. 2 (2007): 295–302, https://doi.org/10.1016/j.jesp.2006.02.001.
8. 感情の変化を捉えるために、心拍数や顔の筋電図検査など、比較的客観的な測定法を取り入れる必要があった。以下を参照。Z. Zhu and G. A. Bonanno, "Affective Flexibility: Relations to Expressive Flexibility, Feedback, and Depression," *Clinical Psychological Science* 5, no. 6 (2017), https://doi.org/10.1177/2167702617717337.
9. P. E. S. Schartau, T. Dalgleish, and B. D. Dunn, "Seeing the Bigger Picture: Training in Perspective Broadening Reduces Self-Reported Affect and Psychophysiological Response to Distressing Films and Autobiographical Memories," *Journal of Abnormal Psychology* 118, no. 1 (2009): 15.
10. S. Christou-Champi, T. F. D. Farrow, and T. L. Webb, "Automatic Control of Negative Emotions: Evidence That Structured Practice Increases the Efficiency of Emotion Regulation," *Cognition and Emotion* 29, no. 2 (2015): 319–331, https://doi.org/10.1080/02699931.2014.901213.
11. 以下を参照。E.-W. Park, F. Tudiver, J. K. Schultz, and T. Campbell, "Does Enhancing Partner Support and Interaction Improve Smoking Cessation? A Meta-Analysis," *Annals*

tion Processing: I. Detection, Search, and Attention," *Psychological Review* 84, no. 1 (1977): 1; R. M. Shiffrin and W. Schneider, "Controlled and Automatic Human Information Processing: II. Perceptual Learning, Automatic Attending and a General Theory," *Psychological Review* 84, no. 2 (1977): 127.
11. A. G. Wheaton, D. P. Chapman, L. R. Presley-Cantrell, J. B. Croft, and D. R. Roehler, "Drowsy Driving-19 States and the District of Columbia, 2009–2010," *Morbidity and Mortality Weekly Report* 61, no. 51 (2013): 1033.
12. Heyman and Compton, "Context Sensitivity in Children's Reasoning About Ability."
13. これらの研究についての詳細は以下を参照。B. K. Payne, "Prejudice and Perception: The Role of Automatic and Controlled Processes in Misperceiving a Weapon," *Journal of Personality and Social Psychology* 81, no. 2 (2001): 181; B. K. Payne, A. J. Lambert, & L. L. Jacoby, (2002). "Best Laid Plans: Effects of Goals on Accessibility Bias and Cognitive Control in Race-Based Misperceptions of Weapons," *Journal of Experimental Social Psychology* 38, no. 4 (2002): 384–396, https://doi.org/10.1016/S0022-1031 (02) 00006-9; B. K. Payne, "Conceptualizing Control in Social Cognition: How Executive Functioning Modulates the Expression of Automatic Stereotyping." *Journal of Personality and Social Psychology* 89, no 4, (2005): 488.
14. L. E. Williams, J. A. Bargh, C. C. Nocera, and J. R. Gray, "The Unconscious Regulation of Emotion: Nonconscious Reappraisal Goals Modulate Emotional Reactivity," *Emotion* 9, no. 6 (2009): 847. 無意識的に使われる戦略に関するレビューは以下を参照。I. B. Mauss, S. A. Bunge, and J. J. Gross, "Automatic Emotion Regulation," *Social and Personality Psychology Compass* 1, no. 1 (2007): 146–167, https://doi.org/10.1111/j.1751-9004.2007.00005.x; A. Gyurak, J. J. Gross, and A. Etkin, "Explicit and Implicit Emotion Regulation: A Dual-Process Framework," *Cognition and Emotion* 25, no. 3 (2011): 400–412, https://doi.org/10.1080/02699931.2010.544160.
15. 以下を参照。I. S. Gallo, A. Keil, K. C. McCulloch, B. Rockstroh, and P. M. Gollwitzer, "Strategic Automation of Emotion Regulation," *Journal of Personality and Social Psychology* 96, no. 1 (2009): 11.
16. 以下を参照。A. Etkin, T. Egner, D. M. Peraza, E. R. Kandel, and J. Hirsch, "Resolving Emotional Conflict: A Role for the Rostral Anterior Cingulate Cortex in Modulating Activity in the Amygdala," *Neuron* 51, no. 6 (2006): 871–882.
17. 幻肢痛に関する文献レビューは以下を参照。B. Subedi and G. T. Grossberg, "Phantom Limb Pain: Mechanisms and Treatment Approaches," *Pain Research and Treatment* (2011): 864,605, https://doi.org/10.1155/2011/864605.

第９章　自分自身に語りかける

1. S. S. Carson, C. E. Cox, S. Wallenstein, L. C. Hanson, M. Danis, J. A. Tulsky, E. Chai, and J. E. Nelson, "Effect of Palliative Care–Led Meetings for Families of Patients with Chronic Critical Illness: A Randomized Clinical Trial," *JAMA* 316, no. 1 (2016): 51–62.
2. H. G. Prigerson, M. Viola, C. R. Brewin, C. Cox, D. Ouyang, M. Rogers, C. X. Pan, et al., "Enhancing and Mobilizing the Potential for Wellness and Emotional Resilience (EMPOWER) Among Surrogate Decision-Makers of ICU Patients: Study Protocol for a Randomized Controlled Trial," *Trials* 20, no. 1 (2019): 408.
3. 楽観性を高めるための介入に関する論評は以下を参照。J. M. Malouff and N. S. Schutte, "Can Psychological Interventions Increase Optimism? A Meta-Analysis," *Journal of Positive Psychology* 12, no. 6 (2017): 594–604, https://doi.org/10.1080/17439760.2016.1221122.

2. N. Emese, "Is Newborn Smiling Really Just a Reflex? Research Is Challenging Our Textbooks," *The Conversation*, n.d., https://theconversation.com/is-newborn-smiling-really-just-a-reflex-research-is-challenging-the-textbooks-105220. 以下も参照のこと。E. Nagy, "The Newborn Infant: A Missing Stage in Developmental Psychology," *Infant and Child Development* 20, no. 1 (2011): 3–19, https://doi.org/10.1002/icd.683.
3. 以下を参照。G. D. Heyman and B. J. Compton, "Context Sensitivity in Children's Reasoning About Ability Across the Elementary School Years," *Developmental Science* 9, no. 6 (2006): 616–627; T. Imada, S. M. Carlson, and S. Itakura, "East–West Cultural Differences in Context-Sensitivity Are Evident in Early Childhood," *Developmental Science* 16, no. 2 (2013): 198–208; M. Köster, J. Castel, T. Gruber, and J. Kärtner, "Visual Cortical Networks Align with Behavioral Measures of Context-Sensitivity in Early Childhood," *NeuroImage* 163 (2017): 413–418, https://doi.org/10.1016/j.neuroimage.2017.08.008.
4. これらの研究の詳細については以下も参照。W. F. Arsenio, S. Cooperman, and A. Lover, "Affective Predictors of Preschoolers' Aggression and Peer Acceptance: Direct and Indirect Effects," *Developmental Psychology* 36, no. 4 (2000): 438; K. A. Buss, R. J. Davidson, N. H. Kalin, and H. H. Goldsmith, "Context-Specific Freezing and Associated Physiological Reactivity as a Dysregulated Fear Response," *Developmental Psychology* 40, no. 4 (2004): 583.
5. この研究のレビューは以下を参照。E. A. Skinner and M. J. Zimmer-Gembeck, "The Development of Coping," *Annual Review of Psychology* 58 (2007): 119–144; K. A. Babb, L. J. Levine, and J. M. Arseneault, "Shifting Gears: Coping Flexibility in Children with and Without ADHD," *International Journal of Behavioral Development* 34, no. 1 (2010): 10–23; E. L. Davis, L. J. Levine, H. C. Lench, and J. A. Quas, "Metacognitive Emotion Regulation: Children's Awareness That Changing Thoughts and Goals Can Alleviate Negative Emotions," *Emotion* 10, no. 4 (2010): 498–510, https://doi.org/10.1037/a0018428.
6. この研究に関しては以下も参照。S. D. Espinet, J. E. Anderson, and P. D. Zelazo, "Reflection Training Improves Executive Function in Preschool-Age Children: Behavioral and Neural Effects," *Developmental Cognitive Neuroscience* 4 (2013): 3–15; P. D. Zelazo, "Executive Function: Reflection, Iterative Reprocessing, Complexity, and the Developing Brain," *Developmental Review* 38 (2015): 55–68; J. Shrager and R. S. Siegler, "SCADS: A Model of Children's Strategy Choices and Strategy Discoveries," *Psychological Science* 9, no. 5 (1998): 405–410; M. W. Alibali, "How Children Change Their Minds: Strategy Change Can Be Gradual or Abrupt," *Developmental Psychology* 35, no. 1 (1999): 127; Davis et al., "Metacognitive Emotion Regulation."
7. B. B. R. Rossman, "School-Age Children's Perceptions of Coping with Distress: Strategies for Emotion Regulation and the Moderation of Adjustment," *Journal of Child Psychology and Psychiatry* 33, no. 8 (1992): 1375.
8. B. E. Compas, J. K. Connor-Smith, H. Saltzman, A. H. Thomsen, and M. E. Wadsworth, "Coping with Stress During Childhood and Adolescence: Problems, Progress, and Potential in Theory and Research," *Psychological Bulletin* 127, no. 1 (2001): 87, 89.
9. 意識的、無意識的、あるいは非意識的な情報処理に関する学術文献を紹介する読みやすい本は多数ある。特に説得力のある論評として以下を推薦する。Stanislas Dehaene, *Consciousness and the Brain: Deciphering How the Brain Codes Our Thoughts* (New York: Penguin, 2014).〔スタニスラス・ドゥアンヌ『意識と脳―思考はいかにコード化されるか』高橋洋訳、2015年、紀伊國屋書店〕
10. 以下を参照。W. Schneider and R. M. Shiffrin, "Controlled and Automatic Human Informa-

262–273, https://doi.org/10.1037/a0027770; T. Kato, "Testing of the Coping Flexibility Hypothesis Based on the Dual-Process Theory: Relationships Between Coping Flexibility and Depressive Symptoms," *Psychiatry Research* 230, no. 2 (2015): 137–142, https://doi.org/10.1016/j.psychres.2015.07.030.
20. Ilan et al., "Monitoring in Emotion Regulation," 11.
21. 以下を参照。J. S. Beer, E. A. Heerey, D. Keltner, D. Scabini, and R. T. Knight, "The Regulatory Function of Self-Conscious Emotion: Insights from Patients with Orbitofrontal Damage," *Journal of Personality and Social Psychology* 85, no. 4 (2003): 594–604, https://doi.org/10.1037/0022-3514.85.4.594; A. Kitsantas, B. J. Zimmerman, and T. Cleary, "The Role of Observation and Emulation in the Development of Athletic Self-Regulation," *Journal of Educational Psychology* 92, no. 4 (2000): 811–817; C. G. Davey, N. B. Allen, B. J. Harrison, and M. Yücel, "Increased Amygdala Response to Positive Social Feedback in Young People with Major Depressive Disorder," *Biological Psychiatry* 69, no. 8 (2011): 734–741, https://doi.org/10.1016/j.biopsych.2010.12.004; Katherine A. Loveland, "Social-Emotional Impairment and Self-Regulation in Autism Spectrum," in *Emotional Development: Recent Research Advances*, ed. Jacqueline Nadel and Darwin Muir, 365–376 (Oxford: Oxford University Press, 2005).
22. 記憶の固定化、再固定化については以下を参照。R. Bisaz, A. Travaglia, and C. M. Alberini, "The Neurobiological Bases of Memory Formation: From Physiological Conditions to Psychopathology," *Psychopathology* 47, no. 6 (2014): 347–356, https://doi.org/10.1159/000363702; R. A. Bryant and S. Datta, "Reconsolidating Intrusive Distressing Memories by Thinking of Attachment Figures," *Clinical Psychological Science* 7, no. 6 (2019): 1249–1256, https://doi.org/10.1177/2167702619866387; D. Schiller, M.-H. Monfils, C. M. Raio, D. C. Johnson, J. E. LeDoux, and E. A. Phelps, "Preventing the Return of Fear in Humans Using Reconsolidation Update Mechanisms," *Nature* 463, no. 7277 (2010): 49–53; J. L. C. Lee, "Memory Reconsolidation Mediates the Strengthening of Memories by Additional Learning," *Nature Neuroscience* 11, no. 11 (2008): 1264.
23. S. Dekel and G. A. Bonanno, "Changes in Trauma Memory and Patterns of Posttraumatic Stress," *Psychological Trauma: Theory, Research, Practice, and Policy* 5, no. 1 (2013): 26–34, https://doi.org/10.1037/a0022750. 別の例に関しては以下を参照。C. F. Weems, J. D. Russell, D. M. Banks, R. A. Graham, E. L. Neill, and B. G. Scott, "Memories of Traumatic Events in Childhood Fade After Experiencing Similar Less Stressful Events: Results from Two Natural Experiments," *Journal of Experimental Psychology: General* 143, no. 5 (2014): 2046–2055, https://doi.org/10.1037/xge0000016.
24. Bryant and Datta, "Reconsolidating Intrusive Distressing Memories."
25. S. Chen and G. A. Bonanno, "Components of Emotion Regulation Flexibility: Linking Latent Profiles to Symptoms of Depression and Anxiety," *Clinical Psychological Science* 9 (2), 236–251 (2021), https://doi.org/10.1177/2167702 620956972.

第8章　フレキシブルになる

1. Amy Wolf, "Why Does It Take Humans So Long to Mature Compared to Other Animals? Look to Your Neurons!," Vanderbilt University, https://news.vanderbilt.edu/2018/10/30/why-does-it-take-humans-so-long-to-mature-compared-to-other-animals-look-to-your-neurons. 発表された研究論文については以下も参照。S. Herculano-Houzel, "Longevity and Sexual Maturity Vary Across Species with Number of Cortical Neurons, and Humans Are No Exception," *Journal of Comparative Neurology* 527, no. 10 (2019): 1689–1705.

dents: The Mediating Effect of Delay of Gratification," *Substance Use and Misuse* 53, no. 3 (2018): 508–520.

15. 以下を参照。R. E. Morgan and B. A. Oudekerk, "Criminal Victimization, 2018," US Department of Justice, Bureau of Justice Statistics, September 2019, www.bjs.gov/content/pub/pdf/cv18.pdf; S. Bricknell, H. Boxall, and H. Andrevski, *Male Victims of Non-Sexual and Non-Domestic Violence: Service Needs and Experiences in Court*, Australian Institute of Criminology, Research and Public Policy Series, vol. 126, 2014, available at https://aic.gov.au/publications/rpp/rpp126.
16. 以下を参照。Morgan and Oudekerk, "Criminal Victimization, 2018"; D. Freeman, C. Thompson, N. Vorontsova, G. Dunn, L.-A. Carter, P. Garety, E. Kuipers, et al., "Paranoia and Post-Traumatic Stress Disorder in the Months After a Physical Assault: A Longitudinal Study Examining Shared and Differential Predictors," *Psychological Medicine* 43, no. 12 (2013): 2673–2684, https://doi.org/10.1017/S003329171300038X; Bricknell et al., *Male Victims of Non-Sexual and Non-Domestic Violence*; V. Burcar, "Doing Masculinity in Narratives About Reporting Violent Crime: Young Male Victims Talk About Contacting and Encountering the Police," *Journal of Youth Studies* 16, no. 2 (2013): 172–190, https://doi.org/10.1080/13676261.2012.704992; Veronika Burcar, "Masculinity and Victimization: Young Men's Talk About Being Victims of Violent Crime," in *Masculinities in the Criminological Field: Control, Vulnerability and Risk-Taking*, ed. Ingrid Lander, Signe Ravn, and Nina Jon, 113–130 (London: Routledge, 2016).
17. この研究に関する読みやすい要約は以下を参照。J. E. LeDoux, "Feelings: What Are They and How Does the Brain Make Them?," *Daedalus* 144, no. 1 (2015): 96–111. 以下も参照のこと。J. E. LeDoux and R. Brown, "A Higher-Order Theory of Emotional Consciousness," *Proceedings of the National Academy of Sciences* (2017), https://doi.org/10.1073/pnas.1619316114; F. Rigoli, M. Ewbank, T. Dalgleish, and A. Calder, "Threat Visibility Modulates the Defensive Brain Circuit Underlying Fear and Anxiety," *Neuroscience Letters* 612 (2016): 7–13, https://doi.org/10.1016/j.neulet.2015.11.026.
18. 恐怖と不安に関しては以下も参照。Ame Öhman, "Fear and Anxiety: Overlaps and Dissociations," in *Handbook of Emotions*, 3rd ed., ed. Michael Lewis, Jeannette M. Haviland-Jones, and Lisa Feldman Barrett, 709–729 (New York: Guilford Press, 2008); C. A. Hartley and E. A. Phelps, "Anxiety and Decision-Making," *Biological Psychiatry* 72, no. 2 (2012): 113–118, https://doi.org/10.1016/j.biopsych.2011.12.027; Y. Bar-Haim, A. Kerem, D. Lamy, and D. Zakay, "When Time Slows Down: The Influence of Threat on Time Perception in Anxiety," *Cognition and Emotion* 24, no. 2 (2010): 255–263, https://doi.org/10.1080/02699930903387603.
19. 我々は逆のパターンも試した。参加者たちにまず気持ちをそらす方法から始めてもらい、再評価に切り替える機会を与えた。しかし、再評価はあまり効果がないことが多く、きわめて激しい感情を経験している時には、その方法はあまり使われなかった。そのため、その戦略に切り替える明らかなパターンは見出せなかった。この研究については以下を参照。J. L. Birk and G. A. Bonanno, "When to Throw the Switch: The Adaptiveness of Modifying Emotion Regulation Strategies Based on Affective and Physiological Feedback," *Emotion* 16, no. 5 (2016): 657–670. 関連する実験的研究は以下を参照。S. D. Ilan, R. Shafir, J. L. Birk, G. A. Bonanno, and G. Sheppes, "Monitoring in Emotion Regulation: Behavioral Decisions and Neural Consequences," *Social Cognitive and Affective Neuroscience* 1 (2020): 1–11. 関連する非実験的エビデンスについては以下を参照。T. Kato, "Development of the Coping Flexibility Scale: Evidence for the Coping Flexibility Hypothesis," *Journal of Counseling Psychology* 59, no. 2 (2012):

view of Psychology 48 (2007): 119–144.

10. 以下を参照。J. E. Heiy and J. S. Cheavens, "Back to Basics: A Naturalistic Assessment of the Experience and Regulation of Emotion," *Emotion* 14, no. 5 (2014): 878; G. Grommisch, P. Koval, J. D. X. Hinton, J. Gleeson, T. Hollenstein, P. Kuppens, and T. Lischetzke, "Modeling Individual Differences in Emotion Regulation Repertoire in Daily Life with Multilevel Latent Profile Analysis," *Emotion* 20, no. 8 (2020): 1462–1474, https://doi.org/10.1037/emo0000669.
11. 私が開発したこの実験は、以前にジェームズ・グロスとロバート・レヴェンソンが開発した感情抑制の実験に手を加えたものだ。以下を参照。J. J. Gross and R. W. Levenson, "Emotional Suppression: Physiology, SelfReport, and Expressive Behavior," *Journal of Personality and Social Psychology* 64, no. 6 (1993): 970–986; J. J. Gross and R. W. Levenson, "Hiding Feelings: The Acute Effects of Inhibiting Negative and Positive Emotion," *Journal of Abnormal Psychology* 106, no. 1 (1997): 95–103. このタスクをどのように適応させたかについての詳細は以下を参照。G. A. Bonanno, A. Papa, K. Lalande, M. Westphal, and K. Coifman, "The Importance of Being Flexible: The Ability to Both Enhance and Suppress Emotional Expression Predicts Long-Term Adjustment," *Psychological Science* 15, no. 7 (2004): 482–487.
12. Bonanno et al., "The Importance of Being Flexible."
13. 以下を参照。C. L. Burton and G. A. Bonanno, "Measuring Ability to Enhance and Suppress Emotional Expression: The Flexible Regulation of Emotional Expression (FREE) Scale," *Psychological Assessment* 28, no. 8 (2016): 929–941, https://doi.org/10.1037/pas0000231.
14. 以下を参照。C. Cheng, "Assessing Coping Flexibility in Real-Life and Laboratory Settings: A Multimethod Approach," *Journal of Personality and Social Psychology* 80, no. 5 (2001): 814–833. この研究についての包括的なレビューについては以下を参照。C. Cheng, H.-P. B. Lau, and M.-P. S. Chan, "Coping Flexibility and Psychological Adjustment to Stressful Life Changes: A Meta-Analytic Review," *Psychological Bulletin* 140, no. 6 (2014): 1582–1607, https://doi.org/10.1037/a0037913. 加えて以下も参照のこと。G. A. Bonanno, R. Pat-Horenczyk, and J. Noll, "Coping Flexibility and Trauma: The Perceived Ability to Cope with Trauma (PACT) Scale," *Psychological Trauma-Theory Research Practice and Policy* 3, no. 2 (2011): 117–129, https://doi.org/10.1037/a0020921; M. Park, E. R. Chang, and S. You, "Protective Role of Coping Flexibility in PTSD and Depressive Symptoms Following Trauma," *Personality and Individual Differences* 82 (2015): 102–106, https://doi.org/10.1016/j.paid.2015.03.007; I. R. Galatzer-Levy, C. L. Burton, and G. A. Bonanno, "Coping Flexibility, Potentially Traumatic Life Events, and Resilience: A Prospective Study of College Student Adjustment," *Journal of Social and Clinical Psychology* 31, no. 6 (2012): 542–567, https://doi.org/10.1521/jscp.2012.31.6.542; C. L. Burton, O. H. Yan, R. Pat-Horenczyk, I. S. F. Chan, S. Ho, and G. A. Bonanno, "Coping Flexibility and Complicated Grief: A Comparison of American and Chinese Samples," *Depression and Anxiety* 29, no. 1 (2012): 16–22, https://doi.org/10.1002/da.20888; R. Rodin, G. A. Bonanno, S. Knuckey, M. L. Satterthwaite, R. Hart, A. Joscelyne, R. A. Bryant, and A. D. Brown, "Coping Flexibility Predicts Post-Traumatic Stress Disorder and Depression in Human Rights Advocates," *International Journal of Mental Health* 46, no. 4 (2017): 327–338, https://doi.org/10.1080/00207411.2017.1345047; G. Boyraz, M. L. Cherry, M. A. Cherry, S. Aarstad-Martin, C. Cloud, and L. M. Shamp, "Posttraumatic Stress, Coping Flexibility, and Risky Drinking Among Trauma-Exposed Male and Female College Stu-

47. Herrera, *Frida*, 75.〔同上〕
48. Herrera, *Frida*, 142.〔同上〕
49. Herrera, *Frida*, 142.〔同上〕
50. Kahlo, *Diary*, 274.

第 7 章　フレキシビリティ・シークエンス

1. 私の同僚ジューン・グルーバー、アイリス・モース、マヤ・タミールが、彼らの論文中のアリストテレスに関する箇所を指摘してくれた。感謝する。“A Dark Side of Happiness? How, When, and Why Happiness Is Not Always Good,” *Perspectives on Psychological Science* 6, no. 3 (2011): 222–233, https://doi.org/10.1177/1745691611406927. 翻訳によって違いがあるが、ここでは以下を引用。*Nicomachean Ethics*, trans. H. Rachman, (Cambridge, MA: Harvard University Press, 1936), Book 2, chap. 9.〔引用箇所はアリストテレス『ニコマコス倫理学 上・下』渡辺邦夫ほか訳、2015 年、光文社古典新訳文庫ほかに所収されている〕
2. Seneca, “On the Tranquility of the Mind,” in *Seneca: Dialogues and Essays*, ed. J. Davie and T. Reinhardt (New York: Oxford University Press, 2007), 133.〔引用箇所はセネカ『人生の短さについて他 2 篇』中澤務訳、2017 年、光文社古典新訳文庫ほかに所収されている〕
3. 以下を参照。J. Rottenberg, J. J. Gross, and I. H. Gotlib, “Emotion Context Insensitivity in Major Depressive Disorder,” *Journal of Abnormal Psychology* 114, no. 4 (2005): 627–639, https://doi.org/10.1037/0021-843X.114.4.627; K. G. Coifman and G. A. Bonanno, “When Distress Does Not Become Depression: Emotion Context Sensitivity and Adjustment to Bereavement,” *Journal of Abnormal Psychology* 119, no. 3 (2010): 479–490, https://doi.org/10.1037/a0020113.
4. G. A. Bonanno, F. Maccallum, M. Malgaroli, and W. K. Hou, “The Context Sensitivity Index (CSI): Measuring the Ability to Identify the Presence and Absence of Stressor Context Cues,” *Assessment* 27, no. 2 (2020), https://doi.org/10.1177/1073191118820131.
5. 以下を参照。Coifman and Bonanno, “When Distress Does Not Become Depression.”
6. S. Folkman and R. S. Lazarus, “If It Changes It Must Be a Process: Study of Emotion and Coping During Three Stages of a College Examination,” *Journal of Personality and Social Psychology* 48, no. 1 (1985): 150–170, https://doi.org/10.1037/0022-3514.48.1.150; A. M. Malooly, J. J. Genet, and M. Siemer, “Individual Differences in Reappraisal Effectiveness: The Role of Affective Flexibility,” *Emotion* 13, no. 2 (2013): 302.
7. E. Levy-Gigi, C. Szabo, G. Richter-Levin, and S. Kéri, “Reduced Hippocampal Volume Is Associated with Overgeneralization of Negative Context in Individuals with PTSD,” *Neuropsychology* 29, no. 1 (2015): 151.
8. 目標を研究する心理学者たちは、ほとんどの人が個人的な目標を、具体的で短期的な文脈依存的目標から、より抽象的で持続的・長期的な上位目標まで、階層的に整理していることに気づいた。ほとんどの人は、いくつかの互いに関係する目標からなる階層をよりどころにしている。しかしそれらの階層の中で、上位に位置する目標が個人にとってより重要である。また下位の目標の中でも、上位の目標を満たすために働く目標はそうでない目標よりも多くの場合重要と思われている。目標階層に関しては以下を参照。H. N. Rasmussen, C. Wrosch, M. F. Scheier, and C. S. Carver, “Self-Regulation Processes and Health: The Importance of Optimism and Goal Adjustment,” *Journal of Personality* 74, no. 6 (2006): 1721–1748. 以下も参照のこと。A. Duckworth and J. J. Gross, “Self-Control and Grit: Related but Separable Determinants of Success,” *Current Directions in Psychological Science* 23, no. 5 (2014): 319–325, https://doi.org/10.1177/0963721414541462.
9. E. A. Skinner and M. J. Zimmer-Gembeck, “The Development of Coping,” *Annual Re-*

Chambers, J. M. Taylor, and S. Folkman, "A Validity and Reliability Study of the Coping Self-Efficacy Scale," *British Journal of Health Psychology* 11, no. 3 (2006): 421–437.
20. S. Chen and T. Jackson, "Causal Effects of Challenge and Threat Appraisals on Pain Self-Efficacy, Pain Coping, and Tolerance for Laboratory Pain: An Experimental Path Analysis Study," *PLoS ONE* 14, no. 4 (2019): e0215087, https://doi.org/10.1371/journal.pone.0215087. 以下も参照のこと。N. Skinner and N. Brewer, "The Dynamics of Threat and Challenge Appraisals Prior to Stressful Achievement Events," *Journal of Personality and Social Psychology* 83, no. 3 (2002): 678; E. C. Karademas, "Self-Efficacy, Social Support and Well-Being: The Mediating Role of Optimism," *Personality and Individual Differences* 40, no. 6 (2006): 1281–1290, https://doi.org/10.1016/j.paid.2005.10.019.
21. Hayden Herrera, *Frida: A Biography of Frida Kahlo* (New York: Harper and Row, 1983). 〔ヘイデン・エレーラ『フリーダ・カーロ―生涯と芸術』野田隆ほか訳、1988年、晶文社〕
22. Herrera, *Frida*, 48. 〔同上〕
23. Herrera, *Frida*, 49. 〔同上〕
24. Frida Kahlo, *The Letters of Frida Kahlo: Cartas Apasionadas*, ed. Martha Zamora (San Francisco: Chronicle, 1995), 22.
25. Salomon Grimberg, *Frida Kahlo: Song of Herself* (London: Merrell, 2008).
26. Herrera, *Frida* 〔エレーラ『フリーダ・カーロ』既出〕; Grimberg, *Frida Kahlo.*
27. Herrera, *Frida*, 65. 〔エレーラ『フリーダ・カーロ』既出〕
28. Herrera, *Frida.* 〔同上〕
29. Grimberg, *Frida Kahlo*, 65.
30. Herrera, *Frida.* 〔エレーラ『フリーダ・カーロ』既出〕
31. Grimberg, *Frida Kahlo*, 65–67.
32. Herrera, *Frida*, 63. 〔エレーラ『フリーダ・カーロ』既出〕
33. Grimberg, *Frida Kahlo.*
34. Diego Rivera, *My Art, My Life* (New York: Citadel, 1960), 103–104.
35. Rivera, *My Art, My Life*, 104.
36. J. Helland, "Aztec Imagery in Frida Kahlo's Paintings: Indigenity and Political Commitment," *Woman's Art Journal* 11, no. 2 (1990): 8–13, https://doi.org/10.2307/3690692; Grimberg, *Frida Kahlo*, 33–34.
37. Frida Kahlo, *The Diary of Frida Kahlo: An Intimate Self-Portrait*, with an introduction by Carlos Fuentes and essay and commentaries by Sarah M. Lowe (New York: Harry N. Abrams, 2005), 252.
38. Grimberg, *Frida Kahlo*, 105.
39. ドキュメンタリー映画「フリーダ・カーロ 愛と芸術に捧げた生涯」より引用。脚本・監督はエイミー・ステッチラー。製作はDaylight Films、WETAとLatino Public Broadcasting、PBS Home Videosとの共同による。2005年。
40. "Mexican Autobiography," *Time* 61, no. 17 (1953): 90から引用。
41. *Life and Times of Frida Kahlo*から引用。
42. Daniel Bullen, *The Love Lives of the Artists: Five Stories of Creative Intimacy* (Berkeley, CA: Counterpoint, 2013) の中で引用されている。
43. Herrera, *Frida*, 416. 〔エレーラ『フリーダ・カーロ』既出〕
44. Herrera, *Frida*, 419 〔同上〕; Carole Maso, *Beauty Is Convulsive: The Passion of Frida Kahlo* (Washington, DC: Counterpoint, 2002), 146.
45. Frida Kahlo Museum, also known as La Casa Azul (The Blue House), Mexico City.
46. Herrera, *Frida*, 75. 〔エレーラ『フリーダ・カーロ』既出〕

2923.2010.03634.x; K. Maier, S. Waldstein, and S. Synowski, "Relation of Cognitive Appraisal to Cardiovascular Reactivity, Affect, and Task Engagement," *Annals of Behavioral Medicine* 26, no. 1 (2003): 32–41, https://doi.org/10.1207/S15324796ABM2601_05.
10. Jim Blascovich and Wendy Berry Mendes, "Challenge and Threat Appraisals: The Role of Affective Cues," in *Feeling and Thinking: The Role of Affect in Social Cognition*, ed. Joseph P. Forgas, 59–82 (Cambridge: Cambridge University Press, 2000).
11. S. C. Hunter, J. M. E. Boyle, and D. Warden, "Help Seeking Amongst Child and Adolescent Victims of Peer-Aggression and Bullying: The Influence of School-Stage, Gender, Victimisation, Appraisal, and Emotion," *British Journal of Educational Psychology* 74, no. 3 (2004): 375–390, https://doi.org/10.1348/0007099041552378; J. M. Schaubroeck, L. T. Riolli, A. C. Peng, and E. S. Spain, "Resilience to Traumatic Exposure Among Soldiers Deployed in Combat," *Journal of Occupational Health Psychology* 16, no. 1 (2011): 18–37, https://doi.org/10.1037/a0021006.
12. ポール・ケネディはある日夕食を共にしながら、レンガ職人の話をしてくれた。この話に関しては以下を参照。Gary Marcus, "Dancing Without Feet," *New Yorker*, March 23, 2013, www.newyorker.com/culture/culture-desk/dancing-without-feet.
13. P. Kennedy, M. Evans, and N. Sandhu, "Psychological Adjustment to Spinal Cord Injury: The Contribution of Coping, Hope and Cognitive Appraisals," *Psychology, Health and Medicine* 14, no. 1 (2009): 17–33, https://doi.org/10.1080/13548500802001801.
14. Bonanno et al., "Trajectories of Resilience."
15. M. L. Elfström, A. Rydén, M. Kreuter, L.-O. Persson, and M. Sullivan, "Linkages Between Coping and Psychological Outcome in the Spinal Cord Lesioned: Development of SCL-Related Measures," *Spinal Cord* 40, no. 1 (2002): 23–29, https://doi.org/10.1038/sj.sc.3101238.
16. 以下を参照。P. Schönfeld, F. Preusser, and J. Margraf, "Costs and Benefits of Self-Efficacy: Differences of the Stress Response and Clinical Implications," *Neuroscience and Biobehavioral Reviews* 75 (2017): 40–52, https://doi.org/10.1016/j.neubiorev.2017.01.031; A. A. Nease, B. O. Mudgett, and M. A. Quiñones, "Relationships Among Feedback Sign, Self-Efficacy, and Acceptance of Performance Feedback," *Journal of Applied Psychology* 84, no. 5 (1999): 806; E. S. Epel, B. S. McEwen, and J. R. Ickovics, "Embodying Psychological Thriving: Physical Thriving in Response to Stress," *Journal of Social Issues* 54 (1998): 301–322.
17. 以下を参照。C. C. Benight, E. Swift, J. Sanger, A. Smith, and D. Zeppelin, "Confidence in Coping as a Mediator of Distress Following a Natural Disaster," *Journal of Applied Social Psychology* 29, no. 12 (1999): 2443–2464, https://doi.org/10.1111/j.1559-1816.1999.tb00120; I. Levkovich, M. Cohen, S. Pollack, K. Drumea, and G. Fried, "Cancer-Related Fatigue and Depression in Breast Cancer Patients Postchemotherapy: Different Associations with Optimism and Stress Appraisals," *Palliative and Supportive Care* 13, no. 5 (2015): 1141–1151.
18. R. Delahaij and K. Van Dam, "Coping with Acute Stress in the Military: The Influence of Coping Style, Coping Self-Efficacy and Appraisal Emotions," *Personality and Individual Differences* 119 (2017): 13–18, https://doi.org/10.1016/j.paid 2017.06.021.
19. Matthias Jerusalem and Ralf Schwarzer, "Self-Efficacy as a Resource Factor in Stress Appraisal Processes," in *Self-Efficacy: Thought Control of Action*, ed. Ralf Schwarzer, 195–213 (New York: Taylor and Francis, 1992); M. A. Chesney, T. B. Neilands, D. B.

2003–2011, https://doi.org/10.1016/j.apmr.2009.06.019; I. R. Molton, M. P. Jensen, W. Nielson, D. Cardenas, and D. M. Ehde, "A Preliminary Evaluation of the Motivational Model of Pain Self-Management in Persons with Spinal Cord Injury-Related Pain," *Journal of Pain* 9, no. 7 (2008): 606–612, https://doi .org/10.1016/j.jpain.2008.01.338.

4. 以下を参照。A. Bandura, D. Cioffi, C. B. Taylor, and M. E. Brouillard, "Perceived Self-Efficacy in Coping with Cognitive Stressors and Opioid Activation," *Journal of Personality and Social Psychology* 55, no. 3 (1988): 479–488, https://doi.org/10.1037/0022-3514.55.3.479; C. Cozzarelli, "Personality and Self-Efficacy as Predictors of Coping with Abortion," *Journal of Personality and Social Psychology* 65, no. 6 (1993): 1224–1236, https://doi.org/10.1037/0022-3514.65.6.1224; E. J. Philip, T. V. Merluzzi, Z. Zhang, and C. A. Heitzmann, "Depression and Cancer Survivorship: Importance of Confidence in Coping in Post-Treatment Survivors," *Psycho-Oncology* 22, no. 5 (2013): 987–994, https://doi.org/10.1002/pon.3088; J. A. Turner, M. Ersek, and C. Kemp, "Self-Efficacy for Managing Pain Is Associated with Disability, Depression, and Pain Coping Among Retirement Community Residents with Chronic Pain," *Journal of Pain* 6, no. 7 (2005): 471–479, https://doi.org/10.1016/j.jpain.2005.02.011; M. W. G. Bosmans, H. W. Hofland, A. E. De Jong, and N. E. Van Loey, "Coping with Burns: The Role of Confidence in Coping in the Recovery from Traumatic Stress Following Burn Injuries," *Journal of Behavioral Medicine* 38, no. 4 (2015): 642–651, https://doi.org/10.1007/s10865-015-9638-1; M. W. G. Bosmans and P. G. van der Velden, "Longitudinal Interplay Between Posttraumatic Stress Symptoms and Confidence in Coping: A Four-Wave Prospective Study," *Social Science and Medicine* 134 (2015): 23–29, https://doi.org/10.1016/j.socscimed. 2015.04.007; C. Benight and M. Harper, "Confidence in Coping Perceptions as a Mediator Between Acute Stress Response and Long-Term Distress Following Natural Disasters," *Journal of Traumatic Stress* 15 (2002): 177–186, https://doi.org/10.1023/ A:1015295025950.
5. T. A. DeRoon-Cassini, A. D. Mancini, M. D. Rusch, and G. A. Bonanno, "Psychopathology and Resilience Following Traumatic Injury: A Latent Growth Mixture Model Analysis," *Rehabilitation Psychology* 55, no. 1 (2010): 1–11, https://doi.org/10.1037/a0018601. 以下も参照のこと。M. E. Wadsworth, C. D. Santiago, and L. Einhorn, "Coping with Displacement from Hurricane Katrina: Predictors of One-Year Post-Traumatic Stress and Depression Symptom Trajectories," *Anxiety, Stress, and Coping* 22, no. 4 (2009): 413–432, https://doi.org/10.1080/10615800902855781.
6. J. Tomaka, J. Blascovich, J. Kibler, and J. M. Ernst, "Cognitive and Physiological Antecedents of Threat and Challenge Appraisal," *Journal of Personality and Social Psychology* 73 (1997): 63–72.
7. Nate Chinen, "As a Crowdfunding Platform Implodes, a Legendary Composer Rebounds," NPR, May 14, 2019, www.npr.org/2019/05/14/723225435/as-a-crowdfunding-platform-implodes-a-legendary-composer-rebounds.
8. Tomaka et al., "Cognitive and Physiological Antecedents."
9. J. Gaab, N. Rohleder, U. M. Nater, and U. Ehlert, "Psychological Determinants of the Cortisol Stress Response: The Role of Anticipatory Cognitive Appraisal," *Psychoneuroendocrinology* 30, no. 6 (2005): 599–610, https://doi.org/10.1016/j.psyneuen.2005.02.001; A. Harvey, A. B. Nathens, G. Bandiera, and V. R. LeBlanc, "Threat and Challenge: Cognitive Appraisal and Stress Responses in Simulated Trauma Resuscitations," *Medical Education* 44, no. 6 (2010): 587–594, https://doi.org/10.1111/j.1365-

16. L. O. Lee, P. James, E. S. Zevon, E. S. Kim, C. Trudel-Fitzgerald, A. Spiro III, F. Grodstein, and L. D. Kubzansky, "Optimism Is Associated with Exceptional Longevity in 2 Epidemiologic Cohorts of Men and Women," *Proceedings of the National Academy of Sciences* (2019): 201900712, https://doi.org/10.1073/pnas.1900712116.
17. 以下を参照。C. S. Carver, M. F. Scheier, and S. C. Segerstrom, "Optimism," *Clinical Psychology Review* 30, no. 7 (2010): 879–889; Carver and Scheier, "Dispositional Optimism."
18. M. M. Adams and A. L. Hicks, "Spasticity After Spinal Cord Injury," *Spinal Cord* 43, no. 10 (2005): 577–586, https://doi.org/10.1038/sj.sc.3101757.
19. R. D. Pentz, M. White, R. D. Harvey, Z. L. Farmer, Y. Liu, C. Lewis, O. Dashevskaya, T. Owonikoko, and F. R. Khuri, "Therapeutic Misconception, Misestimation, and Optimism in Participants Enrolled in Phase 1 Trials," *Cancer* 118, no. 18 (2012): 4571–4578, https://doi.org/10.1002/cncr.27397.
20. 以下を参照。K. Sweeny and J. A. Shepperd, "The Costs of Optimism and the Benefits of Pessimism," *Emotion* 10, no. 5 (2010): 750; M. W. Gallagher, L. J. Long, A. Richardson, and J. M. D'Souza, "Resilience and Coping in Cancer Survivors: The Unique Effects of Optimism and Mastery," *Cognitive Therapy and Research* 43, no. 1 (2019): 32–44; M. Cohen, I. Levkovich, S. Pollack, and G. Fried, "Stability and Change of Post-Chemotherapy Symptoms in Relation to Optimism and Subjective Stress: A Prospective Study of Breast Cancer Survivors," *Psycho-Oncology* 28, no. 10 (2019): 2017–2024.
21. Gerald G. Jampolsky, *Teach Only Love: The Seven Principles of Attitudinal Healing* (New York: Bantam Books, 1983). 〔ジェラルド・G・ジャンポルスキー『愛と癒し—ジャンポルスキーの「生き方を変える癒しの12の原則」』白川貴子訳、2004年、ヴォイスほか〕

第6章　相乗効果

1. G. A. Bonanno, "Identity Continuity and Complexity in Resilience and Recovery from Loss," *Making Sense of the Unimaginable: How Meaning Making Dynamics Shape Recovery from Severe Stress Experiences*, symposium, E. de St. Aubin, chair, at the Association for Psychological Science 20th Annual Convention, Chicago, 2008.
2. G. A. Bonanno, P. Kennedy, I. Galatzer-Levy, P. Lude, and M. L. Elfström, "Trajectories of Resilience, Depression, and Anxiety Following Spinal Cord Injury," *Rehabilitation Psychology* 57, no. 3 (2012): 236–247; A. Craig, Y. Tran, and J. Middleton, "Psychological Morbidity and Spinal Cord Injury: A Systematic Review," *Spinal Cord* 47, no. 2 (2009): 108–114; K. M. Hancock, A. R. Craig, H. G. Dickson, E. Chang, and J. Martin, "Anxiety and Depression over the First Year of Spinal Cord Injury: A Longitudinal Study," *Spinal Cord* 31, no. 6 (1993): 349–357.
3. 以下を参照。O. Vassend, A. J. Quale, O. Røise, and A.-K. Schanke, "Predicting the Long-Term Impact of Acquired Severe Injuries on Functional Health Status: The Role of Optimism, Emotional Distress and Pain," *Spinal Cord* 49, no. 12 (2011): 1193–1197, https://doi.org/10.1038/sc.2011.70; B. Akbari, S. F. Shahkhali, and R. G. Jobaneh, "Canonical Analysis of the Relationships of Religiosity, Hope, and Optimism with the Meaning of Life and Quality of Life in Spinal Cord Injury Patients," *Journal of Religion and Health* 7, no. 1 (2019): 11–19; Bonanno et al., "Trajectories of Resilience"; K. P. Arbour-Nicitopoulos, K. A. M. Ginis, and A. E. Latimer, "Planning, Leisure-Time Physical Activity, and Confidence in Coping in Persons with Spinal Cord Injury: A Randomized Controlled Trial," *Archives of Physical Medicine and Rehabilitation* 90, no. 12 (2009):

Psychology 55, no. 1 (2010): 12–22. 前向き研究によって得られた結果については以下を参照。 I. R. Galatzer-Levy and G. A. Bonanno, “Optimism and Death: Predicting the Course and Consequences of Depression Trajectories in Response to Heart Attack,” *Psychological Science* 25, no. 12 (2014): 2177–2188, https://doi.org/10.1177/0956797614551750. この研究のレビューは以下を参照。G. A. Bonanno, M. Westphal, and A. D. Mancini, “Resilience to Loss and Potential Trauma,” *Annual Review of Clinical Psychology* 7 (2011), https://doi.org/10.1146/annurev-clinpsy-032210-104526.

9. 以下を参照。H. N. Rasmussen, M. F. Scheier, and J. B. Greenhouse, “Optimism and Physical Health: A Meta-Analytic Review,” *Annals of Behavioral Medicine* 37, no. 3 (2009): 239–256, https://doi.org/10.1007/s12160-009-9111-x.
10. 楽観性がより良い結果を有意に予測できない例については以下を参照。Y. Benyamini and I. Roziner, “The Predictive Validity of Optimism and Affectivity in a Longitudinal Study of Older Adults,” *Personality and Individual Differences* 44, no. 4 (2008): 853–864, https://doi.org/10.1016/j.paid.2007.10.016; A. Serlachius, L. Pulkki-Råback, M. Elovainio, M. Hintsanen, V. Mikkilä, T. T. Laitinen, M. Jokela, et al., “Is Dispositional Optimism or Dispositional Pessimism Predictive of Ideal Cardiovascular Health? The Young Finns Study,” *Psychology and Health* 30, no. 10 (2015): 1221–1239; E. Schoen, E. M. Altmaier, and B. Tallman, “Coping After Bone Marrow Transplantation: The Predictive Roles of Optimism and Dispositional Coping,” *Journal of Clinical Psychology in Medical Settings* 14, no. 2 (2007): 123–129; H. I. M. Mahler and J. A. Kulik, “Optimism, Pessimism and Recovery from Coronary Bypass Surgery: Prediction of Affect, Pain and Functional Status,” *Psychology, Health and Medicine* 5, no. 4 (2000): 347–358; K. R. Fontaine and L. C. Jones, “Self-Esteem, Optimism, and Postpartum Depression,” *Journal of Clinical Psychology* 53, no. 1 (1997): 59–63.
11. A. Craig, Y. Tran, and J. Middleton, “Psychological Morbidity and Spinal Cord Injury: A Systematic Review,” *Spinal Cord* 47, no. 2 (2009): 108–114.
12. 音楽とポジティブな暗示の組み合わせが疼痛マネジメントに有効であることの最近の例に関しては以下を参照。H. Nowak, N. Zech, S. Asmussen, T. Rahmel, M. Tryba, G. Oprea, L. Grause, et al., “Effect of Therapeutic Suggestions During General Anaesthesia on Postoperative Pain and Opioid Use: Multicentre Randomised Controlled Trial,” *BMJ* 371, m4284 (2021), https://doi.org/10.1136/bmj.m4284.
13. 医療の世界がこれまで脊髄損傷についてどのように考えてきたかについては以下を参照。 Roberta B. Trieschmann, *Spinal Cord Injuries: The Psychological, Social, and Vocational Adjustment* (New York: Pergamon Press, 1988), 68.
14. T. Sharot, A. M. Riccardi, C. M. Raio, and E. A. Phelps, “Neural Mechanisms Mediating Optimism Bias,” *Nature* 450, no. 7166 (2007): 102–105, https://doi.org/10.1038/nature06280. 以下も参照のこと。A. Etkin, T. Egner, D. M. Peraza, E. R. Kandel, and J. Hirsch, “Resolving Emotional Conflict: A Role for the Rostral Anterior Cingulate Cortex in Modulating Activity in the Amygdala,” *Neuron* 51, no. 6 (2006): 871–882, https://doi.org/10.1016/j.neuron.2006.07.029.
15. 楽観性がもたらすモチベーションに関しては以下を参照。C. S. Carver and M. F. Scheier, “Dispositional Optimism,” *Trends in Cognitive Sciences* 18, no. 6 (2014): 293–299, https://doi.org/10.1016/j.tics.2014.02.003. 動物にも見られる楽観性の動機づけ効果については以下を参照。R. Rygula, J. Golebiowska, J. Kregiel, J. Kubik, and P. Popik, “Effects of Optimism on Motivation in Rats,” *Frontiers in Behavioral Neuroscience* 9 (2015): 32, https://doi.org/10.3389/fnbeh .2015.00032.

第5章　フレキシビリティ・マインドセット

1. 以下から引用。C. Dweck, "What Having a 'Growth Mindset' Actually Means," *Harvard Business Review* 13 (2016): 213–226. 成長型マインドセットに関しては以下も参照。C. Dweck, "Carol Dweck Revisits the Growth Mindset," *Education Week* 35, no. 5 (2015): 20–24; Carol S. Dweck, *Mindset: The New Psychology of Success* (New York: Random House, 2008).〔キャロル・S・ドゥエック『マインドセット―「やればできる!」の研究』今西康子訳、2016年、草思社〕
2. 以下を参照。S. C. Kobasa, "Stressful Life Events, Personality, and Health: An Inquiry into Hardiness," *Journal of Personality and Social Psychology* 37, no. 1 (1979): 1–11.
3. S. C. Funk, "Hardiness: A Review of Theory and Research," *Health Psychology* 11 (1992): 335–345, https://doi.org/10.1037/0278-6133.11.5.335.
4. Kobasa, "Stressful Life Events"; S. R. Maddi, "Hardiness: The Courage to Grow from Stresses," *Journal of Positive Psychology* 1, no. 3 (2006): 160–168 (160より引用); V. Florian, M. Mikulincer, and O. Taubman, "Does Hardiness Contribute to Mental Health During a Stressful Real-Life Situation? The Roles of Appraisal and Coping," *Journal of Personality and Social Psychology* 68, no. 4 (1995): 687.
5. このハーディネスという概念と、フレキシビリティ・マインドセットには、いくつか主要な相違点がある。ハーディネスの最初の提唱者の一人、サルヴァドール・マディは、これらの構成成分の微妙な特徴や、楽観性など似通った概念との違いを強調するのに特に努力した。以下を参照。S. R. Maddi and M. Hightower, "Hardiness and Optimism as Expressed in Coping Patterns," *Consulting Psychology Journal: Practice and Research* 51 (1999): 95–105, https://doi.org/10.1037/1061-4087.51.2.95. マディはまた、ハーディネスの三つの構成要素はすべてが必須であり、「ハーディネスの三つの態度のうち、どれか一つでも、あるいは二つでも不十分である」と述べている。私はフレキシビリティ・マインドセットを、もう少し一般的な意味で捉えている。マインドセット全体が大事なのであり、特定の構成要素が不可欠なわけではない。
6. M. F. Scheier, C. S. Carver, and M. W. Bridges, "Distinguishing Optimism from Neuroticism (and Trait Anxiety, Self-Mastery, and Self-Esteem): A Reevaluation of the Life Orientation Test," *Journal of Personality and Social Psychology* 67, no. 6 (1994): 1063–1078; M. F. Scheier and C. S. Carver, "Optimism, Coping, and Health: Assessment and Implications of Generalized Outcome Expectancies," *Health Psychology* 4, no. 3 (1985): 219.
7. Emily Esfahani Smith, "The Benefits of Optimism Are Real," *The Atlantic*, March 1, 2013, www.theatlantic.com/health/archive/2013/03/the-benefits-of-optimism-are-real/273306; Steven M. Southwick and Dennis S. Charney, *Resilience: The Science of Mastering Life's Greatest Challenges* (Cambridge: Cambridge University Press, 2012)〔サウスウィック、チャーニー『レジリエンス』既出〕; Martin E. P. Seligman, *Learned Optimism: How to Change Your Mind and Your Life* (New York: Vintage, 2012).〔マーティン・セリグマン『オプティミストはなぜ成功するか』山村宜子訳、2013年、パンローリングほか〕
8. たとえば以下を参照。W. W. T. Lam, G. A. Bonanno, A. D. Mancini, S. Ho, M. Chan, W. K. Hung, A. Or, and R. Fielding, "Trajectories of Psychological Distress Among Chinese Women Diagnosed with Breast Cancer," *Psycho-Oncology* 19, no. 10 (2010): 1044–1051, https://doi.org/10.1002/pon.1658; F. Segovia, J. L. Moore, S. E. Linnville, R. E. Hoyt, and R. E. Hain, "Optimism Predicts Resilience in Repatriated Prisoners of War: A 37-Year Longitudinal Study," *Journal of Traumatic Stress* 25, no. 3 (2012): 330–336; A. J. Quale and A. K. Schanke, "Resilience in the Face of Coping with a Severe Physical Injury: A Study of Trajectories of Adjustment in a Rehabilitation Setting," *Rehabilitation*

スク認知に関するより詳細な学術論文は以下を参照。P. Slovic, "Perception of Risk," *Science* 236, no. 4799 (1987): 280–285, https://doi.org/10.1126/science.3563507; P. Slovic, ed., *The Feeling of Risk: New Perspectives on Risk Perception* (New York: Earthscan, 2010) ; G. F. Loewenstein, E. U. Weber, C. K. Hsee, and N. Welch, "Risk as Feelings," *Psychological Bulletin* 127, no. 2 (2001): 267–286, https://doi.org/10.1037/0033-2909.127.2.267.

38. Terri L. Messman-Moore and Selime R. Salim, "Risk Perception and Sexual Assault," in *Handbook of Sexual Assault and Sexual Assault Prevention*, ed. William T. O'Donohue and Paul A. Schewe, 211–228 (Cham, Switzerland: Springer, 2019), 211, https://doi.org/10.1007/978-3-030-23645-8_12.
39. A. E. Wilson, K. S. Calhoun, and J. A. Bernat, "Risk Recognition and Trauma-Related Symptoms Among Sexually Revictimized Women," *Journal of Consulting and Clinical Psychology* 67, no. 5 (1999): 705.
40. T. L. Messman-Moore and A. L. Brown, "Risk Perception, Rape, and Sexual Revictimization: A Prospective Study of College Women," *Psychology of Women Quarterly* 30, no. 2 (2006): 159–172.
41. 以下を参照。R. A. Ferrer, W. M. P. Klein, A. Avishai, K. Jones, M. Villegas, and P. Sheeran, "When Does Risk Perception Predict Protection Motivation for Health Threats? A Person-by-Situation Analysis," *PLoS ONE* 13, no. 3 (2018): e0191994–e0191994, https://doi.org/10.1371/journal.pone.0191994; M. Caserotti, E. Rubaltelli, and P. Slovic, "How Decision Context Changes the Balance Between Cost and Benefit Increasing Charitable Donations," *Judgment and Decision Making* 14, no. 2 (2019): 187–199; P. D. Windschitl and E. U. Weber, "The Interpretation of 'Likely' Depends on the Context, but '70%' Is 70%—Right? The Influence of Associative Processes on Perceived Certainty," *Journal of Experimental Psychology: Learning, Memory, and Cognition* 25, no. 6 (1999) : 1514.
42. R. Goodwin, M. Willson, and G. Stanley Jr., "Terror Threat Perception and Its Consequences in Contemporary Britain," *British Journal of Psychology* 96, no. 4 (2005): 389–406.
43. I. R. Galatzer-Levy, M. M. Steenkamp, A. D. Brown, M. Qian, S. Inslicht, C. Henn-Haase, C. Otte, R. Yehuda, T. C. Neylan, and C. R. Marmar, "Cortisol Response to an Experimental Stress Paradigm Prospectively Predicts LongTerm Distress and Resilience Trajectories in Response to Active Police Service," *Journal of Psychiatric Research* 56 (2014): 36–42, https://doi.org/10.1016/j.jpsychires.2014.04.020.
44. I. Wald, T. Shechner, S. Bitton, Y. Holoshitz, D. S. Charney, D. Muller, N. A. Fox, D. S. Pine, and Y. Bar-Haim, "Attention Bias Away from Threat During Life Threatening Danger Predicts PTSD Symptoms at One-Year Follow-Up," *Depression and Anxiety* 28, no. 5 (2011): 406–411, https://doi.org/10.1002/da.20808. 以下も参照のこと。Y. Bar-Haim, D. Lamy, L. Pergamin, M. J. Bakermans-Kranenburg, and M. H. van IJzendoorn, "Threat-Related Attentional Bias in Anxious and Nonanxious Individuals: A Meta-Analytic Study," *Psychological Bulletin* 133 (2007): 1–24, https://doi.org/10.1037/0033-2909.133.1.1.
45. 以下を参照。L. Meli et al., "Trajectories of Posttraumatic Stress in Patients with Confirmed and Rule-Out Acute Coronary Syndrome."

1745691611406927. 以下も参照のこと。M. A. Davis, "Understanding the Relationship Between Mood and Creativity: A Meta-Analysis," *Organizational Behavior and Human Decision Processes* 108, no. 1 (2009): 25–38; M. Tamir, C. Mitchell, and J. J. Gross, "Hedonic and Instrumental Motives in Anger Regulation," *Psychological Science* 19, no. 4 (2008): 324–328, https://doi.org/10.1111/j.1467-9280.2008.02088.x; E. Diener, C. R. Colvin, W. G. Pavot, and A. Allman, "The Psychic Costs of Intense Positive Affect," *Journal of Personality and Social Psychology* 61, no. 3 (1991): 492; E. K. Kalokerinos, K. H. Greenaway, D. J. Pedder, and E. A. Margetts, "Don't Grin When You Win: The Social Costs of Positive Emotion Expression in Performance Situations," *Emotion* 14, no. 1 (2014): 180.

33. 以下を参照。A. Papa and G. A. Bonanno, "Smiling in the Face of Adversity: The Interpersonal and Intrapersonal Functions of Smiling," *Emotion* 8, no. 1 (2008): 1–12. ポジティブ感情と、それがどのようにネガティブ感情を打ち消す助けになるかについては、以下を参照。B. L. Fredrickson, "The Role of Positive Emotions in Positive Psychology: The Broaden-and-Build Theory of Positive Emotions," *American Psychologist* 56, no. 3 (2001): 218–226, https://doi.org/10.1037/0003-066x.56.3.218.

34. この研究については以下も参照。G. A. Bonanno, D. M. Colak, D. Keltner, M. N. Shiota, A. Papa, J. G. Noll, F. W. Putnam, and P. K. Trickett, "Context Matters: The Benefits and Costs of Expressing Positive Emotion Among Survivors of Childhood Sexual Abuse," *Emotion* 7, no. 4 (2007): 824–837, https://doi.org/10.1037/1528-3542.7.4.824. 虐待経験を告白することがどんな結果につながるかについては以下も参照。D. Della Femina, C. A. Yeager, and D. O. Lewis, "Child Abuse: Adolescent Records vs. Adult Recall," *Child Abuse and Neglect* 14, no. 2 (1990): 227–231.

35. 以下を参照。E. B. Blanchard, E. J. Hickling, N. Mitnick, A. E. Taylor, W. R. Loos, and T. C. Buckley, "The Impact of Severity of Physical Injury and Perception of Life Threat in the Development of Post-Traumatic Stress Disorder in Motor Vehicle Accident Victims," *Behaviour Research and Therapy* 33, no. 5 (1995): 529–534, https://doi.org/10.1016/0005-7967 (94) 00079-Y; L. Meli, J. Birk, D. Edmondson, and G. A. Bonanno, "Trajectories of Posttraumatic Stress in Patients with Confirmed and Rule-Out Acute Coronary Syndrome," *General Hospital Psychiatry* 62 (2020): 37–42, https://doi.org/10.1016/j.genhosppsych.2019.11.006.

36. 以下を参照。T. L. Holbrook, D. B. Hoyt, M. B. Stein, and W. J. Sieber, "Perceived Threat to Life Predicts Posttraumatic Stress Disorder After Major Trauma: Risk Factors and Functional Outcome," *Journal of Trauma and Acute Care Surgery* 51, no. 2 (2001). 9・11事件に関する研究については以下も参照。G. A. Bonanno, C. Rennicke, and S. Dekel, "Self-Enhancement Among High-Exposure Survivors of the September 11th Terrorist Attack: Resilience or Social Maladjustment?," *Journal of Personality and Social Psychology* 88, no. 6 (2005): 984–998. 以下も参照のこと。C. N. Dulmus and C. Hilarski, "When Stress Constitutes Trauma and Trauma Constitutes Crisis: The Stress-Trauma-Crisis Continuum," *Brief Treatment and Crisis Intervention* 3, no. 1 (2003): 27–36.

37. この研究の一部に関する読みやすいサマリーは以下を参照。Paul Slovic, "The Perception of Risk," in *Scientists Making a Difference: One Hundred Eminent Behavioral and Brain Scientists Talk About Their Most Important Contributions*, ed. Robert J. Sternberg, Susan T. Fiske, and Donald J. Foss, 179–182 (Cambridge: Cambridge University Press, 2016); V. J. Brown, "Risk Perception: It's Personal," *Environmental Health Perspectives* 122, no. 10 (2014): A276–A279, https://doi.org/10.1289/ehp.122-A276. 非専門家によるリ

nal of Abnormal Psychology 85 (1976): 186–193, https://doi.org/10.1037/0021-843X.85.2.186; E. D. Diminich and G. A. Bonanno, “Faces, Feelings, Words: Divergence Across Channels of Emotional Responding in Complicated Grief,” *Journal of Abnormal Psychology* 123 (2014): 350–361.
28. A. S. Troy, A. J. Shallcross, and I. B. Mauss, “A Person-by-Situation Approach to Emotion Regulation: Cognitive Reappraisal Can Either Help or Hurt, Depending on the Context,” *Psychological Science* 24, no. 2 (2013): 2505–2514, https://doi.org/10.1177/0956797613496434; G. Sheppes, S. Scheibe, G. Suri, P. Radu, J. Blechert, and J. J. Gross, “Emotion Regulation Choice: A Conceptual Framework and Supporting Evidence,” *Journal of Experimental Psychology: General* 143, no. 1 (2014): 163–181, https://doi.org/10.1037/a0030831.
29. コーピングに関する研究や理論については以下を参照。R. S. Lazarus and S. Folkman, *Stress, Appraisal, and Coping* (New York: Springer, 1984)〔リチャード・S・ラザルス、スーザン・フォルクマン『ストレスの心理学—認知的評価と対処の研究』本明寛ほか監訳、1991年、実務教育出版〕; S. Folkman and J. T. Moskowitz, “Coping: Pitfalls and Promise,” *Annual Review of Psychology* 55, no. 1 (2004): 745–774; C. S. Carver and J. Connor-Smith, “Personality and Coping,” *Annual Review of Psychology* 61, no. 1 (2009): 679–704; C. Cheng, “Assessing Coping Flexibility in Real-Life and Laboratory Settings: A Multimethod Approach,” *Journal of Personality and Social Psychology* 80, no. 5 (2001): 814–833. 感情制御に関しては以下も参照。J. J. Gross, “The Emerging Field of Emotion Regulation: An Integrative Review,” *Review of General Psychology* 2, no. 3 (1998): 271–299; J. J. Gross, “Emotion Regulation: Past, Present, Future,” *Cognition and Emotion* 13, no. 5 (1999): 551–573; A. Aldao, G. Sheppes, and J. J. Gross, “Emotion Regulation Flexibility,” *Cognitive Therapy and Research* 39, no. 3 (2015): 263–278. コーピングと感情制御に関する統合レビューは以下を参照。G. A. Bonanno and C. L. Burton, “Regulatory Flexibility: An Individual Differences Perspective on Coping and Emotion Regulation,” *Perspectives on Psychological Science* 8, no. 6 (2013): 591–612, https://doi.org/10.1177/1745691613504116.
30. 以下を参照。G. A. Bonanno, “Resilience in the Face of Loss and Potential Trauma,” *Current Directions in Psychological Science* 14, no. 3 (2005): 135–138; G. A. Bonanno, *The Other Side of Sadness: What the New Science of Bereavement Tells Us About Life After Loss* (New York: Basic Books, 2009).〔ボナーノ『リジリエンス』既出〕
31. この推進力の多くはバーバラ・フレドリクソンの素晴らしい研究が生んだものだ。その例については以下を参照。Barbara L. Fredrickson and Laura E. Kurtz, “Cultivating Positive Emotions to Enhance Human Flourishing,” in *Applied Positive Psychology: Improving Everyday Life, Health, Schools, Work, and Society*, ed. Stewart I. Donaldson, Mihaly Csikszentmihalyi, and Jeanne Nakamura, 35–47 (New York: Taylor and Francis, 2011); B. L. Fredrickson, “Cultivating Positive Emotions to Optimize Health and Well-Being,” *Prevention and Treatment* 3, no. 1 (2000): 1a. トニー・ロビンズのブログ「Mind and Meaning」などの人気ウェブサイトもまた参考になる。この中で彼は次のようにポジティブ感情について述べている。“emotional seeds to plant in your garden to bring fulfillment and abundance to your life.” チーム・トニーから引用。“Cultivating Positive Emotions: 10 Emotional Seeds to Plant in Your Garden Now,” Tony Robbins, www.tonyrobbins.com/mind-meaning/cultivating-positive-emotions.
32. この論文に対する優れた論評は以下を参照。J. Gruber, I. B. Mauss, and M. Tamir, “A Dark Side of Happiness? How, When, and Why Happiness Is Not Always Good,” *Perspectives on Psychological Science* 6, no. 3 (2011): 222–233, https://doi.org/10.1177/

Fuller, "Cheetah Do Not Abandon Hunts Because They Overheat," *Biology Letters* 9, no. 5 (2013): 20130472, https://doi.org/10.1098/rsbl.2013.0472; T. Y. Hubel, J. P. Myatt, N. R. Jordan, O. P. Dewhirst, J. W. McNutt, and A. M. Wilson, "Energy Cost and Return for Hunting in African Wild Dogs and Cheetahs," *Nature Communications* 7, no. 1 (2016): 11034, https://doi.org/10.1038/ncomms11034; R. Nuwer, "Cheetahs Spend 90 Percent of Their Days Sitting Around," *Smithsonian*, October 2014; "Adaptations to Speed," Dell Cheetah Center, Zambia, www.dccafrica.co.za/cheetah-facts/adaptations-to-speed.

23. コーピングと感情制御における、良い・悪いという分類については以下を参照。A. Aldao and S. Nolen-Hoeksema, "When Are Adaptive Strategies Most Predictive of Psychopathology?," *Journal of Abnormal Psychology* 121, no. 1 (2012): 276–281, https://doi.org/10.1037/a0023598; C. A. Smith, K. A. Wallston, K. A. Dwyer, and W. Dowdy, "Beyond Good and Bad Coping: A Multidimensional Examination of Coping with Pain in Persons with Rheumatoid Arthritis," *Annals of Behavioral Medicine* 19, no. 1 (1997): 11–21.

24. この研究に関するさらに詳しい説明は以下を参照。J. E. Schwartz, J. Neale, C. Marco, S. S. Shiffman, and A. A. Stone, "Does Trait Coping Exist? A Momentary Assessment Approach to the Evaluation of Traits," *Journal of Personality and Social Psychology* 77, no. 2 (1999): 360–369, https://doi.org/10.1037/0022-3514.77.2.360; A. A. Stone, J. E. Schwartz, J. M. Neale, S. Shiffman, C. A. Marco, M. Hickcox, J. Paty, L. S. Porter, and L. J. Cruise, "A Comparison of Coping Assessed by Ecological Momentary Assessment and Retrospective Recall," *Journal of Personality and Social Psychology* 74, no. 6 (1998): 1670.

25. これらの発見に関しては、以下も参照。J. L. Austenfeld and A. L. Stanton, "Coping Through Emotional Approach: A New Look at Emotion, Coping, and Health-Related Outcomes," *Journal of Personality* 72, no. 6 (2004): 1335–1364, https://doi.org/10.1111/j.1467-6494.2004.00299; J. Smyth and S. J. Lepore, *The Writing Cure: How Expressive Writing Promotes Health and Emotional Well-Being* (Washington, DC: American Psychological Association, 2002)〔J・M・スミス、S・J・レポーレ『筆記療法—トラウマやストレスの筆記による心身健康の増進法』余語真夫ほか監訳、2004年、北大路書房〕; B. E. Compas, C. J. Forsythe, and B. M. Wagner, "Consistency and Variability in Causal Attributions and Coping with Stress," *Cognitive Therapy and Research* 12, no. 3 (1988): 305–320, https://doi.org/10.1007/bf01176192; D. G. Kaloupek, H. White, and M. Wong, "Multiple Assessment of Coping Strategies Used by Volunteer Blood Donors: Implications for Preparatory Training," *Journal of Behavioral Medicine* 7, no. 1 (1984): 35–60, https://doi.org/10.1007/BF00845346.

26. T. L. Webb, E. Miles, and P. Sheeran, "Dealing with Feeling: A Meta-Analysis of the Effectiveness of Strategies Derived from the Process Model of Emotion Regulation," *Psychological Bulletin* 138, no. 4 (2012): 775–808, https://doi.org/10.1037/a0027600.

27. G. Hein, G. Silani, K. Preuschoff, C. D. Batson, and T. Singer, "Neural Responses to Ingroup and Outgroup Members' Suffering Predict Individual Differences in Costly Helping," *Neuron* 68, no. 1 (2010): 149–160, https://doi.org/10.1016/j.neuron.2010.09.003; James C. Coyne, Camille B. Wortman, and Darrin R. Lehman, "The Other Side of Support: Emotional Overinvolvement and Miscarried Helping," in *Marshaling Social Support: Formats, Processes, and Effects*, ed. Benjamin H. Gottlieb, 305–330 (Thousand Oaks, CA: Sage, 1988); J. C. Coyne, "Depression and the Response of Others," *Jour-*

替的指標を計算するしかない。また、調べる予測因子が一つか二つしかない場合は、効果量がより大きく見えることにも注意する必要がある。それはレジリエンスの予測因子となる可能性のある他の関連要因が考慮されないからだ。いわゆる多変量解析の場合のように、一つの解析の中で多くの可能性のある予測因子を調べることができれば、全体的な効果量の変動をより十分に説明できる。つまり誰がレジリエントで、誰がそうでないかをもっとよく説明することができる。しかし、多くの予測因子が互いにある程度関連しているために、一つの予測因子によって説明される部分はどうしても小さくなる。

14. これらの予測因子と、それを支えるエビデンスの質に関する議論については以下を参照。Bonanno et al., "Resilience to Loss and Potential Trauma"; Bonanno et al., "Weighing the Costs of Disaster"; and Bonanno et al., "The Temporal Elements of Psychological Resilience."
15. W. Mischel and Y. Shoda, "A Cognitive-Affective System Theory of Personality: Reconceptualizing Situations, Dispositions, Dynamics, and Invariance in Personality Structure," *Psychological Review* 102, no. 2 (1995): 246–268, https://doi.org/10.1037/0033-295X.102.2.246; W. Mischel, "Toward a Cognitive Social Learning Reconceptualization of Personality," *Psychological Review* 80, no. 4 (1973): 252–283, https://doi.org/10.1037/h0035002; W. Mischel, Y. Shoda, and R. Mendoza-Denton, "Situation-Behavior Profiles as a Locus of Consistency in Personality," *Current Directions in Psychological Science* 11, no. 2 (2002): 50–54; W. Mischel, *The Marshmallow Test: Why Self-Control Is the Engine of Success* (New York: Little, Brown, 2014). 〔ウォルター・ミシェル『マシュマロ・テスト―成功する子・しない子』柴田裕之訳、2015年、早川書房〕
16. 自然界における費用便益分析に関する議論については以下を参照。T. Kalisky, E. Dekel, and U. Alon, "Cost-Benefit Theory and Optimal Design of Gene Regulation Functions," *Physical Biology* 4, no. 4 (2007): 229; H. A. Orr, "The Genetic Theory of Adaptation: A Brief History," *Nature Reviews Genetics* 6, no. 2 (2005): 119–127, https://doi.org/10.1038/nrg1523; J. S. Brown and T. L. Vincent, "Evolution of Cooperation with Shared Costs and Benefits," *Proceedings of the Royal Society B: Biological Sciences* 275, no. 1646 (2008): 1985–1994; A. V. Georgiev, A. C. E. Klimczuk, D. M. Traficonte, and D. Maestripieri, "When Violence Pays: A Cost-Benefit Analysis of Aggressive Behavior in Animals and Humans," *Evolutionary Psychology* 11, no. 3 (2013): 678–699.
17. Charles Darwin, *On the Origin of Species, by Means of Natural Selection* (London: John Murray, 1859). 〔チャールズ・ダーウィン『種の起源』渡辺政隆訳、2009年、光文社古典新訳文庫ほか〕
18. Letter from Darwin to botanist Asa Gray, April 3, 1860, The Darwin Correspondence Project, University of Cambridge, www.darwinproject.ac.uk/letter/DCP-LETT-2743.xml.
19. Charles Darwin, *The Descent of Man, and Selection in Relation to Sex* (London: John Murray, 1871). 〔チャールズ・ダーウィン『人間の由来』長谷川眞理子訳、2016年、講談社学術文庫ほか〕
20. Darwin, *Descent of Man*, 141. 〔同上〕
21. Richard O. Prum, *The Evolution of Beauty: How Darwin's Forgotten Theory of Mate Choice Shapes the Animal World* (New York: Penguin Random House, 2017) 〔リチャード・O・プラム『美の進化―性選択は人間と動物をどう変えたか』黒沢令子訳、2020年、白揚社〕; M. Petrie and T. Halliday, "Experimental and Natural Changes in the Peacock's (*Pavo cristatus*) Train Can Affect Mating Success," *Behavioral Ecology and Sociobiology* 35, no. 3 (1994): 213–217, https://doi.org/10.1007/BF00167962.
22. 長い間、チーターが走るのをやめるのは身体が過熱するためだと信じられていたが、最近の研究では、激しいストレス反応のような状態が起きるからだと考えられている。チーターに関しては以下を参照。R. S. Hetem, D. Mitchell, B. A. de Witt, L. G. Fick, L. C. R. Meyer, S. K. Maloney, and A.

bat-Zinn, J. Schumacher, M. Rosenkranz, D. Muller, S. F. Santorelli, F. Urban owski,A. Harrington, K. Bonus, and J. F. Sheridan, "Alterations in Brain and Immune Function Produced by Mindfulness Meditation," *Psychosomatic Medicine* 65, no. 4 (2003). 以下も参照のこと。K. W. Brown, R. M. Ryan, and J. D. Creswell, "Mindfulness: Theoretical Foundations and Evidence for Its Salutary Effects," *Psychological Inquiry* 18, no. 4 (2007): 211–237; J. D. Creswell, "Mindfulness Interventions," *Annual Review of Psychology* 68 (2017): 491–516; J. Suttie, "Five Ways Mindfulness Meditation Is Good for Your Health," *Greater Good Magazine*, October 2018, https://greatergood.berkeley.edu/article/item/five_ways_mindfulness_meditation_is_good_for_your_health.

9. マインドフルネスが臨床介入においてもたらす利点に関しては、以下を参照。J. D. Teasdale, Z. V. Segal, J. M. G. Williams, V. A. Ridgeway, J. M. Soulsby, and M. A. Lau, "Prevention of Relapse/Recurrence in Major Depression by Mindfulness-Based Cognitive Therapy," *Journal of Consulting and Clinical Psychology* 68, no. 4 (2000): 615; S. G. Hofmann, A. T. Sawyer, A. A. Witt, and D. Oh, "The Effect of Mindfulness-Based Therapy on Anxiety and Depression: A Meta-Analytic Review," *Journal of Consulting and Clinical Psychology* 78, no. 2 (2010): 169–183, https://doi.org/10.1037/a0018555; B. Khoury, T. Lecomte, G. Fortin, M. Masse, P. Therien, V. Bouchard, M.-A. Chapleau, K. Paquin, and S. G. Hofmann, "Mindfulness-Based Therapy: A Comprehensive Meta-Analysis," *Clinical Psychology Review* 33, no. 6 (2013): 763–771; J. D. Creswell, "Mindfulness Interventions," *Annual Review of Psychology* 68 (2017): 491–516.
10. R. W. Thompson, D. B. Arnkoff, and C. R. Glass, "Conceptualizing Mindfulness and Acceptance as Components of Psychological Resilience to Trauma," *Trauma, Violence, and Abuse* 12, no. 4 (2011): 220–235.
11. 以下の文献の概要より引用。N. T. Van Dam, M. K. van Vugt, D. R. Vago, L. Schmalzl, C. D. Saron, A. Olendzki, T. Meissner, et al., "Mind the Hype: A Critical Evaluation and Prescriptive Agenda for Research on Mindfulness and Meditation," *Perspectives on Psychological Science* 13, no. 1 (2018): 36–61. マインドフルネス・メディテーションによって生じうる副作用に関しては以下を参照。M. K. Lustyk, N. Chawla, R. Nolan, and G. Marlatt, "Mindfulness Meditation Research: Issues of Participant Screening, Safety Procedures, and Researcher Training," *Advances in MindBody Medicine* 24, no. 1 (2009): 20–30.
12. これらの要因に関しては本書の後半でさらに説明する。これらの予測因子に関するさらなる情報と研究結果については以下を参照。G. A. Bonanno, M. Westphal, and A. D. Mancini, "Resilience to Loss and Potential Trauma," *Annual Review of Clinical Psychology* 7 (2011), https://doi.org/10.1146/annurev-clinpsy-032210-104526; G. A. Bonanno, C. R. Brewin, K. Kaniasty, and A. M. La Greca, "Weighing the Costs of Disaster: Consequences, Risks, and Resilience in Individuals, Families, and Communities," *Psychological Science in the Public Interest* 11, no. 1 (2010): 1–49; G. A. Bonanno, S. A. Romero, and S. I. Klein, "The Temporal Elements of Psychological Resilience: An Integrative Framework for the Study of Individuals, Families, and Communities," *Psychological Inquiry* 26, no. 2 (2015): 139–169, https://doi.org/10.1080/1047840X.2015.992677. レジリエンスの軌跡とその他の軌跡を分ける遺伝子プロファイルに関するエビデンスについては以下を参照。K. Schultebraucks, K. W. Choi, I. G. Galatzer-Levy, and G. A. Bonanno, "Discriminating Heterogeneous Trajectories of Resilience and Depression After Major Stressors Using Polygenic Scores: A Deep Learning Approach," *JAMA Psychiatry* (in press).
13. 論点を明確にするために効果量に関する考え方を単純化した。実際にはもう少し複雑である。たとえばある種の統計分析においては効果量を決定することが難しいことがある。そういう場合は、効果量の代

ment to Survive and Thrive in Any Situation (London: Hodder Education, 2012); Kelly Ann McNight, The Resilience Way: Overcome the Unexpected and Build an Extraordinary Life . . . on Your Own Terms! (independently published, 2019). ウェブサイト及び雑誌記事には次のようなものがある。Romeo Vitelli, "What Makes Us Resilient?," Psychology Today, April 10, 2018, www.psychologytoday.com/us/blog/media-spotlight/201804/what-makes-us-resilient; Kendra Cherry, "Characteristics of Resilient People," Very Well Mind, April 28, 2020, www.verywellmind.com/characteristics-of-resilience-2795062; Brad Waters, "10 Traits of Emotionally Resilient People," Psychology Today, May 21, 2013, www.psychologytoday.com/us/blog/design-your-path/201305/10-traits-emotionally-resilient-people; Kendra Cherry, "10 Ways to Build Your Resilience," Very Well Mind, January 24, 2020, www.verywellmind.com/ways-to-become-more-resilient-2795063; Leslie Riopel, "Resilient Skills, Factors and Strategies of the Resilient Person," Positive Psychology, September 19, 2020, https://positivepsychology.com/resilience-skills; "What Makes Some People More Resilient Than Others," Exploring Your Mind, June 5, 2016, https://exploringyourmind.com/makes-people-resilient-others; Allan Schwartz, "Are You Emotionally Resilient?," Mental Help (blog), October 12, 2019, www.mentalhelp.net/blogs/are-you-emotionally-resilient; LaRae Quy, "4 Powerful Ways You Can Make Yourself More Resilient—Now," The Ladders, January 11, 2019, www.theladders.com/career-advice/4-powerful-ways-you-can-make-yourself-more-resilient-now; "5 Steps to a More Resilient You," Psych Central, January 30, 2011, https://psychcentral.com/blog/5-steps-to-a-more-resilient-you#1; "Being Resilient," Your Life Your Voice, October 16, 2019, www.yourlifeyourvoice.org/Pages/tip-being-resilient.aspx.

2. J. F. P. Peres, A. Moreira-Almeida, A. G. Nasello, and H. G. Koenig, "Spirituality and Resilience in Trauma Victims," Journal of Religion and Health 46, no. 3 (2007): 343–350 (343から引用), https://doi.org/10.1007/s10943-006-9103-0.
3. Olivia Goldhill, "Psychologists Have Found That a Spiritual Outlook Makes Humans More Resilient," Quartz, January 30, 2016, https://qz.com/606564/psychologists-have-found-that-a-spiritual-outlook-makes-humans-universally-more-resilient-to-trauma.
4. このテーマに関しては以下も参照。H. R. Moody, "Is Religion Good for Your Health?," Gerontologist 46, no. 1 (2006): 147–149; J. T. Moore and M. M. Leach, "Dogmatism and Mental Health: A Comparison of the Religious and Secular," Psychology of Religion and Spirituality 8, no. 1 (2016): 54.
5. 以下を参照。J. H. Wortmann, C. L. Park, and D. Edmondson, "Trauma and PTSD Symptoms: Does Spiritual Struggle Mediate the Link?," Psychological Trauma: Theory, Research, Practice and Policy 3, no. 4 (2011): 442–452, https://doi.org/10.1037/a0021413; N. Caluori, J. C. Jackson, K. Gray, and M. Gelfand, "Conflict Changes How People View God," Psychological Science 31, no. 3 (2020): 280–292, https://doi.org/10.1177/0956797619895286.
6. R. W. Thompson, D. B. Arnkoff, and C. R. Glass, "Conceptualizing Mindfulness and Acceptance as Components of Psychological Resilience to Trauma," Trauma, Violence, and Abuse 12, no. 4 (2011): 220–235.
7. R. A. Baer, G. T. Smith, J. Hopkins, J. Krietemeyer, and L. Toney, "Using Self-Report Assessment Methods to Explore Facets of Mindfulness," Assessment 13, no. 1 (2006): 27–45.
8. マインドフルネスが健康全般にもたらす利点に関しては、以下を参照。R. J. Davidson, J. Ka-

2. F. H. Norris, M. J. Friedman, and P. J. Watson, "60,000 Disaster Victims Speak. Part II: Summary and Implications of the Disaster Mental Health Research," *Psychiatry-Interpersonal and Biological Processes* 65, no. 3 (2002): 240–260, https://doi.org/10.1521/psyc.65.3.240.20169.
3. G. A. Bonanno, S. Galea, A. Bucciarelli, and D. Vlahov, "Psychological Resilience After Disaster: New York City in the Aftermath of the September 11th Terrorist Attack," *Psychological Science* 17, no. 3 (2006): 181–186, https://doi .org/10.1111/j.1467-9280.2006.01682.x.
4. C. J. Donoho, G. A. Bonanno, B. Porter, L. Kearney, and T. M. Powell, "A Decade of War: Prospective Trajectories of Posttraumatic Stress Disorder Symptoms Among Deployed US Military Personnel and the Influence of Combat Exposure," *American Journal of Epidemiology* 186, no. 12 (2017): 1310–1318, https://doi.org/10.1093/aje/kwx318.
5. トラウマ体験の激しさがその後の結果に及ぼす影響に関しては以下を参照。C. R. Brewin, B. Andrews, and J. D. Valentine, "Meta-Analysis of Risk Factors for Posttraumatic Stress Disorder in Trauma-Exposed Adults," *Journal of Consulting and Clinical Psychology* 68, no. 5 (2000): 748–766; E. J. Ozer, S. R. Best, T. L. Lipsey, and D. S. Weiss, "Predictors of Posttraumatic Stress Disorder and Symptoms in Adults: A Meta-Analysis," *Psychological Bulletin* 129, no. 1 (2003): 52–73. トラウマが他の要素によって緩和されることを示す研究例は以下を参照。E. Levy-Gigi, G. A. Bonanno, A. R. Shapiro, G. Richter-Levin, S. Kéri, and G. Sheppes, "Emotion Regulatory Flexibility Sheds Light on the Elusive Relationship Between Repeated Traumatic Exposure and Posttraumatic Stress Disorder Symptoms," *Clinical Psychological Science* 4, no. 1 (2015): 28–39. トラウマの激しさが影響しないことを報告した研究の例は、以下を参照。A. Boals, Z. Trost, E. Rainey, M. L. Foreman, and A. M. Warren, "Severity of Traumatic Injuries Predicting Psychological Outcomes: A Surprising Lack of Empirical Evidence," *Journal of Anxiety Disorders* 50, (2017): 1–6, https://doi.org/10.1016/j.janxdis.2017.04.004; Y. Neria, A. Besser, D. Kiper, and M. Westphal, "A Longitudinal Study of Posttraumatic Stress Disorder, Depression, and Generalized Anxiety Disorder in Israeli Civilians Exposed to War Trauma," *Journal of Traumatic Stress* 23, no. 3 (2010): 322–330.

第 4 章　レジリエンスのパラドクス

1. 一般書、ウェブサイト、その他のメディアで盛んに宣伝されたレジリエンスの予測因子は、以下から収集した。Sheryl Sandberg and Adam Grant, *Option B: Facing Adversity, Building Resilience, and Finding Joy* (New York: Knopf, 2017)〔シェリル・サンドバーグ、アダム・グラント『OPTION B—逆境、レジリエンス、そして喜び』櫻井祐子訳、2017 年、日本経済新聞出版社〕; Zelana Montminy, *21 Days to Resilience: How to Transcend the Daily Grind, Deal with the Tough Stuff, and Discover Your Inner Strength* (New York: HarperOne, 2016)〔ゼラーナ・モントミニー『折れない心のつくり方—人生が変わる 21 日間プログラム』森嶋マリ訳、2016 年、ハーパーコリンズ・ジャパン〕; Elaine Miller-Karas, *Building Resilience to Trauma: The Trauma and Community Resiliency Models* (New York: Routledge, 2015); Steven M. Southwick and Dennis S. Charney, *Resilience: The Science of Mastering Life's Greatest Challenges* (Cambridge: Cambridge University Press, 2012)〔スティーブン・M・サウスウィック、デニス・S・チャーニー『レジリエンス—人生の危機を乗り越えるための科学と 10 の処方箋』森下愛訳、2015 年、岩崎学術出版社〕; Glenn R. Schiraldi, *The Resilience Workbook: Essential Skills to Recover from Stress, Trauma, and Adversity* (Oakland, CA: New Harbinger, 2017); Donald Robertson, *Build Your Resilience: CBT, Mindfulness and Stress Manage-*

tive Cohort Study," *British Journal of Psychiatry* 200 (2012): 317–323. 以下も参照のこと。C. J. Donoho, G. A. Bonanno, B. Porter, L. Kearney, and T. M. Powell, "A Decade of War: Prospective Trajectories of Posttraumatic Stress Disorder Symptoms Among Deployed US Military Personnel and the Influence of Combat Exposure," *American Journal of Epidemiology* 186, no. 12 (2017): 1310–1318, https://doi.org/10.1093/aje/kwx318.

45. T. A. DeRoon-Cassini, A. D. Mancini, M. D. Rusch, and G. A. Bonanno, "Psychopathology and Resilience Following Traumatic Injury: A Latent Growth Mixture Model Analysis," *Rehabilitation Psychology* 55, no. 1 (2010): 1–11, https://doi.org/10.1037/a0018601; R. A. Bryant, A. Nickerson, M. Creamer, M. O'Donnell, D. Forbes, I. Galatzer-Levy, A. C. McFarlane, and D. Silove, "Trajectory of Post-Traumatic Stress Following Traumatic Injury: 6-Year Follow-up," *British Journal of Psychiatry* 206, no. 5 (2015): 417–423, https://doi .org/10.1192/bjp.bp.114.145516; G. A. Bonanno, P. Kennedy, I. R. GalatzerLevy, P. Lude, and M. L. Elfström, "Trajectories of Resilience, Depression, and Anxiety Following Spinal Cord Injury," *Rehabilitation Psychology* 57, no. 3 (2012): 236–247, https://doi.org/10.1037/a0029256.

46. がんの軌跡については以下を参照。C. L. Burton, I. R. Galatzer-Levy, and G. A. Bonanno, "Treatment Type and Demographic Characteristics as Predictors for Cancer Adjustment: Prospective Trajectories of Depressive Symptoms in a Population Sample," *Health Psychology* 34 (2015): 602–609, https://doi.org/10.1037/hea0000145; W. W. T. Lam, G. A. Bonanno, A. D. Mancini, S. Ho, M. Chan, W. K. Hung, A. Or, and R. Fielding, "Trajectories of Psychological Distress Among Chinese Women Diagnosed with Breast Cancer," *Psycho-Oncology* 19, no. 10 (2010): 1044–1051, https://doi.org/10.1002/pon.1658. 心臓発作の軌跡については以下を参照。I. R. Galatzer-Levy and G. A. Bonanno, "Optimism and Death: Predicting the Course and Consequences of Depression Trajectories in Response to Heart Attack," *Psychological Science* 24, no. 12 (2014): 2177–2188, https://doi.org/10.1177/0956797614551750; L. Meli, J. L. Birk, D. Edmondson, and G. A. Bonanno, "Trajectories of Posttraumatic Stress Symptoms in Patients with Confirmed and Rule-Out Acute Coronary Syndrome," *General Hospital Psychiatry* 62 (2019).

47. 喪失による悲嘆に関する最近の研究については以下を参照。F. Maccallum, I. R. Galatzer-Levy, and G. A. Bonanno, "Trajectories of Depression Following Spousal and Child Bereavement: A Comparison of the Heterogeneity in Outcomes," *Journal of Psychiatric Research* 69 (2015): 72–79, https://doi.org/10.1016/j.jpsychires.2015.07.017; G. A. Bonanno and M. Malgaroli, "Trajectories of Grief: Comparing Symptoms from the DSM-5 and ICD-11 Diagnoses," *Depression and Anxiety* 37, no. 1 (2020): 17–25. 離婚及び失業に関する最近の研究については以下を参照。M. Malgaroli, I. R. Galatzer-Levy, and G. A. Bonanno, "Heterogeneity in Trajectories of Depression in Response to Divorce Is Associated with Differential Risk for Mortality," *Clinical Psychological Science* 5, no. 5 (2017): 843–850, https://doi.org/10.1177/2167702617705951; C. A. Stolove, I. R. Galatzer-Levy, and G. A. Bonanno, "Emergence of Depression Following Job Loss Prospectively Predicts Lower Rates of Reemployment," *Psychiatry Research* 253 (2017): 79–83.

第3章　外からうかがい知ることのできない世界

1. R. Galatzer-Levy, S. H. Huang, and G. A. Bonanno, "Trajectories of Resilience and Dysfunction Following Potential Trauma: A Review and Statistical Evaluation," *Clinical Psychology Review* 63 (2018): 41–55, https://doi.org/10.1016/j.cpr.2018.05.008.

35. J. Shedler, M. Mayman, and M. Manis, "The Illusion of Mental Health," *American Psychologist* 48, no. 11 (1993): 1117–1131.
36. A. Tversky and D. Kahneman, "Judgment Under Uncertainty: Heuristics and Biases," *Science* 185, no. 4157 (1974): 1124–1131, https://doi.org/10.1126/science.185.4157.1124.
37. Amos Tversky and Daniel Kahneman, "Evidential Impact of Base Rates," in *Judgment Under Uncertainty: Heuristics and Biases*, ed. Daniel Kahneman, Paul Slovic, and Amos Tversky, 153–163 (Cambridge: Cambridge University Press, 1982).
38. Tversky and Kahneman, "Evidential Impact of Base Rates"; Derek J. Koehler, Lyle Brenner, and Dale Griffin, "The Calibration of Expert Judgment: Heuristics and Biases Beyond the Laboratory," in *Heuristics and Biases: The Psychology of Intuitive Judgment*, ed. Thomas Gilovich, Dale W. Griffin, and Daniel Kahneman, 686–715 (Cambridge: Cambridge University Press, 2002); S. Ægisdóttir, M. J. White, P. M. Spengler, A. S. Maugherman, L. A. Anderson, R. S. Cook, C. N. Nichols, et al., "The Meta-Analysis of Clinical Judgment Project: Fifty-Six Years of Accumulated Research on Clinical Versus Statistical Prediction," *Counseling Psychologist* 34, no. 3 (2006): 341–382; J. Z. Ayanian and D. M. Berwick, "Do Physicians Have a Bias Toward Action? A Classic Study Revisited," *Medical Decision Making* 11, no. 3 (1991): 154–158, https://doi.org/10.1177/0272989X9101100302; P. Msaouel, T. Kappos, A. Tasoulis, A. P. Apostolopoulos, I. Lekkas, E.-S. Tripodaki, and N. C. Keramaris, "Assessment of Cognitive Biases and Biostatistics Knowledge of Medical Residents: A Multicenter, Cross-Sectional Questionnaire Study," *Medical Education Online* 19 (2014), https://doi.org/10.3402/meo.v19.23646; A. S. Elstein, "Heuristics and Biases: Selected Errors in Clinical Reasoning," *Academic Medicine* 74, no. 7 (1999); H. N. Garb, "The Representativeness and Past-Behavior Heuristics in Clinical Judgment," *Professional Psychology: Research and Practice* 27, no. 3 (1996): 272–277, https://doi.org/10.1037/0735-7028.27.3.272.
39. Garb, "Representativeness and Past-Behavior Heuristics."
40. K. Hek, A. Demirkan, J. Lahti, A. Terracciano, A. Teumer, M. C. Cornelis, N. Amin, et al., "A Genome-Wide Association Study of Depressive Symptoms," *Biological Psychiatry* 73, no. 7 (2013): 667–678, https://doi.org/10.1016/j.biopsych.2012.09.033; S. Tomitaka, Y. Kawasaki, K. Ide, H. Yamada, H. Miyake, and T. A. Furukawa, "Distribution of Total Depressive Symptoms Scores and Each Depressive Symptom Item in a Sample of Japanese Employees," *PLoS ONE* 11, no. 1 (2016): e0147577–e0147577, https://doi.org/10.1371/journal .pone.0147577.
41. G. A. Bonanno, "Loss, Trauma, and Human Resilience: Have We Underestimated the Human Capacity to Thrive After Extremely Aversive Events?" *American Psychologist* 59, no. (2004): 20–28.
42. I. R. Galatzer-Levy, S. A. Huang, and G. A. Bonanno, "Trajectories of Resilience and Dysfunction Following Potential Trauma: A Review and Statistical Evaluation," *Clinical Psychology Review* 63 (2018): 41–55.
43. Naval Health Research Center, "The Largest DoD Population-Based Military Health Study Launched Next Survey Cycle, Hopes to Enroll Military Members and Spouses," press release, July 19, 2011.
44. 以下を参照。G. A. Bonanno, A. D. Mancini, J. L. Horton, T. Powell, C. A. LeardMann, E. J. Boyko, T. S. Wells, T. I. Hooper, G. Gackstetter, and T. C. Smith, "Trajectories of Trauma Symptoms and Resilience in Deployed U.S. Military Service Members: A Prospec-

cine 345, no. 20 (2001): 1507–1512, https://doi.org/10.1056/NEJM200111153452024.
22. S. Galea, H. Resnick, J. Ahern, J. Gold, M. Bucuvalas, D. Kilpatrick, J. Stuber, and D. Vlahov, "Posttraumatic Stress Disorder in Manhattan, New York City, After the September 11th Terrorist Attacks," *Journal of Urban Health* 79, no. 3 (2002): 340–353.
23. S. Galea, J. Ahern, H. Resnick, D. Kilpatrick, M. Bucuvalas, J. Gold, and D. Vlahov, "Psychological Sequelae of the September 11 Terrorist Attacks in New York City," *New England Journal of Medicine* 346, no. 13 (2002): 982–987.
24. S. Galea, D. Vlahov, H. Resnick, J. Ahern, E. Susser, J. Gold, M. Bucuvalas, and D. Kilpatrick, "Trends of Probable Post-Traumatic Stress Disorder in New York City After the September 11 Terrorist Attacks," *American Journal of Epidemiology* 158, no. 6 (2003): 514–524.
25. Galea et al., "Trends of Probable Post-Traumatic Stress Disorder in New York City."
26. Goode and Eakin, "Threats and Responses."
27. Goode and Eakin, "Threats and Responses."
28. "Mycosis Fungoides: A Rash That Can Be Cancer," Stanford Health Care, March 24, 2014, https://stanfordhealthcare.org/newsroom/articles/2014/mycosis-fungoides.html.
29. H. S. Resnick, D. G. Kilpatrick, B. S. Dansky, B. E. Saunders, and C. L. Best, "Prevalence of Civilian Trauma and Posttraumatic Stress Disorder in a Representative National Sample of Women," *Journal of Consulting and Clinical Psychology* 61, no. 6 (1993): 984–991, https://doi.org/10.1037/0022-006X.61 .6.984; C. Blanco, "Epidemiology of PTSD," in *Post-Traumatic Stress Disorder*, ed. D. J. Stein, M. Friedman, and C. Blanco, 49–74 (West Sussex, UK: Wiley Online Library, 2011); R. C. Kessler, A. Sonnega, E. Bromet, M. Hughes, and C. B. Nelson, "Posttraumatic Stress Disorder in the National Comorbidity Survey," *Archives of General Psychiatry* 52, no. 12 (1995): 1048–1060.
30. Patricia Resick, in Jennifer Daw, "What Have We Learned Since 9/11? Psychologists Share Their Thoughts on Lessons Learned and Where to Go from Here," *Monitor on Psychology* 33, no. 8 (September 2002), www.apa.org/monitor/sep02/learned.
31. 多くのトラウマ専門家たちは、潜在的にトラウマ的な出来事が起きた後の数週間の激しいトラウマ的ストレスが、PTSD に発展する前駆症状であると信じている。この強い思い込みが、最終的に ASD（急性ストレス障害）という別の診断カテゴリーを生み出すことになった。初期の激しいトラウマ的ストレス反応を診断・治療するために、わざわざ作られたカテゴリーである。しかし、ASD の研究は、その後の PTSD との予測的関係を裏付けることはできなかった。トラウマになりかねない出来事を経験した人々のうち、わずか 20 パーセントしか ASD の基準を満たさなかった上に、それらの人々のほとんどが PTSD を発症しなかったからだ。つまり ASD は、その人が最終的に PTSD を発症するかどうかを、正確に予測するものではない。それでも ASD によって、激しいトラウマ的ストレスを抱えている人を特定することにより、早期の治療が功を奏する可能性があるというエビデンスはいくつかある。だがこの研究は、治療を求めている患者のみを対象としており、ASD の基準を満たす人のほとんどが治療なしに自然に回復するので、人によっては不要な臨床的介入が害を及ぼしかねないという可能性を考察していない。ASD に関しては以下を参照。R. A. Bryant, "The Current Evidence for Acute Stress Disorder," *Current Psychiatry Reports* 20, no. 12 (2018): 111. 心理的療法が有害な影響をもたらす可能性について、以下を参照。S. O. Lilienfeld, "Psychological Treatments That Cause Harm," *Perspectives on Psychological Science* 2, no. 1 (2007): 53–70.
32. Elizabeth F. Howell, *The Dissociative Mind* (New York: Routledge, 2013), 4.
33. Jasmin Lee Cori, *Healing from Trauma: A Survivor's Guide to Understanding Your Symptoms and Reclaiming Your Life* (New York: Da Capo, 2008).
34. Mark Epstein, *The Trauma of Everyday Life* (New York: Penguin, 2013), 1.

thopsychiatry 57, no. 3 (1987): 316–331; S. Fergus and M. A. Zimmerman, "Adolescent Resilience: A Framework for Understanding Healthy Development in the Face of Risk," *Annual Review of Public Health* 26, no. 1 (2004): 399–419, https://doi.org/10.1146/annurev.publhealth.26.021304.144357; A. DiRago and G. Vaillant, "Resilience in Inner City Youth: Childhood Predictors of Occupational Status Across the Lifespan," *Journal of Youth and Adolescence* 36, no. 1 (2007): 61–70, https://doi.org/10.1007/s10964-006-9132-8.

7. A. M. Masten, "Ordinary Magic: Resilience Processes in Development," *American Psychologist* 56 (2001): 227–238.「スーパーキッズ」という言葉は、レジリエンスに関する本の書評のタイトルで使われた。以下を参照。S. E. Buggie, "Superkids of the Ghetto," *Contemporary Psychology* 40 (1995): 1164–1165.
8. Ann S. Masten, *Ordinary Magic: Resilience in Development* (New York: Guilford Publications, 2014).〔アン・マステン『発達とレジリエンス―暮らしに宿る魔法の力』上山眞知子ほか訳、2020年、明石書店〕
9. Masten, "Ordinary Magic."〔同上〕
10. Masten et al., "Resilience and Development," 434.
11. Masten et al., "Resilience and Development."
12. Masten et al., "Resilience and Development," 434; M. S. Burton, A. A. Cooper, N. C. Feeny, and L. A. Zoellner, "The Enhancement of Natural Resilience in Trauma Interventions," *Journal of Contemporary Psychotherapy* 45, no. 4 (2015): 193–204.
13. George A. Bonanno, *The Other Side of Sadness*, rev. ed. (New York: Basic Books, 2019).〔ジョージ・A・ボナーノ『リジリエンス―喪失と悲嘆についての新たな視点』高橋祥友監訳、2013年、金剛出版〕
14. C. B. Wortman and R. C. Silver, "The Myths of Coping with Loss," *Journal of Consulting and Clinical Psychology* 57, no. 3 (1989): 349–357.
15. 以下を参照。G. A. Bonanno, D. Keltner, A. Holen, and M. J. Horowitz, "When Avoiding Unpleasant Emotions Might Not Be Such a Bad Thing: Verbal-Autonomic Response Dissociation and Midlife Conjugal Bereavement," *Journal of Personality and Social Psychology* 69, no. 5 (1995): 975–989; G. A. Bonanno and D. Keltner, "Facial Expressions of Emotion and the Course of Conjugal Bereavement," *Journal of Abnormal Psychology* 106, no. 1 (1997): 126–137; D. Keltner and G. A. Bonanno, "A Study of Laughter and Dissociation: Distinct Correlates of Laughter and Smiling During Bereavement," *Journal of Personality and Social Psychology* 73, no. 4 (1997): 687–702; G. A. Bonanno, H. Znoj, H. I. Siddique, and M. J. Horowitz, "Verbal-Autonomic Dissociation and Adaptation to Midlife Conjugal Loss: A Follow-up at 25 Months," *Cognitive Therapy and Research* 23, no. 6 (1999): 605–624.
16. 以下を参照。Bonanno, *Other Side of Sadness*.〔ボナーノ『リジリエンス』既出〕
17. Erica Goode and Emily Eakin, "Threats and Responses: The Doctors; Mental Health: Tho Profession Tests Its Limits," *New York Times*, September 11, 2002.
18. Sarah Graham, "9/11: The Psychological Aftermath," *Scientific American*, November 12, 2001.
19. Goode and Eakin, "Threats and Responses."
20. Graham, "9/11."
21. M. A. Schuster, B. D. Stein, L. H. Jaycox, R. L. Collins, G. N. Marshall, M. N. Elliott, A. J. Zhou, D. E. Kanouse, J. L. Morrison, and S. H. Berry, "A National Survey of Stress Reactions After the September 11, 2001, Terrorist Attacks," *New England Journal of Medi-

来事を経験する頻度は、考えられているよりずっと高いことがわかる。以下を参照。K. M. Lalande and G. A. Bonanno, "Retrospective Memory Bias for the Frequency of Potentially Traumatic Events: A Prospective Study," *Psychological Trauma-Theory Research Practice and Policy* 3, no. 2 (2011): 165–170, https://doi.org/10.1037/a0020847.

23. NBC's show *Trauma* aired in 2009–2010 (www.nbc.com/trauma). オンラインビデオゲーム「トラウマ」は、クリスチャン・マエフスキによって制作された。(www.trauma game.com).
24. たとえば以下を参照。*Psychology Today*'s page "Trauma," www.psychologytoday.com/basics/trauma.
25. David J. Morris, *The Evil Hours* (New York: Houghton Mifflin Harcourt, 2015), 2, 42.

第2章 レジリエンスの発見

1. C. S. Holling, "Resilience and Stability of Ecological Systems," *Annual Review of Ecology and Systematics* (1973): 1–23.
2. N. Garmezy and K. Neuchterlein, "Invulnerable Children: The Fact and Fiction of Competence and Disadvantage," *American Journal of Orthopsychiatry* 42 (1972): 328; J. Kagan, "Resilience in Cognitive Development," *Ethos* 3, no. 2 (1975): 231–247; L. B. Murphy, "Coping, Vulnerability, and Resilience in Childhood," in *Coping and Adaptation*, ed. G. V. Coelho, D. A. Hamburg, and J. E. Adams, 69–100 (New York: Basic Books, 1974); Emmy E. Werner, Jessie M. Bierman, and Fern E. French, *The Children of Kauai: A Longitudinal Study from the Prenatal Period to Age Ten* (Honolulu: University of Hawaii Press, 1971).
3. M. Rutter, "Protective Factors in Children's Responses to Stress and Disadvantage," in *Primary Prevention of Psychopathology*, vol. 3, *Social Competence in Children*, ed. M. W. Kent and J. E. Rolf, 49–74 (Lebanon, NH: University Press of New England, 1979); Emmy E. Werner and Ruth S. Smith, *Vulnerable but Invincible: A Study of Resilient Children* (New York: McGraw-Hill, 1982); E. E. Werner, "Risk, Resilience, and Recovery: Perspectives from the Kauai Longitudinal Study," *Development and Psychopathology* 5, no. 4 (1993): 503–515.
4. Herbert G. Birch and Joan Dye Gussow, *Disadvantaged Children: Health, Nutrition, and School Failure* (New York: Harcourt, Brace, and World, 1970); Children's Defense Fund, *Maternal and Child Health Date Book: The Health of America's Children* (Washington, DC: US Government Printing Office, 1986); N. Garmezy, "Resiliency and Vulnerability to Adverse Developmental Outcomes Associated with Poverty," *American Behavioral Scientist* 34 (1991): 416–430.
5. J. G. Noll, L. A. Horowitz, G. A. Bonanno, P. K. Trickett, and F. W. Putnam, "Revictimization and Self-Harm in Females Who Experienced Childhood Sexual Abuse: Results from a Prospective Study," *Journal of Interpersonal Violence* 18, no. 12 (2003): 1452–1471; Judith Herman, *Trauma and Recovery* (New York: Basic Books, 1992).〔ジュディス・L・ハーマン『心的外傷と回復』中井久夫ほか訳、2023年、みすず書房〕
6. A. S. Masten, K. M. Best, and N. Garmezy, "Resilience and Development: Contributions from the Study of Children Who Overcome Adversity," *Development and Psychopathology* 2, no. 4 (1990): 425–444; Werner, "Risk, Resilience, and Recovery"; E. E. Werner, "Resilience in Development," *Current Directions in Psychological Science* 4, no. 3 (1995): 81–85; Suniya S. Luthar, ed., *Resilience and Vulnerability: Adaptation in the Context of Childhood Adversities* (New York: Cambridge University Press, 2003); M. Rutter, "Psychosocial Resilience and Protective Mechanisms," *American Journal of Or-*

しては、以下を参照。R. J. McNally, "The Ontology of Posttraumatic Stress Disorder: Natural Kind, Social Construction, or Causal System?," *Clinical Psychology: Science and Practice* 19, no. 3 (2012): 220–228, https://doi.org/10.1111/cpsp.12001; R. J. McNally, D. J. Robinaugh, G. W. Y. Wu, L. Wang, M. K. Deserno, and D. Borsboom, "Mental Disorders as Causal Systems: A Network Approach to Posttraumatic Stress Disorder," *Clinical Psychological Science* 3, no. 6 (2015): 836–849, https://doi.org/10.1177/2167702614553230; D. Borsboom and A. O. J. Cramer, "Network Analysis: An Integrative Approach to the Structure of Psychopathology," *Annual Review of Clinical Psychology* 9 (2013): 91–121; D. Borsboom, A. O. J. Cramer, and A. Kalis, "Reductionism in Retreat," *Behavioral and Brain Sciences* 42 (2019): e32.

17. PTSDの診断に関するこの問題の例については以下を参照。J. J. Broman-Fulks, K. J. Ruggiero, B. A. Green, D. W. Smith, R. F. Hanson, D. G. Kilpatrick, and B. E. Saunders, "The Latent Structure of Posttraumatic Stress Disorder Among Adolescents," *Journal of Traumatic Stress* 22, no. 2 (2009): 146–152, https://doi.org/10.1002/jts.20399; J. J. Broman-Fulks, K. J. Ruggiero, B. A. Green, D. G. Kilpatrick, C. K. Danielson, H. S. Resnick, and B. E. Saunders, "Taxometric Investigation of PTSD: Data from Two Nationally Representative Samples," *Behavior Therapy* 37, no. 4 (2006): 364–380, https://doi.org/10.1016/j.beth.2006.02.006. 精神疾患の形がきわめて多岐にわたることを示す、幅広いモデルに関しては以下を参照。R. Kotov, C. J. Ruggero, R. F. Krueger, D. Watson, Q. Yuan, and M. Zimmerman, "New Dimensions in the Quantitative Classification of Mental Illness," *Archives of General Psychiatry* 68, no. 10 (2011): 1003–1011, https://doi.org/10.1001/archgenpsychiatry.2011.107; A. Caspi and T. Moffitt, "All for One and One for All: Mental Disorders in One Dimension," *American Journal of Psychiatry* 175, no. 9 (2018): 831–844, https://doi.org/10.1176/appi.ajp.2018.17121383; C. C. Conway, M. K. Forbes, K. T. Forbush, E. I. Fried, M. N. Hallquist, R. Kotov, S. N. Mullins-Sweatt, et al., "A Hierarchical Taxonomy of Psychopathology Can Transform Mental Health Research," *Perspectives on Psychological Science* 14, no. 3 (2019): 419–436, https://doi.org/10.1177/1745691618810696.
18. I. R. Galatzer-Levy and R. A. Bryant, "636,120 Ways to Have Posttraumatic Stress Disorder," *Perspectives on Psychological Science* 8, no. 6 (2013): 651–662, https://doi.org/10.1177/1745691613504115.
19. R. J. McNally, "Progress and Controversy in the Study of Posttraumatic Stress Disorder," *Annual Review of Psychology* 54 (2003): 229–252.
20. McNally, "Progress and Controversy."
21. G. M. Rosen, "Traumatic Events, Criterion Creep, and the Creation of Pretraumatic Stress Disorder," *Scientific Review of Mental Health Practice* 3, no. 2 (2004).
22. 控えめな推定では、回顧的報告やトラウマの限定的な定義を用い、最も明らかなケースのみを含めて推定するのが一般的である。以下を参照。N. Breslau, H. D. Chilcoat, R. C. Kessler, and G. C. Davis, "Previous Exposure to Trauma and PTSD Effects of Subsequent Trauma: Results from the Detroit Area Survey of Trauma," *American Journal of Psychiatry* 156, no. 6 (1999): 902–907, https://doi.org/10.1176/ajp.156.6.902; F. H. Norris, "Epidemiology of Trauma: Frequency and Impact of Different Potentially Traumatic Events on Different Demographic Groups," *Journal of Consulting and Clinical Psychology* 60, no. 3 (1992): 409–418. これらの研究の限界は、人々がトラウマのことを忘れてしまうということと、人々が経験するトラウマ的出来事は、研究で使われたトラウマのリスト以外にもあるということだ。何年にもわたって毎週評価を行うような感度の高い手法を用いた研究の結果を見ると、人々が、トラウマになりかねない出

註

プロローグ　自分はなぜ大丈夫なのだろう?

1. これらの逸話は、デイヴィッド・ビエロに応答する形でオンライン投稿されたもの。"What Is a Medically Induced Coma and Why Is It Used?," *Scientific American*, January 10, 2011, www.scientificamerican.com/article/what-is-a-medically-induced-coma.
2. D. M. Wade, C. R. Brewin, D. C. J. Howell, E. White, M. G. Mythen, and J. A. Weinman, "Intrusive Memories of Hallucinations and Delusions in Traumatized Intensive Care Patients: An Interview Study," *British Journal of Health Psychology* 20, no. 3 (2015): 613–631, https://doi.org/10.1111/bjhp.12109.
3. Susan A. Gelman, *The Essential Child: Origins of Essentialism in Everyday Thought* (New York: Oxford University Press, 2003).

第 1 章　PTSD の発明

1. Albert B. Lord, *The Singer of Tales* (Cambridge, MA: Harvard University Press, 1960).
2. Jonathan Shay, *Achilles in Vietnam: Combat Trauma and the Undoing of Character* (New York: Simon and Schuster, 1994).
3. Shay, *Achilles in Vietnam.*
4. Samuel Pepys, *The Diary of Samuel Pepys*, vol. 4, ed. Henry B. Wheatley (London: Bell and Sons, 1904 [1663]), 225.〔サミュエル・ピープス『サミュエル・ピープスの日記 第 4 巻』臼田昭訳、1989 年、国文社〕
5. Pepys, *Diary*, 4:190.〔同上〕
6. John Eric Erichsen, *On Railway and Other Injuries of the Nervous System* (Philadelphia: Henry C. Lea, 1867).
7. F. Lamprecht and M. Sack, "Posttraumatic Stress Disorder Revisited," *Psychosomatic Medicine* 64, no. 2 (2002): 222–237.
8. Hermann Oppenheim, *Die traumatischen Neurosen nach den in der Nervenklinik der Charité in den letzten 5 Jahren gesammelten Beobachtungen* (Berlin: Verlag von August Hirschwald, 1889). A second edition was published in 1892, and a third in 1918.
9. Richard Norton-Taylor, "Executed World War I Soldiers to Be Given Pardons," *Guardian*, August 15, 2006.
10. Norton-Taylor, "Executed World War I Soldiers."
11. Jon Stallworthy, *Wilfred Owen* (Oxford: Oxford University Press, 1974).
12. *The Great War and the Shaping of the 20th Century*, episode 5, "Mutiny," KCET Television/British Broadcasting Company, 1996.
13. Wilfred Owen, *Wilfred Owen: Complete Works*, Delphi Poets Series (Hastings, UK: Delphi Classics, 2012).
14. Owen, *Complete Works.*
15. S. N. Garfinkel, J. L. Abelson, A. P. King, R. K. Sripada, X. Wang, L. M. Gaines, and I. Liberzon, "Impaired Contextual Modulation of Memories in PTSD: An fMRI and Psychophysiological Study of Extinction Retention and Fear Renewal," *Journal of Neuroscience* 34, no. 40 (2014): 13435.
16. 精神疾患と他の医学的疾患の比較、精神疾患の症状がどのように生じるかについての啓発的議論に関

【著者略歴】
ジョージ・A・ボナーノ（George A. Bonanno）
コロンビア大学臨床心理学教授。
同大学のカウンセリング・臨床心理学部長、喪失・トラウマ・情動研究所所長を務める。愛する人の死やトラウマ的出来事に直面したときに発揮される「レジリエンス」研究の世界的権威。科学的心理学会（APS）、国際トラウマティックストレス学会（ISTSS）、国際ポジティブ心理学会（IPPA）より、それぞれ Lifetime Achievement Award（生涯功績賞）を贈られる。これまでに何百もの論文を発表しており、その多くがネイチャー誌、JAMA（ジャマ）誌、アメリカン・サイコロジスト誌、アニュアル・レビュー・オブ・サイコロジー誌などの一流雑誌に掲載される。世界で最も引用された科学者のトップ1%（ウェブ・オブ・サイエンス）。その研究は、ニューヨーク・タイムズ紙、ウォール・ストリート・ジャーナル紙、ニューヨーカー誌、サイエンティフィック・アメリカン誌、アトランティック誌、ロサンゼルス・タイムズ紙、ローリング・ストーン誌、NPR、CBS、ABC、CNN ほか、数多くのメディアで取り上げられている。著書に『リジリエンス－喪失と悲嘆についての新たな視点』（金剛出版）がある。

【訳者略歴】
高橋由紀子（たかはし・ゆきこ）
翻訳家。慶応義塾大学文学部卒。『幸福優位7つの法則』（ショーン・エイカー著）、『今ここに意識を集中する練習－心を強く、やわらかくする「マインドフルネス」入門』（ジャン・チョーズン・ベイズ著）をはじめ、ポジティブ心理学、社会心理学、マインドフルネス関連の訳書多数。

ISBN 978-4-8269-0256-4

トラウマとレジリエンス

「乗《の》り越《こ》えた人《ひと》たち」は何《なに》をしたのか

二〇二四年四月二十九日　第一版第一刷発行

著　者　ジョージ・A・ボナーノ
訳　者　高《たか》橋《はし》由《ゆ》紀《き》子《こ》
発行者　中村幸慈
発行所　株式会社　白揚社　©2024 in Japan by Hakuyosha
〒101-0062　東京都千代田区神田駿河台1-7
電話03-5281-9772　振替00130-1-25400
装　幀　藤塚尚子（etokumi）
印刷・製本　中央精版印刷株式会社